U0251516

以修复为导向的软组织管理
Soft Tissue Management the Restorative Perspective

真知见于实践
Putting Concepts into Practice

QUINTESSENCE PUBLISHING

Berlin | Chicago | Tokyo
Barcelona | London | Milan | Mexico City | Moscow | Paris | Prague | Seoul | Warsaw
Beijing | Istanbul | Sao Paulo | Zagreb

以修复为导向的软组织管理
Soft Tissue Management the Restorative Perspective
真知见于实践
Putting Concepts into Practice

（美）阿里尔·罗杰斯基
（Ariel J. Raigrodski） 主编

吴润发 主译

北方联合出版传媒（集团）股份有限公司

辽宁科学技术出版社

沈阳

图文编辑

肖 艳 夏邦勇 吕玉林 戴飘武 袁 超 邹国强 陈辉斌 曲延金 曹 勇 杨 洋
刘 菲 霍春鹏 任 旭 邵乐鹏 杨晓明 何 勤 谷 宁 姜 岩 王 芳 刘 娜

This is translation of Soft Tissue Management The Restorative Perspective
Putting Concepts into Practice
By Ariel J. Raigrodski
©2015 Quintessence Publishing Co, Inc

©2020，辽宁科学技术出版社。
著作权合同登记号：06-2018第253号。

图书在版编目（CIP）数据

以修复为导向的软组织管理 /（美）阿里尔·罗杰斯
基 (Ariel J.Raigrodski) 主编；吴润发主译 . — 沈阳：辽宁
科学技术出版社，2020.5
　　ISBN 978-7-5591-1415-0

　　Ⅰ . ①以⋯ Ⅱ . ①阿⋯ ②吴⋯ Ⅲ . ①牙—口腔外科
手术 Ⅳ . ① R782.1

　　中国版本图书馆 CIP 数据核字（2019）第 256348 号

出版发行：辽宁科学技术出版社
　　　　　（地址：沈阳市和平区十一纬路 25 号　邮编：110003）
印 刷 者：广州市番禺艺彩印刷联合有限公司
经 销 者：各地新华书店
幅面尺寸：210mm × 285mm
印　　张：12.5
插　　页：4
字　　数：300 千字
出版时间：2020 年 5 月第 1 版
印刷时间：2020 年 5 月第 1 次印刷
责任编辑：苏　阳　陈　刚　殷　欣
封面设计：袁　舒
版式设计：袁　舒
责任校对：李　霞

书　　号：ISBN 978-7-5591-1415-0
定　　价：298.00 元

投稿热线：024-23280336
邮购热线：024-23280336
E-mail:cyclonechen@126.com

编者名单 Contributors

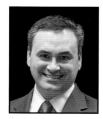

Matthew R. Anderson, DMD, MSD, earned his DMD degree from the University of Pennsylvania School of Dental Medicine, after which he completed specialty training in prosthodontics at the University of Washington School of Dentistry, where he earned his certificate and MSD degree. While there, Dr Anderson was named the David L. Wands Fellow and also received a fellowship from the American Dental Association & Dentsply International. His research during his residency earned him a Tylman Grant and award from the American Academy of Fixed Prosthodontics. Dr Anderson maintains a private practice in Santa Rosa, California.

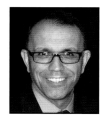

Sami Dogan, DDS, Dr med dent, received his dental degrees from the University of Ankara, Turkey, and from the School of Dentistry at the University of Hannover, Germany. He completed his postgraduate training in the Department of Restorative Dentistry at the University of Washington. He is currently an assistant professor at the University of Washington in Seattle, where he teaches dental and graduate students. Dr Dogan's research includes clinical and in vitro studies and focuses on remineralization of teeth and the quality assessment of dental materials. He has published extensively in peer-reviewed journals and holds an intramural practice limited to prosthodontics at the University of Washington.

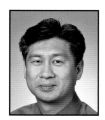

Sul-Ki Hong, DDS, received his dental degree from the University of São Paulo, Brazil, where he then entered the postgraduate program in prosthodontics and taught both prosthodontics and periodontics. He received his certificate in periodontics from Nova Southeastern University in Florida and is a Diplomate of the American Board of Periodontology. Currently, he is a clinical assistant professor in the Department of Periodontics at the University of Washington. He also maintains a private practice limited to periodontics in Bellevue, Washington.

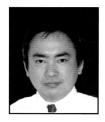

Motoaki Ishibe, DDS, MSD, received his DDS degree from Nihon University School of Dentistry in Tokyo, Japan, where he also completed a 1-year residency in general dentistry and served as a resident in oral and maxillofacial surgery. He further pursued his postgraduate training in prosthodontics at the University of Washington, where he received his specialty certificate in prosthodontics and MSD degree. He is currently an affiliate assistant professor in the Department of Restorative Dentistry at the University of Washington. He also maintains a private practice in Kofu, Yamanashi, Japan.

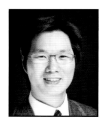

Jae Seon Kim, DDS, MSD, received his DDS degree from Yonsei University College of Dentistry in Seoul, Korea, and his MSD degree and certificate in prosthodontics from the University of Washington School of Dentistry. He is currently an assistant professor in the Oral Rehabilitation Department at Georgia Regents University College of Dental Medicine in Augusta, Georgia. He is also part of the esthetic team in the Ronald Goldstein Center for Esthetic and Implant Dentistry. Dr Kim is a Diplomate of the American Board of Prosthodontics and a Fellow of the American College of Prosthodontists.

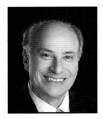

Robert M. London, DDS, received his dental degree from the University of California–Los Angeles School of Dentistry and his certificate in periodontics from the University of Washington in Seattle. He has held previous appointments at Nova Southeastern University and the University of Southern California School of Dentistry. Dr London is currently a clinical professor of postdoctoral periodontics at the University of Washington. He is a member of the editorial review boards for the *International Journal of Oral & Maxillofacial Implants*, the *Journal of Periodontology*, and *Clinical Advances in Periodontics* as well as a consultant for the Washington State Department of Health. A Diplomate of the American Board of Periodontology, Dr London has researched bone grafting, guided tissue regeneration, physiology of implant surface–bone interactions, and implant therapy, including esthetic and tissue responses to custom CAD/CAM abutments. He has also published several book chapters and scientific articles in peer-reviewed journals and lectures extensively both nationally and internationally.

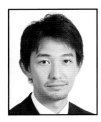

Takafumi Otani, DDS, PhD, MSD, received his DDS degree from Osaka University School of Dentistry in Japan, where he continued his studies in the Graduate Fixed Prosthodontics program, receiving his PhD. After maintaining a private practice in Japan and teaching at Osaka University for 3 years, he enrolled in the Graduate Prosthodontics program at the University of Washington, where he received his certificate in prosthodontics and MSD degree. Dr Otani is currently an affiliate assistant professor in the Department of Restorative Dentistry at the University of Washington and maintains a private practice in Seattle. He also lectures both nationally and internationally.

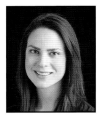

Tijana Stijacic, DMD, MSD, earned her DMD degree from the University of Manitoba, where she graduated at the top of her class. After practicing as a general dentist in Winnipeg, Canada, she earned her certificate in prosthodontics and MSD degree from the University of Washington. Dr Stijacic is a recipient of multiple awards within the dental community and maintains a private practice limited to prosthodontics in Houston, Texas. She is also a part-time clinical assistant professor at the University of Texas Health Science Center at Houston, where she continues her involvement in dental research.

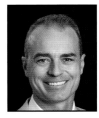

Robert D. Walter, DDS, MSD, received his DDS degree from Loma Linda University School of Dentistry in California. Ten years later, he completed a 3-year graduate program in prosthodontics and earned his MSD degree at the University of Washington. He is currently an associate professor in the Department of Restorative Dentistry at Loma Linda University School of Dentistry, a Diplomate of the American Board of Prosthodontics, and a Fellow of the American College of Prosthodontists.

译者名单 Translators

主　译：吴润发（南昌大学附属口腔医院）

副主译：段志坚（南昌大学附属口腔医院）
　　　　黄　忞（南昌大学附属口腔医院）
　　　　张显华（南昌大学附属口腔医院）
　　　　路　瑆（北京大学口腔医院）

参　译：谢　晨（江西泰康拜博口腔医院）
　　　　王　婧（南昌大学附属口腔医院）
　　　　沈溱原（南昌大学附属口腔医院）

译者序言 Preface

　　不是第一次受邀写序了，但这次颇有些踯躅。坦率地讲，我并不是为吴润发这本书作序的最适当人选。一是我与润发多年老友，互相欣赏。我绝不担心他的真诚与投入，但多年情谊，难免"抬轿"之嫌，反是不美。二是这本书大部分内容我尚未读过，该当如何落笔？

　　润发深知我之顾虑，特将英文原版书籍与中文译稿一并送来，且详细介绍书中内容与观点。这段时间我翻看部分章节，倒是生发了不小的共鸣，也真正理解润发为何如此迫切地要将这本书翻译成中文，供国内同行阅读。因为，好东西要和大家分享才是真正的快乐，这与我办英文杂志中文版的初衷如出一辙。

　　近年，随着口腔诊疗技术与相关材料学的持续发展，口腔医学与美学不断相互交叉，成为医学美学的重要组成部分，称为"口腔医学美学"，即研究、阐明口腔医学领域里的美、审美及其规律性问题，并为口腔医学提供美学实施的指导与方法。现代种植技术作为目前牙科领域的首选修复方案，承载了人类对牙齿的全部希冀——功能与美学并举。种植美学正逐渐成为一门新兴学科。其中，种植牙周围软组织美学受到越来越多的重视，逐渐成为口腔种植领域的研究热点、难点。

　　《以修复为导向的软组织管理》聚焦种植牙周围软组织美学修复与重建，内容涵盖种植牙周基础知识、种植外科、种植修复与维护等多方面全链条的理论与实践要点，通篇图文并茂、深入浅出，具有极高的实用价值。原著作者Raigrodski教授任职于华盛顿大学，非常注重自我专业的提高与知识成果的分享。润发主任读原著时，如获至宝。反复阅读数遍，与临床实践相对照，获益良多。译稿至我手已有一段时日，看得出译者的专业造诣与翻译水平，最大限度地保证译文的准确性，行文也非常符合国人阅读习惯，绝非网络翻译可比。目前，种植美学非常活跃，已经形成一定的技术积累和学术氛围，国内同行对种植美学的关注度持续升高。此时，这样一本译著的推出，将极大程度地为广大同行提供便利，助力我国口腔种植美学的发展。

上海交通大学　教授　博士生导师　主任医师
上海市第九人民医院　口腔种植科主任
中华口腔医学会　种植专业委员会候任主任委员

序言 Preface

　　何谓"真正的"老师？答案在于其传授知识之意愿与目的。一个"真正的"老师乐以智慧和经验之分享，然不图所报，其所欣欣然全在于分享本身。

　　在这个学术与临床都充满竞争的口腔医学世界里，如今不纯粹以"自我促进"的需求为目标，而是不断创造机会以展示他/她最成功的治疗成果的老师着实难觅。正是出于这个缘故，Raigrodski教授为本行业编此一书，他编此书的原因是为了与牙医们分享这些能使他们大有裨益的知识，除此靡他。

　　本书致力于帮助临床医生更好地理解软组织 – 修复体界面及其对最终修复效果的影响。它提供了一种简单明了、组织有序、基于循证、循序渐进的方法来实现令人满意的美学修复结果。

　　为了在天然牙或种植体周围获得可预期的软组织效果，不仅需要在临床方案制订中严格遵守相关原则，还需要对牙齿轮廓和穿龈轮廓有深刻的理解与掌控。

　　本书以高超的细节把控和多学科联合治疗的病例那样，其影响最终美学效果的关键在于制作临时修复体和最终修复体的所有细节和细微差异上。

　　与所有有经验的老师一样，Raigrodski教授认识到在如此大规模的编著中相互合作的价值。在你阅读这本书的过程中，你会对华盛顿大学的研究生们对本专业所做的教学贡献报以赞赏，须知使信息以一种能被读者准确理解且易于使用的方式展现出来需要不凡的敏锐性。

　　《以修复为导向的软组织管理》一书，其以修复视角为修复医生提供具体切实的工具，这将帮助他们成为更"完善"的临床医生。随着口腔医生们控制"软组织框架"的能力变得更强，他们将能更好地满足乃至超过患者苛刻的期望。

Gerard J. Chiche
Augusta, Georgia

Michael Cohen
Seattle, Washington

前言 Foreword

　　10年前，我曾受邀做一个关于如何从修复医生的角度进行软组织管理的讲座。这一邀请来自一群口腔医生，他们运用口腔全科知识和技术为患者提供更好的治疗。然而，很多时候最终的治疗效果却让他们感到失望，因为修复体与周围的软组织融合不佳。为了这次讲座我做了精心的准备。随着时间的推移，它从一个单纯的讲座变成了一个研究项目。而这本书所涵盖的不仅仅是我个人在执业中所累积的经验，还汇集了来自我的研究生们、同事们以及我的导师们的心血。

　　"以修复为导向的软组织管理"是本书的主题，也是临床医生成功地为患者提供兼具美学与功能的修复体，并且利于患者自洁的基础。软组织-修复体界面（Soft tissue-restorative interface）是牙科技师的艺术作品与牙预备体终止线和龈牙复合体相接触的地方。塑造并管理软组织形态是口腔修复学的本质。不论是何种类型的修复（牙支持式或种植体支持式），软组织形态的塑造和管理对于临床医生来说是个持续性的挑战。在修复治疗的每一步中都可能会对软组织造成损伤，这些损伤有些是可逆的，有些则会影响最终修复体的美学效果。

　　尽管已经有许多学者从研究或临床角度出发，发表过关于软组织管理的文章了，但本书的愿景是为临床医生提供符合循证医学的概念，不管牙科领域的技术、材料如何发展，这些概念在今后依旧能够对他们起指导作用。本书的目的是使临床修复过程简单化，并帮助修复医生在修复治疗的每一步中对软组织形态（也称为粉色美学）进行更好的掌控，同时获得健康、美观的治疗效果。因此，本书为修复医生提供了一种简化软组织管理的方法和一些实用工具，临床医生在日常的工作中使用起来会非常方便。

　　写这本书于我自己是一个很好的机会，它让我去学习更多的知识并提升我的临床技能。我只希望这本书能同样地为修复同仁们提供实用的、有形的和有价值的工具，这些工具基于科学，若能对他们的日常工作带来一点帮助，吾心足矣。

致谢

　　首先，我要感谢这本书所有的参编者们以及华盛顿大学的全体教员们，特别是Deans Martha J. Somerman、Timothy A. DeRouen以及Joel H.Berg。此外，如果没有我在口腔修复研究生项目中的研究生们的启发与协作，这本书是不可能完成的。我还要感谢所有临床医生和牙科技师们（包括来自Cusp牙科实验室的Kimiyo Sawyer和她的团队），他们出色的工作在本书的病例中得到了体现（详见病例清单）。

　　口腔修复研究生诊室的Carole Green、Jeff Meadows和我的办公室经理Paige Moody为我提供了大量的支持与帮助，对此我非常感激。感谢来自西雅图学习俱乐部的Heather Bright以及口腔修复研究生Michelle Butcher。

　　我还要感谢以色列耶路撒冷希伯来大学牙科学院和路易斯安那州立大学牙学院对我的教育。我向我的项目主管Israel M. Finger和我的研究导师Shawky E. Mohamed表达最衷心的感谢与感激，感谢他们的智慧和指导。

　　最后，我要向Gerard J. Chiche表达我永恒的感激之情，他作为一名优秀的教师、出色的临床医生和一位纯粹的人一直激励着我。还有Michael Cohen，是他激发了我写这本书，并一直是我的导师、朋友和家人。

病例清单
List of Cases and Treating Clinicians

　　本书按照修复性治疗程序的顺序，每一章都侧重于修复性治疗序列的一个具体方面。故而，本书中可能会出现一个病例在一章中未展示完全，在下一章或后面的几章中再次出现，以说明以后的治疗阶段。每个病例都有一个独特的彩色字母图标，相应的图标会出现在文本的空白处，帮助读者理解。

病例 A
修复医生：Takafumi Otani 和 Ariel J. Raigrodski；
牙周医生：Kimberly Marshall；
牙科技师：Nori Kajita 和 Masayuki Saito

病例 B
修复医生：Ariel J. Raigrodski；
牙周医生：Michael Cohen；
正畸医生：Mark E. Simons；
牙科技师：Nori Kajita 和 Masayuki Saito

病例 C[*]
修复医生：Ariel J. Raigrodski；
牙周医生：Michael Cohen；
牙科技师：Sang Jun

病例 D
修复医生：Ariel J. Raigrodski；
牙周医生：Harald Heindl；
核设计：Bob Williams

病例 E[†]
修复医生：Ariel J. Raigrodski；
牙科技师：Nori Kajita 和 Masayuki Saito

病例 F
修复医生：Robert D. Walter 和 Ariel J. Raigrodski；
牙周医生：Traelach P. Tuohy；
牙科技师：Nori Kajita 和 Hiro Tokutomi

病例 G
修复医生：Satoshi Go 和 Ariel J. Raigrodski；
牙周医生：Bradley Weinstein；
牙科技师：Nori Kajita 和 Masayuki Saito

病例 H
修复医生：Ariel J. Raigrodski；
牙周医生：Sul-Ki Hong；
牙科技师：Nori Kajita 和 Masayuki Saito

病例 I[*]
修复医生：Ariel J. Raigrodski；
牙体牙髓医生：Matthew A. Mandel；
牙科技师：Harald Heindl

病例 J
修复医生：Ariel J. Raigrodski；
牙科技师：Harald Heindl；
核设计：Bob Williams

病例 K[‡]
修复医生：Motoaki Ishibe 和 Ariel J. Raigrodski；
牙周医生：Victor Mak；
牙科技师：Nori Kajita 和 Hiro Tokutomi

病例 L
修复医生：Satoshi Go 和 Ariel J. Raigrodski；
牙科技师：Nori Kajita 和 Masayuki Saito

病例 M[§]
修复医生：Ariel J. Raigrodski 和 Jennifer Emerson；
牙周医生：Caroline Herron, Robert M. London 和 Michael Chiully；
牙科技师：Nori Kajita 和 Hiro Tokutomi
下颌基台：Issaquah 牙科技工室

病例 N
修复医生：Ariel J. Raigrodski；
牙科技师：Nori Kajita 和 Hiro Tokutomi

病例 O
修复医生：Robert D. Walter 和 Ariel J. Raigrodski；
牙周医生：Traelach P. Tuohy 和 Robert M. London；
牙科技师：Nori Kajita 和 Hiro Tokutomi

病例 P
修复医生：Matthew R. Anderson, Tijana Stijacic 和 Ariel J. Raigrodski；
牙周医生：Jaden Erwin 和 Robert M. London；
牙科技师：Manfred Pornbacher

* 该病例照片已发表在 J Cosmet Dent 2013;28(4)：46 – 58.

† 该病例照片已发表在 J Cosmet Dent 2014;30(2)：40 – 52.

‡ 该病例照片已发表在 Seattle Study Club J 2010;15(1)：19 – 24 and Seattle Study Club J 2011;15(2)：10 – 15.

§ 该病例照片已发表在 J Prosthet Dent 2014;111：154 – 158.

目录 Contents

① 牙周组织的基本概念　1

② 减少软组织创伤的牙体预备方案　29

③ 治疗性临时修复体　43

④ 临床视角的印模制取　85

⑤ 软组织轮廓的精确转移　103

⑥ 种植体支持粘接固位修复基台选择　127

⑦ 种植体支持螺丝固位全瓷修复　147

⑧ 修复完成程序　171

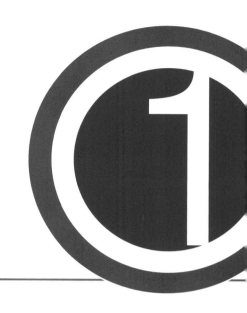

牙周组织的基本概念

Robert M. London | Sul-Ki Hong | Ariel J. Raigrodski

　　健康的牙周组织对于维持良好的牙周环境至关重要，同时牙周环境的好坏也会影响牙周组织的健康状况。随着牙齿的萌出以及咬合的建立，牙周组织发生改变以适应口内环境的刺激。修复性牙科治疗（Restorative dentistry）是这种环境刺激的主要来源。通过了解牙周深层组织以及它们对临床治疗的反应，临床医生可以设计一个能最大限度地保持软组织–修复体界面（Soft tissue–restorative interface）健康以及美观的修复方案。

　　牙周组织可以简单地被定义为：上皮、结缔组织以及牙槽骨。当然其中还包含了血管成分以及免疫细胞组分（包括巨噬细胞、白细胞、T细胞、B细胞和浆细胞）。临床医生只有了解了上皮和结缔组织的特性及衡量其健康的参数，才能为更好地进行患者的牙周维护打下一个良好的基础。

　　上皮是一种"爬行"速度快、自我修复快并且负责维持口腔外环境与人体内环境封闭的组织[1]。当牙齿刚萌出的时候，上皮组织仍附着在釉牙骨质界（CEJ）冠方的牙釉质上。在患者成年后，牙齿持续行使功能，结合上皮会向根方移动，最初附着在牙釉质上的结合上皮最终会位于牙根的最冠方。上皮细胞通过半桥粒[2]直接黏附于牙根上，其强度近似于细胞与细胞之间的连接。

　　牙龈结缔组织在牙齿周围形成更强的附着。随着牙骨质及牙槽骨的发育和钙化，牙龈纤维被埋入其中，将牙齿悬吊在牙槽窝中，形成具有功能的牙周膜，这种纤维称为Sharpey's纤维。在牙槽嵴顶上方，Sharpey's纤维从牙骨质中垂直穿出，锚入周围牙龈结缔组织，使其紧贴牙齿[3]。这种纤维被认为比上皮附着更强、更耐创伤。

牙齿的生物学宽度

　　为了保证适当的功能，从龈沟底到牙槽嵴顶间需要一个最小的距离，此处有牙槽嵴上部牙体表面的结缔组织附着和上皮组织附着，这个距离即生物学宽度[4]。生物学宽度因人而异，甚至同一个人不同牙位之间也可以有显著的差异[5-6]。在有些存在骨开窗、骨开裂的区域，软组织附着的宽度可以超过平均值很多毫米。另一些情

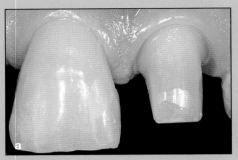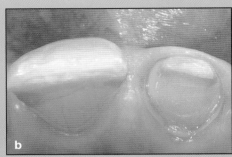

图1-1 （a和b）全瓷冠预备体唇侧及邻面的肩台位于龈下0.5~1.0mm，腭侧采用平龈或龈上肩台。预备体周围牙龈健康程度一般。

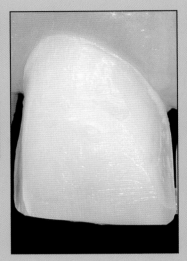

图1-2 瓷贴面预备体唇面观，肩台位于龈上，请注意周围牙龈非常健康。

况，特别是牙齿没有完全萌出时，该宽度可能很小。

Gargiulo等经典的大体标本研究证实平均龈沟深度为0.69mm，平均上皮附着宽度为0.97mm，平均结缔组织宽度为1.07mm[5]。虽然这些数字经常被引用，但文章中也提到这3组数据个体间有显著差异。之后Vacek等[6]的研究也同样得到了近似但略小的平均值结果，但仍然有显著的个体差异。从临床应用方便的角度来看，大多数医生已经接受了游离龈缘到唇侧牙槽嵴顶的平均距离约3mm，其中包含了1mm龈沟、1mm结合上皮以及1mm结缔组织宽度。

生物学宽度和全冠修复体的终止线

牙周组织反应和修复体的美学效果可能会受到以下因素影响，包括冠边缘的位置、修复材料的类型、种植体修复基台的选择和/或种植体上部修复体的材料，唇侧是否有骨以及存在角化龈、种植体–基台界面是否有微间隙、患者的口腔卫生情况是否良好[7-15]。全冠预备体的终止线可以位于龈上、齐龈或者龈下。龈下边缘主要常见于以下情况：因为美观需要隐藏边缘、因为颈部

龋坏及再修复需要基牙再预备、因为髓室穿孔需要封闭，以及因为冠折或根折患牙需要抗力形和固位形时。在这些情况下，理想的预备体终止线可位于游离龈缘下0.5~1.0mm（图1-1）。理论上，只要预备体边缘位于龈沟底以上即可。因此，修复体的终止线不能再向下触及牙周附着，因为这会侵犯生物学宽度[16]。

然而相较于齐龈以及龈上边缘，龈下边缘可能会引起更多的牙龈炎症、附着丧失和牙龈退缩问题[7-8,17-18]，在菌斑控制不良的患者中更为明显[19]。修复体的边缘离软组织越远，牙龈就越健康（图1-2）。同样，如果根据美学评估，修复体的边缘必须放在游离龈缘下方时，炎症的风险也会增加。除了细菌可以诱发炎症，物理性侵入也会引起结合上皮甚至是结缔组织发生炎症。这种机械入侵可能引发机体的炎性反应，从而导致软、硬组织的改建。除此之外，由于粘接剂会从修复体边缘溢出，修复体边缘位于龈下越深，就越难将多余的粘接剂清理干净[20]。这可能会在牙支持式，特别是种植体支持式粘接修复中发生。由于残余粘接剂导致的组织炎性反应，最终将引起炎症介导的骨丧失[21-22]。

如果生物学宽度被侵犯，这个生物学封闭区（例如牙周组织）就必须发生适应性改建。因此，如果预备体的终止线进入了附着区，炎症将导致骨吸收以维持足够的生物学宽度（即上皮附着宽度、结缔组织宽度之和）。有时，这种吸收可能不会被发现，例如在修复体唇侧的骨吸收并不能通过普通的平片反映出来。其他情况下，炎症过程可能伴随慢性的破坏，引起软组织红肿。

临床医生在外科手术和修复之前的患者评估中必须审慎，并且必须确保在对龈牙复合体的最终评估之前达到足够的牙周健康。当牙龈不健康时，牙周探诊的数值可能会比实际的牙周袋深度要大。在1980年总结的一系列研究中，Listgarten评估了探诊时牙周探针在牙龈中的位置[23-25]。在健康组织中，探针部分进入结合上皮。当牙周组织处于炎症或者疾病状态下，牙周探针可以穿透上皮层进入下面的结缔组织层[26]。随着牙周病越来越严重，牙周探诊的准确性下降[27]。因此，在开始牙体预备前，修复医生可能会认为他将制备的修复体边缘距离龈沟底有一个适当的距离，但实际上，这个龈沟深度可能被多估算1mm。

角化龈的宽度也会影响龈下边缘修复体导致的牙龈炎症的范围和严重程度。与较宽的角化龈相比，狭窄的角化龈（≤2mm）的位点显示出更明显的牙龈炎症。建议龈下边缘仅用于拥有5mm的角化龈（2mm的游离龈和3mm附着龈）的患者[16,28]。此外，不合适的边缘会导致菌斑堆积，并且会诱导龈下菌群向致病性更强的菌群转变[29-30]，从而导致牙周病的发生。

Kois[31]基于龈沟深度、结合上皮和结缔组织宽度定义了3类生物学宽度。根据牙周探诊得到的唇侧骨组织高度，分为正常的牙槽嵴、高的牙槽嵴和低的牙槽嵴。唇侧牙槽嵴顶距离游离龈缘3mm，邻面牙槽嵴顶距离游离龈缘3.0~4.5mm，此时的牙槽嵴称为正常牙槽嵴。小于该距离的即为高的牙槽嵴，表明牙槽骨比正常情况下更接近釉牙骨质界。低的牙槽嵴就是嵴顶距离游离龈更远，表明龈牙复合体的总宽度更大，在这种情况下，切除牙龈也不会侵犯正常的生物学宽度。之后Kois给出了符合生物学宽度的牙体预备的指南。对于正常的牙槽嵴高度，修复体的终止线可以放在龈下0.5~1.0mm[32]。

当发生进行性的牙槽骨丧失时，牙周损伤可能会导致牙周袋的加深或牙龈退缩。因为令人满意的美学修复要求修复体周围的软组织健康且有适当的轮廓，所以稳定牙槽骨高度和软组织附着水平是至关重要的。正如骨组织支持软组织，从而形成健康的牙龈和漂亮的扇形外观，失去了稳定的骨组织支撑的软组织美学效果也会大打折扣。

生物学宽度管理和修正

如果修复体边缘侵犯了生物学宽度，机体只有重建这个距离才能重新获得生物学宽度。临床上可以通过将牙齿预备的终止线放在冠方以防止这种侵犯。然而，当不得不将预备体的终止线向根方延伸时，可以选择以下两种治疗方法：首选和最常见的选择是冠延长术，切除部分牙槽骨以恢复适当的生物学宽度，使得牙周组织保持健康及美观。替代方案是考虑牙齿的正畸牵引，从而将预备体的边缘向冠方移动。牙槽骨往往跟随牙齿移动，但附着宽度并无变化。若要防止牙槽骨随着牙齿移动，在正畸牵引术中可以应用牙周纤维环状切断术[33-35]或者在牵引后再进行小范围的冠延长术。笔者和Berglundh等[36]都认为纤维切开术可能不会产生完全期望的延长，因为组织要遵循牙齿的运动而移动，但相对没有做纤维切开术移动得更少。在这种情况下，正畸牵引后应进行额外的手术以建立生物学宽度，并保持美观。

受到损伤后，牙龈附着可以自行修复。例如在清洁的手术创口中，如果所有的组织成分都尚存，那么结缔组织就会再次建立附着，在其冠方，上皮细胞与牙体组织间可以再形成半桥粒结构。在灵长类动物模型中，牙周组织的修复需要6周以上[37]。在人类中，牙周组织修复和重塑需要6~12个月，甚至更长时间[38]，Lanning等[39]发现通过6个月的愈合，生物学宽度和牙龈尺寸恢复了正常。笔者还提到了有新的，更为根方的牙槽嵴。Ganji等[40]发现生物学宽度在牙槽骨修整或牙龈切除术后3个月内重新建立，但牙槽骨修整对临床冠延长的稳定性更有效。为了避免混淆，应使用术语——牙槽骨骨修整的冠延长术[41]。

牙龈切除术只去除龈牙复合体中的软组织，因为它不改变牙槽骨的位置，因此不能重新定位附着水平，还

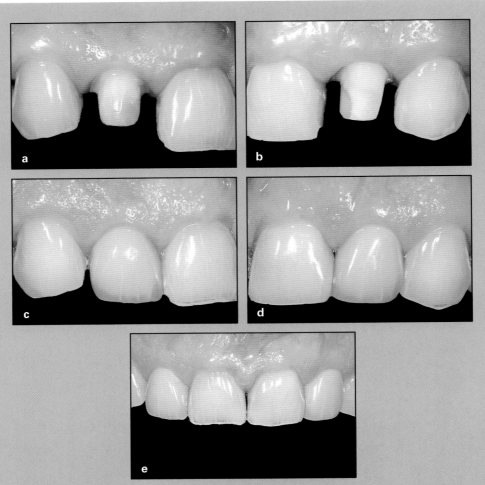

图1-3 （a和b）全锆饰瓷冠预备体的唇面观，注意牙体预备时尽量不损伤软组织。（c和d）戴牙1年后唇面观，证明软组织的损伤是可逆的。（e）戴牙4年后唇面观，修复体周围软组织稳定（全锆饰瓷冠由Andreas Saltzer提供）。

有可能侵占健康的生物学宽度。如上所述，由于临床探诊时，牙周探针往往会部分进入软组织附着中，从而使测得的牙周袋深度大于实际的生物学深度[24]，只有当游离龈至软组织附着间至少有3.0mm时，才可以行不做骨组织切除的牙龈切除术。无论选择哪种器械，在软组织切除后应保留至少1.5mm的龈沟深度，如果不能达到这个深度，就应该进行牙槽骨切除的冠延长术。

在手术将软组织根向复位以暴露更多的冠方牙体组织后，软组织有可能稳定在那个位置，也有可能冠向回弹，覆盖一些先前暴露出的牙体组织并使得牙冠边缘位于龈下更深的位置。这也可以用生物学宽度的概念来解释。放置在骨嵴顶上的龈瓣没有足够的空间来维持正常的生物学宽度。它们可能向冠方移动，直到获得正常的生物学宽度[42]；这种冠方移动在厚龈型的患者中更常见[41]。在牙槽骨切除的冠延长术6个月后，软、硬组织愈合才会稳定，这时候进行修复才是比较明智的，但是直到术后12个月都有可能发生轻微的变化[43]。对于进行过少量牙龈切除术的患者，在开始或继续进行最后的修复手术之前，至少要等待3个月；如果是做了牙槽骨切除的冠延长术后的患者，医生应等待6~12个月再进行最终的修复。

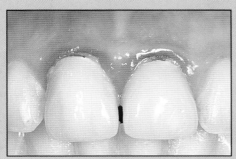
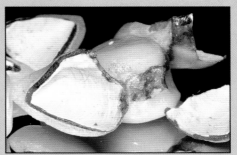

图1-4 失败的金属烤瓷冠修复体的唇面观。请注意该修复体的边缘密合性差，有利于菌斑聚集，从而导致牙龈炎症加重。

图1-5 拆下的一个失败的固定桥，请注意义齿桥体表面粗糙且采用了盖嵴式设计，这种设计不利于患者自洁，从而威胁桥体区的软组织健康。

修复体对牙龈附着的影响

修复过程和修复体都会对牙龈组织有影响。牙体制备、临时修复、排龈、取模和戴牙（通常使用水门汀等粘接剂）这些修复程序都会刺激牙龈组织。上皮通常被上述常规修复程序破坏甚至被去除。医生在修复过程中，应着重于尽量减少对软组织的刺激（图1-3）。如果在修复过程中反复刺激牙龈，可能会引发软组织持续的炎症反应和较明显的附着水平改变。

修复体的边缘适应性、修复体边缘有无粘接剂残留以及修复体的外形设计都会影响牙周组织健康。任何利于菌斑堆积的轮廓或者不密合的边缘，都会增加牙周组织炎症的风险。轴向预备量以及肩台宽度不足可能导致修复体外形过凸，在唇面尤其如此，唇侧的牙体预备需要为修复体提供足够的材料厚度以模拟天然牙的半透明度和美观（图1-4）。修复体轴面外形过凸，会使牙龈失去食物的生理性按摩作用，诱发软组织变化，例如牙龈退缩和菌斑滞留。在动物实验中，与正常牙冠外形相比，外形过凸的修复体菌斑滞留率更高，而且临床附着水平丧失得更多。参照天然牙轴面形态恢复的牙冠对维持牙周健康是最有利的。尽管修复体外形过凸组有更多的附着丧失，如果能够保持很好的口腔卫生，那么对牙周组织健康的影响也只是轻微的[44]。

许多关于牙冠外形对于牙周组织健康影响的研究结论是，修复体外形欠丰满与正常牙冠外形同样有利于保持或者促进牙龈的健康。这已经在动物模型和人类中被证实，从而驳斥了一个龈上凸起（外形过凸牙冠）可以保护牙龈健康的想法，这种外形实际上会导致更多的菌斑堆积，反而更平坦的轴面轮廓更有利于牙龈健康[45-48]。

卵圆形桥体

卵圆形桥体被认为是最利于美学和清洁的桥体形态。光滑而凸起的桥体可以支撑缺牙空间，同时还能诱导形成适当的唇面牙龈轮廓和邻间龈乳头形态（图1-5~图1-7）。已有学者提出增强缺牙区软组织与这种桥体的适应度的方法[49]。这种使得桥体与缺牙区达到完美的适合的特殊技术，将在下面的章节中讨论[50]。

是否每种材料都能与牙龈组织紧密接触且组织相容性良好？有许多材料可以用于与组织接触的修复体。卵圆形桥体设计为评估各种金属合金、聚合物（即丙烯酸树脂和复合树脂）以及陶瓷的组织反应提供了机会。在患者每天用牙线清洁配合恰当的口腔卫生护理的情况下，不同材料的桥体在组织相容性检测中没有显著性差异[14]，这可能是因为与桥体组织面相接触的上皮细胞反复和频繁地脱落。原则上牙线可以完全清洁该凸形区

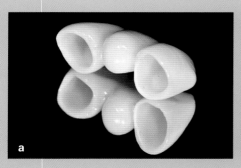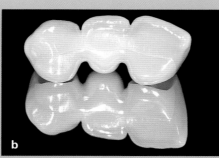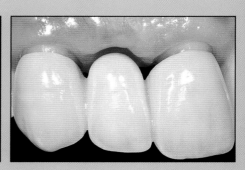

图1-6 （a）卵圆形桥体的组织面。（b）光滑且凸起的桥体可以支撑缺牙空间，还能诱导下方软组织形成适当的唇面牙龈轮廓和龈乳头形态，同时方便患者自洁（全瓷冠由Masayuki Saito提供）。

图1-7 氧化锆全瓷固定桥试戴时的唇面观，桥体采用了卵圆形设计，请注意桥体区的软组织形态。在临时修复过程中采用了特殊的方法，使得桥体与其下方的软组织紧密贴合，并诱导软组织形成适当的形态。

域。在戴牙后的初始愈合过程中，软组织反应呈多样化。在良好的口腔卫生情况下，低熔点陶瓷比丙烯酸树脂的组织相容性更好[51]，因为与其接触的缺牙间隙软组织在临床以及组织学检测下均没有出现炎症反应（图1-8）。组织学研究表明，与对照组相比，这种桥体可以诱导其下方的软组织发生轻微的变化并形成更薄的角化层[52]。尽管缺乏具体的研究，桥体下方的软组织大约6周可以愈合，在12周后达到成熟。

需要明确的是，健康的牙龈与高水平的菌斑控制有关，而与使用的材料无关。不论哪种牙科材料（金合金、银钯合金、钴铬合金、镍铬合金、长石瓷或复合树脂）制作的桥体，其下方只要存在菌斑堆积，就会引发牙龈炎症。菌斑控制不佳与牙龈炎症和桥体下方的菌斑数量的增加有关[14-15]。

生物学宽度和种植体

一般概念

在种植体上也有类似于天然牙的生物学宽度一样的概念和要求。像天然牙一样，种植体也有上皮附着区域和位于其根方的结缔组织区域。种植体周围的结缔组织与天然牙周围的结缔组织位置相同，但具有不同的特征。不同于垂直于牙根方向排列的Sharpey's纤维，种植体周围的结缔组织纤维排列方向大多是平行的或是倾斜于种植体表面[53-54]。大体标本研究证明[56]，在手术同期放置钛的愈合基台并永远不取下，上皮细胞和结缔组织可以附着在愈合基台上[55]，且得到的软组织附着宽度比天然牙或拆卸过愈合基台的种植体组更宽。在狗的模型中，当类似的愈合基台被反复地摘戴，最终的上皮附着位置会更靠近愈合基台的根方。相应的种植体周围的骨水平也有所下降以适应生物学宽度的要求[57]。在人体研究中，当对比手术同期放置愈合基台但无反复拆卸组与拆卸两次愈合基台组时，也发现有类似的吸收现象[58]。

与天然牙类似，种植体也需要足够的软组织高度以形成生物学宽度，从而避免骨吸收。当种植体植入的区域，其种植体平台以上的软组织厚度过薄，机体必须通过降低骨高度来重新达到生物学宽度。在动物和人类模型中都可以看到骨组织高度的丧失[59-60]。建议种植体周围软组织厚度应超过2mm，以确保在不导致骨吸收的情况下建立生物学宽度。

Moon等[61]通过比格犬模型，从种植体生物学附着结构的角度阐述了其性质。在评估结缔组织时，他们观察到距离种植体表面一个40μm的区域和一个160μm的区

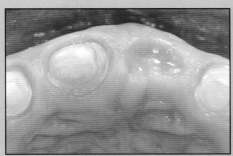

图1-8 卵圆形桥体的𬌗面观，软组织没有炎症表现。

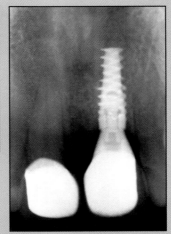

图1-9 平台转移种植体的根尖片：在种植体平台上，种植体基台的直径小于种植体的直径。

域。尽管它们彼此是连续的，但它们具有不同的特点。靠近种植体的区域缺乏血管，但富含大量的成纤维细胞，成纤维细胞嵌于纤细的胶原纤维之中。离种植体更远的区域则成纤维细胞较少，但具有更多的胶原纤维和血管。他们推测具有更多成纤维细胞的区域可以与种植体形成良好的封闭，从而对隔绝口腔外环境与种植体周围骨起着重要的作用。

在另一项比格犬研究中，Abrahamsson等[62]研究了不同修复材料对于种植体周围软组织附着的影响。此项研究中他们对比了纯钛、致密烧结的高纯度氧化铝、金合金和长石瓷（用于金属烤瓷修复体材料）这几种材料，他们发现纯钛和氧化铝修复体的基台周围会形成软组织附着，包括正常的上皮和结缔组织附着，宽度约3.5mm。相比之下，当使用金合金和长石瓷作为修复材料时，在基台周围没有形成软组织附着，并且出现了游离组织边缘退缩和骨吸收，导致在基台的根方重新形成生物学宽度。相似的研究，能够得出同样的结论，从而证实氧化锆和纯钛基台周围可以形成软组织附着，但金合金基台周围不仅不能形成软组织附着，还会导致附着丧失和牙槽骨吸收，这一过程将持续超过5个月[63]。

生物学宽度和种植体的平台转移

利用直径小于种植体平台直径的基台，来保留种植体周围边缘骨的方法，称为平台转移技术（图1-9）。以这种方式，将种植体-基台界面向内水平移动使其远离骨组织，并为获得正常的生物学宽度提供了空间。许多种植体都采用了这种制造商认为先进的设计。

两段式种植体是为了植入在牙槽骨水平，而后连接种植基台，种植体与基台之间的微观空间称为微裂隙（microgap）或者种植体-基台界面。由于靠近牙槽嵴顶，种植体-基台界面与牙槽嵴顶的骨改建、种植体周围黏膜炎和种植体周围炎息息相关[12-13,64-65]。种植体-基台界面可能有利于细菌定植。界面的空间尺寸约为10.0μm，而细菌的平均直径<2.0μm[66-67]。这种微裂隙可能是慢性炎性浸润和牙槽骨吸收的主要原因。此外，咬合力加载在种植体上可能会导致微裂隙变大，从而增加细菌的渗透水平[12,66,68-75]。然而，仅因为存在被牙周病原体污染的微裂隙，可能并不一定会导致种植体周黏膜炎和种植体周围炎[66,75]。

许多研究已经评估了平台转移的效果。有些采取了

表1-1　　　薄龈型和厚龈型表型的特征*	薄龈型	厚龈型
牙龈厚度	<1mm	≥1mm
牙龈组织	薄而脆的	厚而韧的
角化龈	较窄	较宽
软组织结构	扇贝形	扁平形
牙槽骨情况	薄或骨量极少	厚
牙冠形态	锥形	方形
颈部凸起	不明显	明显
邻接区位置	邻接区靠近切端	邻接区靠近根方

*数据来源于多个研究[86-93]

队列临床研究（无对照组）的形式，而其他则是随机对照试验的形式。试验的结果不一，一般来说，平台转移的种植体与非平台转移的种植体相比，修复完成1年内种植体边缘骨高度差异不大，但具有统计学意义。研究表明，通过平台转移可以保留的骨量为0.25~0.37mm[76-77]。然而，一些研究显示在修复完成1年内没有差异[78]，在一篇综述中学者得出结论，平台转移能保存约0.5mm的骨[79]。然而，这篇研究存在数据的异质性和发表偏倚，因此对于结论应该谨慎。没有综述证明这两种类型的修复设计之间，种植体存活率存在差异[77,79]。Enkling等进行了随机临床试验，并得出结论，在3年随访中，平台转移和非平台转移的种植体之间骨高度没有显著差异，平均个体差异为0.05mm[80]。Vigolo和Givani[81]经过5年的随访研究，在第1年中平台转移设计更有利于维持骨水平，其差异约为0.3mm，但5年后两者没有差异。

似乎较小的基台直径在承载咬合力时会有缺陷，但这可能取决于种植体-基台界面的设计。在体外研究中，Leutert等[82]发现内连接的平台转移基台相比非平台转移的基台有更高的弯曲力矩。在有种植体周围疾病的情况下，小的缩窄确实是牙周探诊和牙周刮治器的障碍。在较大的牙齿中，它也可能形成更大的尺寸不匹配，对穿龈轮廓产生负面影响。

根据现有的研究证据，可以认为平台转移的种植体修复设计能在1年内更好地维持种植体周围的牙槽骨高度（微量，约0.4mm）。但这似乎并不会对临床结局产生显著的差异。因此，目前基于其他参数选择平台转移或常规等直径的修复方案都是可以的。这些参数包括轮廓匹配的修复，可选用定制基台以及理想的修复体边缘[83]。也有例外情况，当相邻种植体相距很近时，应选择平台转移植体[84-85]。平台转移与非平台转移的种植体在种植体周围疾病的发生率上是否有差异，仍有待长期观察。

组织表型

一般概念

1969年，Ochsenbein和Ross[86]报道了两种主要类型的牙龈形态：扁平形和扇贝形。扁平形牙龈对应的牙冠形态为方形，因为方形牙冠颊侧龈缘顶点与两侧龈乳头之间的高度差小；扇贝形牙龈对应的牙齿形态为锥形，因为锥形牙冠颊侧龈缘顶点与两侧龈乳头之间的高度差为5~6mm。同时，此研究还指出牙龈形态由被其覆盖的牙槽骨形态所决定。后来，Seibert和Lindhe[87]提出了牙龈生物型的概念，将牙龈分成厚平型牙龈和薄扇型牙龈。这个术语经常用于描述牙齿唇侧牙龈的厚度，并与唇侧龈顶点到龈乳头的高度相关。薄扇型牙龈对应的牙冠形态为锥形，牙颈部的凸起不明显，邻面接触区小且靠近切端，探诊深度浅，角化龈窄且唇侧牙槽骨较薄。厚平型牙龈对应的牙冠形态为方形，牙颈部的凸起

表1-2　组织表型的临床意义*		
	薄龈型	厚龈型
炎症反应		
软组织	发生牙龈退缩，但不形成牙周袋	牙龈边缘炎症表现伴随牙周袋形成、探诊出血以及肿胀
硬组织	薄的唇侧骨板吸收	形成骨内缺损（intrabony defects）
治疗程序		
牙周骨手术	较容易出现牙龈退缩	牙龈有向冠方增生的倾向
膜龈手术	与部分牙根覆盖有关	与完整的牙根覆盖有关
引导性组织再生术	大面积的术后牙龈退缩	较少的术后牙龈退缩
正畸治疗	发生软组织退缩的风险很大	防止或者减少软组织退缩
种植治疗	边缘骨吸收、角形骨吸收和牙龈退缩风险大	能保持稳定的骨高度并且不易发生牙龈退缩
修复程序	能通过薄的软组织略微看到修复体	可以掩盖带金属颈缘的金属烤瓷修复体、边缘、种植体的金属基台以及变色的牙根引起的颜色改变
外科拔牙	牙槽嵴大面积萎缩	少量的牙槽嵴萎缩

*数据来源于多个研究[41,59,90,92-93,100-107]

明显，邻面接触区大且靠近根方，角化龈宽且唇侧牙槽骨较厚[88]（表1-1）。在评估不同牙龈形态学特征的研究中，Müller和Eger[94]建议使用术语"表型"而不是"生物型"作为描述牙龈形态学特征的正确术语，因为这些特征既受遗传因素影响又受环境因素的影响。

然而，并不是所有的患者都适用于该分型。有许多患者的牙龈表型介于这两者之间。De Rouck等[89]通过聚类分析100例参与者，鉴定并证实了上颌中切牙存在3种不同的牙龈类型：

A1型：细长的牙冠和薄的牙龈；

A2型：细长的牙冠和厚的牙龈；

B型：方形牙冠和厚的牙龈。

A1型对应上文提到过的薄扇型牙龈，而B型就是典型的厚平型牙龈。但A2型的参与者与其他类型的参与者具有显著的差异，A2型表现为明确的厚牙龈和细长的牙冠。1/3的参与者属于薄龈型，其中大部分都是女性，而2/3的参与者属于厚龈型，且主要是男性。

在同一个牙列中也经常会同时出现既有厚龈型又有薄龈型的情况。因为它们在牙弓中的位置——尖牙和上颌磨牙的近中颊根更容易出现薄龈生物型；中切牙通常与厚龈表型相关。一般来说，厚型牙龈普遍存在于男性，且在年龄较小的患者更常见，上颌多于下颌。白人

厚龈型的患者（72%~88%）多于亚裔患者（<40%）。这些差异与体内和体外因素有关，包括牙齿类型、牙齿形状、牙齿的位置和遗传因素[90,94-99]。

厚龈表型通常与牙周耐受性（periodontal durability）以及牙周健康有关。厚龈表型以致密的纤维化牙龈组织、宽的角化龈和厚的牙槽骨为特点。薄龈表型的牙龈通常较脆弱、易碎且外观几乎有些半透明，角化龈窄还有明显的扇贝形龈缘，其下的牙槽骨也极少[86-93]（表1-1）。

组织表型的临床意义

临床医生应该正确识别和区分这两种不同的牙龈表型。不同的牙龈表型和骨结构的差异已被证明对治疗结果有重大影响。因此，当有炎症、拔牙和手术创伤时，两种牙龈表型的反应不同[93]（表1-2）。它们对修复、牙周、种植和正畸治疗也有不同的反应[41,60,86,90,92-93,97,100-107]。

牙龈退缩

边缘位于龈下的全瓷贴面、全冠修复体的周围的牙龈退缩是临床面临的主要难题之一。有许多可能的致病因素，包括修复体边缘不密合、印模时的机械和化学刺激、修复体轴面凸度过大、残余的粘接剂、修复体侵犯生物学宽度，或者是牙龈对修复体合金的不良反应[92]。

薄的牙龈表型患者更容易发生牙龈退缩。在修复前应考虑通过牙龈移植将其加厚。

牙龈炎症

在初始牙龈炎症后，薄的牙龈表型往往伴随牙龈退缩反应，而厚的牙龈表型则会发生组织增生，这可能是由于厚龈表型的软组织量较多，因此最终形成牙周袋而不是牙龈退缩[92]。

牙周手术治疗

在骨切除的冠延长术后的愈合阶段，边缘牙周组织呈冠向生长的趋势。这在牙周组织较厚的患者中尤其明显[41]。因此在进行牙周骨手术之前，区分厚平型和薄扇型牙龈生物表型是非常重要的。通常薄扇型牙龈的牙周手术难度更大，因为薄扇型牙龈在邻接龈乳头区更容易产生牙周袋复发（pocket recurrence）。如果牙龈呈扇形结构，但下面的牙槽骨不遵循相同的扇形结构，将导致龈乳头的尖端到骨嵴顶的距离更大，形成邻面的深牙周袋[86]。

一些膜龈手术如冠向复位瓣，有研究表明，初始牙龈厚度越大（>0.8~1.1mm），术后牙根覆盖的效果越好。牙根覆盖的效果与牙龈组织厚度密切相关[108-109]。所以牙龈组织厚度也是牙周再生治疗过程中要考虑的重要因素。与薄的牙龈组织相比，牙龈厚度>1mm，术后6个月的牙龈退缩程度更小（0.6mm vs 2.1 mm）[102]。

正畸治疗

正畸治疗期间牙龈退缩也是临床的常见问题。在牙齿矫正治疗期间，膜龈复合体（mucogingival complex）的改变是不可避免的，但更要考虑的是牙齿移动的方向和唇侧牙龈组织的厚度。当牙齿向舌侧移动时会导致唇侧的牙龈组织厚度增加。这也会使游离龈缘向冠方移动。若牙齿向唇侧移动，则导致唇侧牙龈厚度减小和牙龈退缩，从而使临床牙冠高度增加。当牙齿已经移出牙槽骨外时，薄扇型牙龈将有发生持续性退缩的风险。如果考虑通过膜龈手术来预防或减少发生牙龈退缩的风险，则应该旨在增加龈缘软组织的厚度，而不仅仅是角化龈的宽度[103]。

种植治疗

有证据表明，软组织表型是种植体能否获得可预期的、良好的美学效果的关键因素。薄的牙龈组织更容易发生边缘骨吸收、垂直型骨缺损和牙龈退缩。而厚的牙龈组织有利于维持稳定的骨量，并且不容易发生牙龈退缩[59,104-105]。

修复治疗

出于美学考量，将全瓷冠或全瓷贴面的边缘线放置到龈下时，厚的牙龈会减少牙龈退缩的风险，它可以掩盖和消除金属烤瓷修复体与金属内核边缘的灰色变色。排龈线的放置有诱发牙龈退缩的风险，这可能导致修复体的龈缘与天然牙不协调，从而损害美学效果。在印模制取过程中，薄型牙龈更容易发生牙龈退缩。临床医生可以选择使用不含金属的修复体，如全瓷牙冠和固定修复。当预备体的终止线位于龈下时，最适宜选用全瓷材料。因为全瓷材料对组织的创伤性小，而且软组织的颜色，主要在亮度方面将更好，即便唇侧牙龈薄到能略透出修复体的边缘，也不会影响美学效果[107]。

总之，精确评估软组织形态学和表型不仅有助于临床医生预测其治疗效果，而且可以帮助他们选出最合适的牙周和修复方案，从而获得更有利和更可预期的治疗结果[97,100]。

牙龈表型评估

牙龈表型评估可采用许多不同的方法。一个理想的方法应该具有使用简单、精确、可重复且非侵入性的特点。它应该允许临床医生预测软组织治疗并发症的风险，并据此制订每名患者的治疗计划。牙龈厚度可以通过侵入性方法进行评估，例如刺穿牙龈测量厚度。也有非侵入性的方法如牙龈厚度的视觉评估、牙周探诊、使用卡尺直接测量，以及如果有必要时可以用CBCT进行测量[91,95-97,110]。

牙龈厚度的视觉评估

视觉评估是用于评估软组织表型的首选方法之一[86-87]。因为简单，所以广泛应用于临床实践，用于鉴定高风险

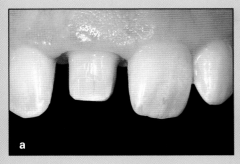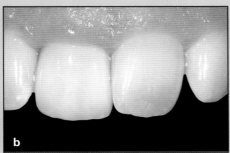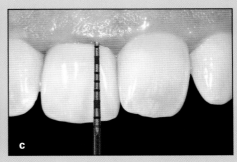

图1-10 （a）一颗预行氧化锆全瓷冠修复的牙齿预备体的唇面观。（b）牙冠戴入4年后复查，请注意该牙牙龈看起来比较厚平。（c）但当牙周探针插入龈沟内时，可以看到牙周探针的轮廓，这证明该牙龈属于略透明的薄龈型牙龈（全瓷冠由Andreas Saltzer提供）。

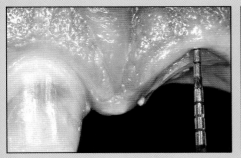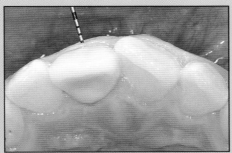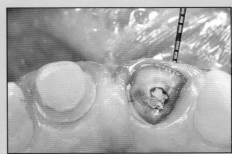

图1-11 一颗拟行种植修复的残根唇面观。当牙周探针插入龈沟内时，看不到牙周探诊的轮廓，这证明该牙龈属于不透明的厚龈型牙龈。

图1-12 图1-10中的牙齿，于唇侧龈缘下2mm处进行牙龈穿刺测量牙龈厚度，显示该处牙龈厚度不足1mm，证实该牙龈为薄龈型（全瓷冠由Andreas Saltzer提供）。

图1-13 图1-11中的牙齿，于唇侧龈缘下2mm处进行牙龈穿刺测量牙龈厚度不足2mm，证实该牙龈为厚龈型。

患者。虽然简单，但这种方法可能缺乏准确性。

有实验通过让医生看临床照片来评估3组不同组型患者（薄扇型、厚平型以及厚扇型）的视觉检查方法的准确性[111]。厚而扁平的表型相对容易识别，但大约有一半的薄扇型病例被"误诊"。通过本实验可以看出约有一半的高风险患者被忽视，所以视觉评估法的精确程度差。在类似的研究中，要求124名临床医生将53名患者分配到3种表型之一：薄扇型、厚平型以及厚扇型[97]。结果表明，正确率低于50%，所以视觉评估在识别不同表型方面不是非常有效。

牙周探诊

通过评估软组织的半透明度，可以将牙齿和种植体周围的牙龈组织分为厚型或薄型。将牙周探针放在龈沟中，观察是否可以通过软组织看到下面的牙周探针，如果通过牙龈可以看到探针的轮廓，则认为软组织很薄[91,112]。这种方法非常简单，具有非侵入性、可靠性、客观性和可重复性[89,97,112-113]（图1-10和图1-11）。

穿刺探测

这是一种非常简单的方法，其中使用牙周探针或根管扩大针来测量牙龈厚度，通常在龈缘根方2mm处穿刺。然而，这种方法受到探针精度的限制，通常是四舍五入到最接近的0.5mm；还受到探针穿过软组织的角度的影响，以及探测期间组织变形的影响。这种方法需要麻醉，是一种侵入性的方法[112-114]（图1-12和图1-13）。也可以使用具有止动片的根管扩大针来测量。

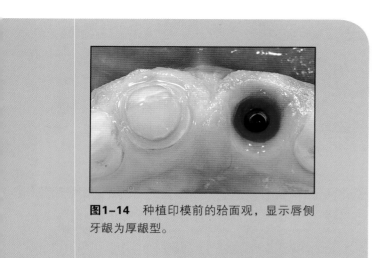

图1-14 种植印模前的殆面观，显示唇侧
牙龈为厚龈型。

使用卡尺直接测量

此方法仅限于在种植体放入前进行。在一个上颌前牙即拔即种的实验里，比较了3种不同的牙龈表型评估方法的精度，视觉评估法、牙周探诊法和使用卡尺直接测量法，差异具有统计学意义。然而，在牙周探诊法和使用卡尺直接测量法之间没有显著差异。使用卡尺直接测量法的唯一缺点是只能在拔牙时使用，不能用于术前评估[112,115-116]。

CBCT扫描测组织厚度

CBCT在口腔正畸、牙体牙髓、牙齿拔除，特别是种植相关手术中被广泛用于硬组织的三维成像[117]。CBCT扫描的另一个应用是用于测量软组织的厚度[97,110-111,118]。一项研究使用卡尺直接测量唇侧牙龈厚度，并将其与CBCT测量结果对比，两者之间没有显著差异[119]。但由于辐射的问题，该方法只能应用于需要进行诊断评估和要看到解剖结构和/或骨组织的患者使用。

管理种植修复体周围软组织的方法

在种植体周围形成厚的软、硬组织为目的，保持或改善现有软、硬组织的管理方法。种植体周围厚型的软、硬组织可以提供一个良好的美学效果，它可以减少牙龈退缩，并且能为修复提供一个更好、更稳定的环境[93,120-121]（图1-14）。已经通过即刻和延期种植试验证明了，牙周成形手术和骨重建手术可用于将薄龈表型转化为厚龈表型，对于修复医生来说厚龈表型更容易获得一个良好的修复效果[93,120-121]。

即刻种植

已经有文献报道了在种植体周围使用上皮下结缔组织移植物获得了很好的美学效果。研究对比了在即刻种植位点唇侧有和没有结缔组织移植物，种植位点牙槽嵴唇舌侧宽度的变化。愈合6个月后，在非移植部位唇侧组织水平向吸收了约1.063mm，而移植部位的唇侧组织增加了0.34mm。12个非移植部位中的9个种植位点被认为美学效果不佳，具有"令人不安的阴影"外观，而所有移植位点美学效果良好[120]。

在20例即拔即种的患者中，通过上皮下结缔组织瓣移植，成功地将薄型牙龈转化成厚型。手术前20例中有8例患者是厚龈型和12例患者是薄龈型。平均随访2年后，厚龈型患者的平均唇侧游离龈缘变化为+0.23mm，而薄龈型患者是+0.06mm。所有通过上皮下结缔组织瓣移植的植入位点都表现出厚龈型[122]。因此，无论患者的初始牙龈表型如何，移植后的唇侧龈缘可以保持在适当的水平。

上皮下结缔组织移植物应符合以下要求，即垂直高度为9mm，水平宽度等于受区的近远中宽度，最小厚度为1.5mm，以预防手术后的收缩[123]。长期疗效评估证明这是一种可预期性非常高的方法，有助于种植修复体实现良好的功能和美观[124]。因此，在美学区必须通过手术进行软组织量的扩增[121]。

延期植入

骨再生手术、软组织移植手术与延期植入相结合也已有研究[121,125-126]。一项临床研究，通过对比种植位点周围软组织术前、术后的尺寸，证明在植入的同时进行骨增量和结缔组织移植，能成功地增加种植体周围组织体积。颊侧厚度增加1.3mm，戴牙1年后复查吸收量仅0.2mm，表明1年内种植体周围组织稳定[125]。

唇侧骨缺损的牙位可以通过引导骨再生和软组织移

植手术获得成功的美学结果。在一项临床研究中，种植体植入位点其唇侧存在骨缺损，术者在植入种植体的同时应进行水平向及垂直向的骨增量。6个月后，取出不可吸收性膜后，放置结缔组织移植物。术后平均水平向骨增量为（3.75±0.47）mm，垂直向骨增量为（6.5±0.81）mm。在有骨缺损的位点，通过外科手术能够获得可预期的美学效果——具有良好的、长期稳定的软组织轮廓[126]。

增强现有的种植体周围软组织

植入位置不佳可能会引起美学并发症且维护困难（图1-15）。软组织管理不当同时合并种植体植入位置不佳时，可能会造成更复杂的缺损；而且种植体植入后原有的软、硬组织不足将变得难以纠正，因此后期可能需要修复因上述原因所带来的美学缺陷或者恢复拔牙前的牙槽嵴轮廓[93]。针对以上情况，可以考虑的治疗措施有种植体移除、重选基台以及软组织移植。一些研究表明，在做完软组织移植和/或同种异体骨块移植后，种植体周围的不良美观情况有所改善[127-130]。

牙龈表型再次证明其会对牙龈退缩的程度和发生率有影响：一项临床研究分析了42个单颗种植体支持的修复体的美学效果（平均随访时间为戴牙后18.9个月），其平均牙龈退缩量为0.9mm。与厚龈表型的患者相比，薄型患者的牙龈退缩量略多。另一项类似的研究进一步证实了这一发现，该研究表明牙龈退缩在薄型表型的患者中更为普遍。存在于25名薄型患者中有6名出现牙龈退缩，而19名厚表型患者中仅有2名出现牙龈退缩[105,131]。

种植体支持式修复体的牙龈退缩

一个修复体能达到最高境界就是"以假乱真"，同样的，修复体周围软组织能达到模拟邻牙的软组织并与之自然过渡也是一个具有挑战性的目标[132-133]。显然各种研究报告显示种植体周围发生牙龈退缩似乎是不可避免的，这将导致美学效果不佳：包括临床牙冠过长、种植体周围菲薄的牙龈发灰透金属色，甚至种植修复体的冠边缘、基台及种植体螺纹暴露等也时有发生[105,121,131,134-136]。

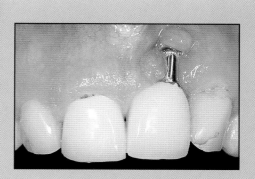

图1-15 一颗失败的种植体的唇面观，该种植修复失败可能是多因素的，包括种植体植入的三维位置不佳。

有几个因素与牙龈退缩的病因相关，包括种植体植入位置[105,131,137-141]、软组织表型[104-105,131,136,139]、唇颊侧骨壁的完整性和厚度[60,136,140,142-143]、手术方法（常规切开vs不翻瓣）[136,144]以及是否进行了即刻的临时修复[144-146]。

植体、种植体被认为是导致牙龈退缩的最重要的因素之一。在拔牙窝偏唇侧植入的种植体相对于偏舌侧植入的种植体，牙龈退缩更为明显，前者是后者的3倍（1.8mm vs 0.6mm）[105,131]，毫无疑问，过度偏舌侧种植会产生不自然的穿龈角度和难以维持的轮廓。最佳的植入位置需平衡这些因素。

通过冠向复位瓣配合结缔组织移植手术，可以改善种植体周的软组织退缩。在一项研究中[129]，10例患者通过冠向复位瓣配合结缔组织移植手术，牙龈退缩得到了显著的改善，但仍无法实现完全覆盖。行冠向复位术6个月后，龈瓣收缩显著，收缩率高达66%。有学者提出了一种替代方案，采用修复联合外科手术的方法来修复单颗种植体周围的软组织缺损。即去除现有牙冠并调改基台之后，采取冠向复位瓣配合结缔组织移植手术。戴入最终修复体1年后随访，缺损处的平均软组织覆盖率约为96%，其中75%的病例中软组织缺损达到完全覆盖。唇部组织厚度平均增加（1.54±0.21）mm，美学效果显著提升[130]。

通过带蒂的结缔组织移植可以改善植入位置不佳的种植体的美学效果。去除现有的冠和基台，使软组织自然地"自我覆盖"。大约3个月后，暴露种植体，然后放置2mm高的愈合基台。从上腭取一块带蒂的结缔组织瓣，旋转覆盖在种植体/愈合基台上并用缝线固定。二期手术在4个月内进行，接着就可以修复了。这种技术能够增加软组织的量来解决最初的美学并发症[127]。

脱细胞真皮基质移植与冠向复位术结合使用，也能改善种植体周围的美学效果。有文献报道，用这种方法治疗一位种植体周美观缺陷的患者，该患者属于薄龈型并存在3mm的种植体周围牙龈退缩。结果显示，缺损处达到部分覆盖，种植体周围牙龈增厚，无探诊出血，无明显探诊深度异常，具有良好的美观改善。这提供了一种无须从患者的腭部取自体软组织瓣的替代方法[128]。

唇侧骨板的完整性和厚度

具有一定厚度的唇侧骨板是实现种植修复美学效果的最重要的解剖学因素之一。一旦植入种植体，环绕种植体四周就会发生宽约1.4mm的碟形的骨改建[147]。所以种植体的唇侧应至少保留2mm厚度的骨，以避免唇侧垂直向骨丧失。此外，强烈推荐在种植体唇侧出现骨开裂或骨量不足的部位进行额外的骨移植。骨量不足会增大牙龈退缩的风险，因而损害美学效果[140]。

在动物和人类研究中的证据表明，在种植体表面和唇侧骨板之间的间隙内放置植骨材料具有积极的作用。植骨材料可以抵消或至少能减少种植体植入新鲜的拔牙创口导致的周围不可避免的骨改建。当在测试的间隙内填充猪的骨替代物，并配合使用可吸收膜覆盖整个拔牙窝表面时，测试位点的骨高度稳定甚至骨量略有增加。而对照组能观察到持续性的骨改建[148]。在类似的研究中，学者比较了即刻种植位点使用或不使用异种骨移植材料填充上述间隙对于拔牙窝骨改建的影响，发现填充了异种骨移植材料的实验组：①种植体周围骨高度比对照组高1mm；②唇侧软组织较对照组厚 [（1±0.3）mm vs（0.4±0.4）mm]；③种植体唇侧骨板较对照组更接近冠方 [（0.1±0.5）mm vs（1.3±0.7）mm]；④唇侧骨板较对照组更厚 [（1.1±0.5）mm vs（0.1±0.2）mm，测试点位于种植体平台根方1mm处][149]。

在一个纳入了10名患者的系列病例报告中，采用3种方法（即刻种植、非翻瓣种植和即刻临时修复）。但在唇侧骨壁和种植体之间的间隙中均使用了异种骨移植材料，同时，在种植体唇侧骨板外侧覆盖了上皮下结缔组织瓣。边缘骨和唇侧游离龈水平变化的平均值分别为+0.10mm和−0.05mm，种植体成功率和美学效果均良好。笔者总结唇侧游离龈缘可以保持稳定、不发生退缩的前提有三：第一，种植体植入的三维位置理想；第二，唇侧骨壁和种植体之间填放骨移植材料；第三，种植体唇侧骨板外侧进行结缔组织移植[50]。因此，在唇侧骨和种植体之间填放骨移植材料可以抵御骨重建过程，从而在种植体周围形成更有利的软、硬组织[151]。

即刻种植与延期种植具有相似的种植体存活率和成功率。即刻种植的优点包括治疗时间缩短、手术次数少以及可即刻进行临时修复，这也许有利于保留现有的软、硬组织结构[152-154]。当临床医生遇到一个薄型牙龈表型的患者需要种植时，应同时对软、硬组织进行认真细致的评估。在某些情况下，例如只有非常薄的软组织或骨组织时，延期种植是最合适的治疗方法。术前评估时，预期会出现严重的牙龈退缩，应在植入前完成软、硬组织增量[93]，假定唇侧存在薄层骨板。

微创或不翻瓣手术由于对软、硬组织血供破坏较少，则被认为是更好的手术方式。种植体偏腭侧植入后，种植体与唇侧拔牙窝内表面之间的间隙则使用骨移植物来填充，之后需要根据术区大小、结构，进行相应尺寸的上皮下结缔组织移植，并将其缝合固定在唇侧骨板外侧。如果要行种植体支持的即刻临时修复，那么临时修复的唇侧穿龈的区域应该有凹陷的形态，以减少游离龈龈缘向根尖方向退缩的风险[104,155]。

薄层唇侧骨板的保存

上颌前牙（从左侧尖牙到右侧尖牙）的唇侧骨板平均厚度约为0.8mm，其中87%的位点唇侧骨板厚度≤1.0mm。通过CBCT测量上颌前牙的唇侧骨板厚度显示，绝大多数牙齿的唇侧骨板厚度≤1.0mm，有近50%的位点唇侧骨板厚度≤0.5mm。因此，大多数上颌的拔牙位点将经历显著的牙槽嵴改建，均需要额外的植骨手术以达到种植所需的最小骨宽度。为了软、硬组织稳定，唇侧骨板厚度至少需要保持1~2mm[140,156-157]。

即刻种植后的垂直向骨量丢失是很明显的，唇舌侧平均骨高度降低0.7~1.3mm，在放置基台时测量唇侧骨板厚度平均降低0.4mm。有动物研究也证实了即刻种植会发生显著的垂直向骨改建[148]：实验测量从种植体平台到牙槽嵴顶和从种植体平台到改建区域内的与种植体接触的骨组织之间的距离，种植体–基台界面到最先与种植体接触的骨的距离为（4.11±1.9）mm，种植体–基台界面到骨嵴顶的距离为（1.23±0.48）mm；相比之下，延期种植的平均距离分别为（2.02±0.78）mm和（0.46±0.51）mm[158]。

拔牙对组织的影响

对厚平型牙龈表型的患者，拔牙可能导致周围软、硬组织少量的尺寸变化。而对于唇侧牙槽骨较薄，或者存在骨开裂或骨开窗的薄型牙龈表型的患者，拔牙可能会导致软、硬组织明显的改变，从而引起严重的美学问题[159]。对于薄型牙龈表型的患者，拔牙更要求无创和精确，以尽量减少对骨改建的不良影响。理想情况下，应采用最小的翻瓣或不翻瓣的方法，减少对血供的干扰。动物研究比较了翻瓣与不翻瓣拔牙对骨重建过程的影响。结果表明不翻瓣组骨吸收量明显低于翻瓣组[160]。可以通过在邻接区施加稳定的力并且控制力的大小进行无创拔牙，尽量减少在薄的唇侧骨板上加载任何杠杆作用力。分根、仔细分离扩张牙周膜，以及使用特殊的拔牙装置，也能最大限度地减少软、硬组织损伤，获得满意的效果[93]。可控拔牙设备（controlled extraction devices）是一种机械拔牙装置。它将一个特殊的桩放置于没有牙冠的牙根中，用相邻的牙齿作支撑，缓慢而顺利地将牙根拔出。

牙槽嵴保存

一旦牙齿被拔除，限制骨改建的过程是至关重要的，特别是在薄龈表型的患者中[60,142-143]。临床医生可以通过在拔牙窝中植入骨移植材料和牙槽嵴扩增术，为以后的种植保留足够的骨量[93]。可用于牙槽嵴保存的手术方法和材料多种多样。但万变不离其宗，一般来说，牙槽嵴保存术需要在拔牙窝内放置骨移植材料。可以配合使用可吸收性

胶原蛋白膜或不可吸收性膜，最后用缝合线固定[161-167]。

有大量的人类和动物研究证明了牙槽嵴保存术的有效性，这种手术可以限制，但不能完全避免牙槽嵴水平向和垂直向上的变化。Lekovic等[161]对10位受试者的牙槽嵴变化进行了评估，试验组使用了膨胀聚四氯乙烯屏障膜覆盖拔牙窝并严密缝合以达到初期封闭。对照组则未行牙槽嵴保存术。与试验组相比，临床测量结果显示对照组的牙槽嵴高度降低了0.7mm，水平方向吸收了约2.6mm。另一项临床研究比较了使用同种异体矿化冻干骨和可吸收性胶原膜的牙槽嵴保留方法，但创口不要求初期封闭[167]。对于试验组，牙槽嵴宽度从（9.2±1.2）mm变化到（8.0±1.4）mm，而未行牙槽嵴保存的对照组宽度从（9.1±1.0）mm下降到（6.4±2.2）mm。两组间水平向骨吸收量差异为1.6mm。在骨高度上，测试组牙槽嵴增高了（1.3±2.0）mm，而对照组高度下降了（0.9±1.6）mm，两组垂直向骨高度变化之差为2.2mm。

Fu等[168]提出了一个能增加种植体周围软组织厚度的理论，包括3个要素，即植入位置（Position）、种植体直径（Diameter）和修复体设计（Prosthetic Design）简称PDP。笔者提出3个要求：①植入方向应尽量偏腭侧、偏深植入，使得种植体的唇侧可以有更多的软组织；②选用小直径种植体或平台转移设计的种植体来保证嵴顶区有足够厚度的骨，从而限制牙龈退缩的程度；③牙冠或基台龈下区域的轮廓应该呈凹形，以允许种植体周围软组织向内生长。研究表明，在软组织管理时，不仅外科手术方法很重要，合理的修复设计也很重要。应高度重视这两者配合，才能达到理想的效果。

软组织与骨组织的关系

为了做出正确的临床决策，能预测不同牙龈表型对不同种植相关治疗手段的反应，对临床医生是至关重要的。如果软组织形态和其下方的牙槽骨的形态不一致，临床医生应该根据患者不同的牙龈表型采用不同的管理策略。束状骨是被牙周膜中的Sharpey's纤维贯通的牙槽骨，在牙齿拔除后就不再需要束状骨了，而束状骨改建的潜力也很小，因此就吸收了，这通常导致垂直向和水

平向的骨量下降。在骨原本就较薄的位点，束状骨吸收后则没有再生的能力[169]。

有证据表明牙龈表型与唇侧骨厚度呈正相关。薄型牙龈表型的患者唇侧骨板往往也较薄，而且具有狭窄的角化龈、CEJ到牙槽嵴顶的距离大，骨开裂和骨开窗发生率高[159,170]。

唇侧骨的厚度是种植体获得可预期的美学结果的最重要的临床参数之一。建议唇侧骨厚度应至少为1~2mm，以提供足够的软组织支撑，并防止骨吸收或使骨吸收量最小。这能最大限度地降低种植修复体周围的软组织退缩的风险[121,171-173]。当即刻种植时，种植体唇侧骨厚度 > 1mm，可以观察到种植体周围有大量的新生骨充填[141]。

许多动物实验和临床研究都证明了种植体植入后软组织厚度与牙槽骨重建之间的关系。在狗组织学研究中，当种植体周围的软组织较薄时，基台戴入后骨组织会一直呈吸收状态，还存在角形骨吸收的趋势，而厚的软组织更容易保持稳定的牙槽骨高度[59,174]。在人类研究中报道了类似的结果。当植入位点软组织属于厚型生物型时，种植体周围只能见到骨组织轻微的改建，而置于薄型生物型位点的种植体周围则有更多的骨改建，牙槽嵴顶高度降低量最高可达1.45mm[60,142-143]。值得注意的是，在薄型生物型的位点，即使采用平台转移的种植体也不能保存牙槽嵴高度[175]。

角化龈

由于角化龈具有微生物屏障的能力，角化龈的存在被认为有益于种植体周围软组织的稳定。角化龈在种植体的长期存留和稳定中起重要作用[176]。

一项关于角化龈宽度与种植体周黏膜健康状态的研究中，使用了种植体支持式覆盖义齿作为研究对象，该研究显示如果没有足够宽度的角化龈组织（宽度<2mm）将会使种植体周围的牙龈指数和菌斑指数得分升高，而且有更高的出血倾向和更多的放射学可见的骨丧失[177]。在一个5年的临床研究中，即使患者能保持良好的口腔卫生并且定期进行牙周维护治疗，在角化龈宽度<2mm的部位，仍有明显的牙龈退缩、更多的菌斑聚集以及探诊出血[178-179]。

龈乳头

天然牙齿之间填充邻接区域的龈乳头有3个面，即顶面、唇面和舌面，和一个位于牙齿邻面接触点的下方的龈谷。随着骨的丧失，从牙槽嵴顶到牙齿邻面接触点的距离随之增加。当这个距离增加到一个限度时，龈乳头就不再能充填这个区域，从而形成牙齿之间的黑三角。因此从邻面接触点到牙槽嵴顶的距离是影响龈乳头美观的重要因素。从邻接点到牙槽嵴顶的距离≤5mm时，没有黑三角出现。如果这个距离增大到6mm，有44%的概率出现黑三角；如果距离≥7mm，则黑三角出现的概率将增高到73%以上[101]。

实验将邻接点下方的骨完全去除，3年后发现龈乳头尖端与接触点之间的平均距离为4.33mm，这证明身体的确有恢复正常水平的趋势[180]。

单颗种植体

正常的龈乳头对于种植修复体获得理想的美学效果至关重要。龈乳头可以被许多因素影响，例如：组织表型、种植体与种植体之间以及种植体与天然牙之间的距离、邻牙的邻面牙槽嵴高度。这些因素都会影响邻面的骨愈合从而影响龈乳头的存在。从牙齿邻接点到牙槽嵴顶的空间即龈外展隙，而在天然牙上，从牙齿邻接点到牙槽嵴顶的距离决定了龈乳头能否充满这个龈外展隙。因此手术和修复阶段均会对龈乳头的存在起决定性作用[100,131,139,181-184]。

单颗种植体以及组织表型

患者的牙龈表型也会影响龈乳头能否完全充填龈外展隙，在一个评估天然牙周围龈乳头的研究中，薄型牙龈表型组的龈乳头存在率明显高于厚型牙龈表型组（71.1% vs 59.6%）[100]。若接触点根方没有明显的空隙即定义为龈乳头存在。薄型表型的天然牙的龈乳头存在率更高，可能是由于其牙龈结构的特点，因为薄型表型的受试者具有更明显的扇贝形牙龈轮廓，从而龈乳头也会更高。然而，薄型表型的受试者在外科手术或牙齿拔除后，也更容易丢失牙龈软组织。

在评估单颗种植体周围的龈乳头时，厚型表型的受试者的龈乳头的存在率更高（厚型84%；薄型42%）[181]。种植体周围厚型表型龈乳头的充填率更高，可能是因为厚型表型的受试者种植体周围总软组织量更大[184]。在一个评估前牙单颗种植体周围黏膜厚度的研究中，厚型表型种植体周围软组织厚度约为4.5mm，薄型表型种植体周软组织厚度约为3.8mm。由此似乎我们可以得出以下结论：厚型表型的患者，术后种植位点的龈乳头能保持或者重建到4.5mm的高度；而薄型表型的患者，可预期种植位点的龈乳头是不超过4.0mm的高度[184]。

邻接点到牙槽嵴顶的距离

邻接点到牙槽嵴顶的距离与种植牙-天然牙间龈乳头高度的关系，也有学者对此进行了研究。当邻接点到牙槽嵴顶的距离≤5mm，种植牙与天然牙间100%存在龈乳头。但当这个距离≥6mm时，种植牙与天然牙间只有50%或更少龈乳头[185]。这和之前关于天然牙邻接点到牙槽嵴顶的距离与天然牙间龈乳头高度关系的研究结果相符[101]。也提示了我们，邻牙牙槽嵴高度能决定单颗种植修复体周围的龈乳头高度[139,184]。此研究强调了保留天然牙与单颗种植体之间牙槽嵴高度对于维持理想龈乳头高度的重要性。

根据最新的系统性评价，邻接点到牙槽嵴顶的距离是影响龈乳头充盈的最重要因素[139]。在龈乳头完全充填的位点，邻接点到牙槽嵴顶的平均距离为（4.7±0.9）mm。因此，在此距离≤5mm时，重建单颗种植体周围"丰满的"龈乳头是可以实现的[184-185]。

种植体与邻牙的距离

另一个影响龈乳头的因素就是种植体与天然牙之间的距离，当种植体距离天然牙2.5~4.0mm时，龈乳头可以完整地充填整个邻间隙[181]。Tarnow等发现种植体植入后将发生宽约1.4mm的碟形骨改建，因此种植体与邻接天然牙牙根之间至少应该相距1.5~2.0mm，以保存理想的龈乳头，因为我们知道邻牙牙槽嵴高度能决定单颗种植修复体周围的龈乳头高度[147]。

Jemt提出了龈乳头指数概念，用于评估单颗种植修

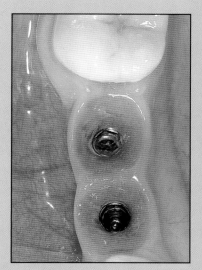

图1-16 下颌两颗相邻种植体以及软组织轮廓的𬌗面观，在两颗种植体之间诱导形成理想的龈乳头是非常有难度的。

复体与邻接天然牙之间的龈乳头充填邻间隙的程度[186]。分级标准如下：0分，没有龈乳头；1分，龈乳头充填量不足邻间隙高度的一半；2分，龈乳头充填邻间隙高度的一半；3分，龈乳头充满整个邻间隙且与相邻龈乳头协调；4分，龈乳头增生。

在种植体完成修复后，龈乳头会发生自发性的再生，所以戴牙完成一段时间后仍会发生较大的美学改观[182,186-188]。有研究报道，戴牙后平均随访时间1.5年，由于龈乳头自发性的再生导致Jemt评分从1.5分提高到2.5分，表明随着时间的延长，龈乳头对邻间隙的充填程度增加。此外，龈乳头完全填充邻间隙的发生率也随着时间大幅提升。初始戴牙时仅有10%的龈乳头评分为3分，但随访数年后58%的龈乳头都达到了3分的标准[186]。也有学者就传统的愈合基台与个性化的临时修复哪种更有利于龈乳头充填进行了研究。在最终修复体戴入前，相比愈合基台临时修复能更快地恢复软组织量。然而，最终修复体戴牙2年后两者的软组织量近似。因此若给定足够多的时间，则这两组之间没有显著性差异[188]。

相邻两颗种植体之间的龈乳头

相比于单颗种植体与邻接天然牙之间的龈乳头，在两颗种植体之间诱导形成理想的龈乳头就更有挑战性了。与单颗种植体周围的龈乳头相同，两颗种植体之间的龈乳头也会被牙槽嵴顶与邻接触点的距离、两颗种植体的距离以及最终修复体的形状影响（图1–16）。

邻接点到牙槽嵴顶的距离

两颗种植体之间从龈乳头尖端到牙槽嵴顶的平均距离是3.4mm，其中3mm（35.3%）或4mm（37.5%）最为常见[189]。因此，为了达到较理想的美学效果，即Jemt评分[186]达2分或3分，推荐两颗种植体邻接点到牙槽嵴顶的距离应在3~4mm（最多不超过6mm）[182]。

当在美学区存在连续缺失，需要相邻植入两颗种植体时，应在术前进行仔细的评估。针对此问题有许多学者提出了一些小技巧或者是改良术式。如果需要连续植入的不仅仅是美学区，还是涉及中线的美学区，那么这个美学风险就会更大。这可能会导致患者前牙龈牙复合体在矢状向明显的不对称，尤其当该患者是高笑线。针对这种情况，可以在种植前先行垂直向骨增量。相邻种植体间至少应有3mm间距。另一种选择是只植入一颗种植体，通过悬臂（制作一个卵圆形的桥体）修复邻牙。如果同时进行软组织增量则更容易得到与相邻龈乳头协调一致的理想龈乳头[189]。此外，还可在二期手术时从上颌结节区取软组织，将其移植到软组织缺损的部位，从而重建龈乳头[190]。

相邻两颗种植体的距离

把握好两颗种植体间的距离和种植体与天然牙之间的距离，对获得理想的龈乳头高度也很关键。种植体植入后第1年将围绕种植体发生垂直向1.5~2.0mm的骨改建[191]。通过放射学检查发现，种植体周围还存在水平向的骨吸收（种植体近中1.34mm宽，种植体远中1.4mm宽）。这种围绕种植体发生的圆形骨吸收，若相邻种植体距离过近，两个骨吸收环融合，将导致牙槽嵴高度下

降。如果两颗种植体之间距离≤3mm时，牙槽嵴高度下降1.04mm，但当两颗种植体相距超过3mm时，牙槽嵴高度仅下降0.45mm。牙槽嵴高度下降越多，邻接点到牙槽嵴顶的距离就越大，就越不容易获得丰满的龈乳头。上述规律使得许多专家学者推荐在两颗相邻种植体间至少保留3mm的距离，以便恢复良好的龈乳头外观[147]。

动物实验也观察到了类似的结果：两颗相邻的种植体相距2mm或者3mm，但笔者表示不论是相距2mm还是3mm，得到的结果都是相似的，修复完成后测量邻接点到牙槽嵴顶的距离平均为6mm，龈乳头尖端到牙槽嵴顶的距离平均为3.3mm[192]。因此邻接点到牙槽嵴顶的最佳距离应不超过5mm。两颗种植体之间的距离至少应保持3~4mm才能避免因骨改建导致的牙槽嵴顶高度下降，并重建两颗种植体间理想的龈乳头。

两颗种植体的最少间距可能会因不同种植体设计而不同，一项临床研究对两颗相距不足3mm［均值为（2.23±0.55）mm］的平台转移种植体，其垂直向和水平向骨改建的情况。一期手术后6~24个月内完成修复，经测量有36%的位点存在牙槽嵴高度下降，64%的位点牙槽嵴高度得以保存。与传统的非平台转移设计的种植体相比，平台转移种植体垂直向骨吸收量（平均垂直向骨吸收2mm vs 0.62mm）和水平向骨吸收量（平均水平向骨吸收1.4mm vs 0.60mm）均更低，这证明缺牙区狭窄的位点（种植体间距＜3mm的情况）选用平台转移设计的种植体更合适，能尽可能地保留种植体间牙槽嵴顶骨高度[84]。

牙冠形状

牙冠形状会影响种植体上部修复体周围的美观，牙冠形状可分为方形、卵圆形和三角形。牙齿的临床牙冠部分的形态会影响龈外展隙的大小，而龈缘下的牙冠部分则会影响牙龈的近远中及唇面的形态。三角形的牙冠由于龈外展隙空间大，从而也需要更多的软组织才能避免黑三角的产生。方形牙冠的邻面接触点较长（冠根向），邻接点到牙槽嵴顶的距离更小，不容易出现黑三角。为了达到改良的美学效果，可以选择性地对牙冠进行改形[104]。

与种植相关的其他注意事项

种植体位置

种植体理想的三维位置有助于周围软、硬组织形成理想的支持和稳定的形态，从而获得令人满意的美学效果。在唇舌方向上，种植体平台的唇侧边缘应位于拟定的龈缘略偏舌侧1~2mm；或者画一条假想的参考线，使其连接种植体两侧邻牙穿出龈缘的位置，将种植体平台的唇侧边缘放在这条参考线的舌侧；再或者将种植体平台的唇侧边缘放于拟定的CEJ或者修复体唇侧边缘的舌侧1~2mm。种植体平台的唇侧边缘应略偏上述提到的参考位置或者参考线的舌侧，但不应超过2mm[137,153,193]。

游离龈缘的位置

在即刻种植前评估初始龈缘的位置，可以预测术后龈缘的对称性。若种植位点的龈缘较对侧同名牙的龈缘更靠近冠方，则术后种植体能获得与对侧同名牙一致的龈缘；若种植位点初始龈缘较对侧同名牙的龈缘更高，术后也难以获得对称的龈缘[105]。

不翻瓣的手术方式

种植位点属于厚龈型且唇侧骨壁完整的患者，采取不翻瓣结合即刻种植即刻修复手术，术后出现严重的牙龈萎缩（>1mm）的概率很小。一项临床研究纳入了39名唇侧骨壁完整的厚龈型患者，根据是否翻瓣评估了即刻种植与传统的种植术后种植体周围软组织的变化情况。研究结果显示，不翻瓣手术组软组织退缩量更少，在术后第52周，两组差异的平均值为0.89mm[194]。

即刻临时修复对软组织的影响

除了能为患者提供美观和舒适，种植体支持的即刻临时修复最大的好处之一就是能够保存软组织的形态结构[146]。同样是即刻种植，采用延期临时修复，患者的软组织退缩量是即刻临时修复的2.5~3倍（1.16mm vs 0.41mm）。即刻或者延期种植，采用固定的即刻临时修复都有利于保存软组织的形态结构，但即刻种植组术后

唇侧牙龈退缩量比延期种植组少1mm[145]。出于限制唇侧牙龈退缩量的目的，推荐在获得种植体初期稳定性的前提下使用即刻临时修复[144]。

临床医生应该意识到在植入后3~6个月内将会发生大约1mm的牙龈退缩[121-122,135,154]。有研究建议应至少等待3个月再进行终印模的制取以及（或者）最终基台的选择[135]，也有研究建议应在种植体支持式临时修复体戴用至少6个月以后再行最终修复[121]。更长时间的随访（1~3年）显示某些患者存在持续性的软组织改建，在最终修复体戴入后仍有高达1.7mm的软组织改变，这提示了潜在的长期美学风险。这点需要在对术后美学效果进行预估时引起注意，特别是在术前就发现患牙有牙龈退缩时[158,195-196]。

材料的生物相容性

基本概念

口腔内的细菌附着在不同的硬组织表面上——包括牙齿、修复体以及充填物——是细菌斑块积聚的机制之一。它由两个与材料相关的因素决定：表面粗糙度以及表面自由能。表面粗糙度会促进菌斑的形成和成熟。表面自由能（润湿性）与细菌和修复材料表面的粘接强度有关。对于龈上环境，一个光滑的表面和低水平的表面自由能可以防止或减少龈上菌斑的形成。对于龈下环境，在比较两种不同类型的种植体基台时，材料（机械加工的钛合金vs高度抛光的氧化锆）表面粗糙度的影响可以忽略不计。这是因为细菌在龈下环境中有更强的繁殖能力[197-199]。

修复材料的种类

当单冠或者其他固定修复体边缘平龈或者位于龈下时，材料的生物相容性也会对软组织的健康造成影响。从生物相容性的角度来看，各种类型的陶瓷材料、贵金属及高贵金属材料应用在口腔环境中是安全的[200-201]。尽管有研究发现几种类型的陶瓷已经显示出不同程度的细胞毒性[202]，也有学者发现不同类型的金属合金在口内环境中有持续性的腐蚀表现[200]。但对于金属合金和陶瓷材

料对牙龈的具体影响，我们知之甚少。一项研究表明，相比金合金冠，铜合金冠的牙龈组织学反应更厉害[203]。也有研究发现在与铸造合金接触的牙龈的组织切片中，发现了几种金属元素[204]。

一项临床研究评估了银汞合金、玻璃离子水门汀以及复合树脂这3种不同的修复材料应用在龈下时对牙周健康的影响。1年随访时，3组的临床测量数据相似，但在复合树脂组中，细菌计数和龈下菌群有向革兰阴性菌群变化的趋势。这种复合树脂材料的修复体（也许还有其他的材料）可能对龈下菌斑的性质有负面影响[205]。

基台的材料会影响种植体周围软组织封闭的稳定性，软组织封闭不良将会发生种植体周围黏膜退缩和牙槽骨吸收[206]。黏膜可以附着在钛基台和氧化铝陶瓷基台表面，两种基台都能形成2.0mm宽的上皮附着和1.0~1.5mm宽的结缔组织附着。但在金基台或长石陶瓷基台上并没有发现这种软组织附着，从而导致了牙龈退缩和牙槽骨吸收[62]。基台戴入后2~5个月间的组织学检查显示，在钛基台和氧化锆基台周围形成了一条稳定的软组织屏障。在金合金基台周围可以观察到结合上皮向根方迁移以及边缘骨吸收。其周围结缔组织中只能看到少量的胶原蛋白、纤维细胞，但有大量的炎性细胞。这表明钛和氧化锆的软组织反应性更好[63]、生物相容性更高。这些材料在人体中具有稳定和耐腐蚀的特性，同时能够与周围组织形成直接且强有力的附着[62]。更重要的是，没有报道显示钛和氧化锆对上皮细胞与成纤维细胞的细胞形态及生长产生影响[207-208]。

由于钛的机械强度、稳定性和较高的成活率，钛合金基台被认为是金标准[209]。然而钛基台有一个缺点就是会透过软组织显示金属的灰色，影响美学效果。在钛基台表面可以用一层金色的氮化钛改良表面颜色以利于美观。在一项人体研究中，与标准加工的钛合金相比，氮化钛涂层表面可以减少细菌定植[210]。氧化锆基台不仅颜色美观，而且生物相容性与钛合金相似[63,211-217]，但是材料的强度不如钛合金基台[209]。

有许多临床和组织学研究比较钛与氧化锆基台的优劣。有一个试验通过在钛和氧化锆愈合帽周围的牙龈活检，评估被试者种植体周围黏膜反应。结果显示与氧化锆组相比，钛制愈合帽的牙龈炎症更严重，这表明氧化锆生物相容性更好[217]。一项为期3年的随机临床研究比较了钛和氧化锆在尖牙与后牙位点上的单颗种植体支持的牙冠，结果显示包括探诊深度、菌斑控制情况、探诊出血以及骨吸收量在内的牙周指标，两种基台结果类似。但是，这项研究发现，与天然牙齿周围的牙龈相比氧化锆和钛基台均会导致类似的种植体周围黏膜变色[218]。一篇关于全瓷基台（大多为氧化锆基台）以及金属基台的5年生存率和并发症发病率的meta分析[209]，结果显示全瓷基台和金属基台的5年生存率分别为99%和97.4%；基台螺丝松动是最常见的机械并发症，全瓷基台和金属基台的基台螺丝松动发生率分别为6.9%和15.9%；金属基台的美学并发症更为常见；陶瓷基台的生物学并发症发生率为5.2%，金属材料的生物学并发症发生率为7.7%。然而总的来说，全瓷基台与金属基台的存活率、机械和生物学并发症发生率类似[209]。

口腔卫生

Leo等在1965年发表的一项经典研究中证明了菌斑与牙龈炎症之间的因果关系[219]：停止采取所有口腔卫生护理措施的9名受试者，陆续在第10~21天内出现了牙龈炎；一旦恢复了口腔清洁，所有受试者的龈炎在1周内就消退了。由此得出结论，菌斑是引发牙龈炎的重要因素。针对种植体周围黏膜炎与菌斑之间关系的类似试验，要求受试者停止采取口腔卫生护理措施3周，结果证明：种植体周围菌斑聚集与种植体周围黏膜炎的发展之间具有同样的因果关系[220]。

种植体周围的菌群来源于口腔，其周围的菌群结构类似于健康的天然牙。失败的种植体周围的菌群与牙周病的患牙周围菌群类似。这可能是来自牙周袋内定植的牙周病致病菌污染了种植体的位点[221-223]。天然牙和种植体周围采取有效的菌斑控制措施，对于防止牙周病的发生和发展是很重要的，这需要患者与专业牙周医生的共同努力[224-226]。

通过机械清洁措施，如手动或电动牙刷、牙线、牙缝刷、冲牙器以及漱口水，可以达到良好的菌斑控制以确保牙周状况稳定。牙刷是患者最常用并且最受专业口腔医生推荐的机械清洁工具。电动牙刷与手动牙刷相比，在去除菌斑和保持牙龈健康的有效性（efficacy）上并不具有显著的统计学差异[227-230]。可以通过牙线和牙缝刷完成邻间隙的清洁。牙缝刷在清洁邻面菌斑时更高效，对于邻间隙开放的患者，应首选使用牙缝刷；对于邻接紧密的患者，更推荐使用牙线清洁[226-227]。

使用氯己定漱口水漱口是一种有效控制菌斑的方法。它通常短期用于牙周或种植手术的术前或术后愈合期，对于致龋风险高的患者或口内存在广泛修复体的患者可以间歇性使用氯己定漱口水[231]。不推荐长期使用氯己定漱口水，因为它也有副作用，包括味苦、会给牙齿和舌头染色、会导致患者味觉改变，以及增加牙结石的生成[232-234]。

种植体周围的家庭护理与天然牙牙周的家庭护理相似。传统的机械清洁装置，如手动或电动牙刷、牙缝刷、传统的牙线（如若需要可使用穿线器）或者使用Super Floss超级特效牙线（Oral-B），通常建议在种植体周的清洁中使用Super Floss，因为每条Super Floss具有3个独特的组成部分——带有穿线器的末端、蓬松部分和普通的牙线部分，这使得它很容易清洁种植体的桥体部分以及较大的牙缝。然而文献中没有充足的证据证明哪一种是维持种植体周围组织健康最有效的口腔家庭护理工具。电动牙刷在种植体周围的维护中是安全有效的，在种植修复体周围的清洁效果上，电动牙刷与手动牙刷相当[235-237]。

为患者制订定期的种植体周维护计划是非常重要的。必须定期对种植体进行临床参数评估，并清洁种植体周围的区域。应该为每名患者量身定制牙周支持治疗方案，根据口腔卫生状况、牙结石形成的速度、牙周状况以及其他的宿主因素调整复诊时间，从每1个月1次到每6个月1次（平均每3个月1次）[238-242]。

每次复诊时，应记录探诊深度、临床附着水平、有无出血、牙齿松动度和菌斑控制情况等的临床参数。应定期进行影像学检查，以评估骨水平和基台与植体间是否密合[243]。对种植体周围的清洁维护必须仔细小心，以免造成种植体表面磨损、划伤。钛表面的划痕有利于菌斑的聚集，进而导致钛金属的腐蚀并降低细胞黏附和附着[244-245]。为了找到理想的器械，进行了体外实验和动物实验。研究发现：经过牙缝刷、软毛牙刷、塑料刮治器或橡皮抛光杯（不需要抛光膏）对种植体基台进行清洁后，其表面抛光度可以与未经处理的基台相媲美。喷砂抛光、金属刮治器以及超声金属工作头尖端则会在钛表面形成粗糙的刻痕[246-248]。

笔者建议种植体维护措施应小心、细致和保守。复诊间隔应每3个月1次，如果没有临床炎症表现，则将复诊间隔延长1个月。所有牙位都应使用金属探针探诊，以确保数值精确无误并且记录。所有不良的指征或者临床参数变化均提示该位点需要进行积极的维护。医生同时也要监控家庭护理措施的效果，这也同样影响到复诊间隔。每次复诊不仅要清洁种植体，也要清洁所有的天然牙。只有塑料刮治器、带有塑料涂层的超声工作头尖或者普通的橡皮抛光杯才可以用于清洁种植体表面。采用这种方法可以保持牙周以及种植体周围健康，并且能将不良的势头遏制在摇篮中。

参考文献

[1] Wikesjö UM, Nilvéus RE, Selvig KA. Significance of early healing events on periodontal repair: A review. J Periodontol 1992; 63:158–165.

[2] Fiorellini JP, Kao DWK, Kim DM, Uzel NG. Anatomy of the periodontium. In: Newman MG, Takei HH, Klokkevold PR, Carranza FA (eds). Carranza's Clinical Periodontology, ed 11. Philadelphia: Saunders Elsevier, 2012:11–27.

[3] Sicher H, Bhaskar SN. Cementum. In: Orban's Oral Histology and Embryology, ed 7. St Louis: CV Mosby, 1972:160–181.

[4] Ingber JS, Rose LF, Coslet JG. The "biologic width"—A concept in periodontics and restorative dentistry. Alpha Omegan 1977; 70:62–65.

[5] Gargiulo AW, Wentz FM, Orban B. Dimensions and relations of the dentogingival junction in humans. J Periodontol 1961;32:261–267.

[6] Vacek JS, Gher ME, Assad DA, Richardson AC, Giambarresi LI. The dimensions of the human dentogingival junction. Int J Periodontics Restorative Dent 1994;14:154–165.

[7] Valderhaug J, Birkeland JM. Periodontal conditions in patients 5 years following insertion of fixed prostheses. Pocket depth and loss of attachment. J Oral Rehabil 1976;3:237–243.

[8] Valderhaug J. Periodontal conditions and carious lesions following the insertion of fixed prostheses: A 10-year follow-up study. Int Dent J 1980;30:296–304.

[9] Watkin A, Kerstein RB. Improving darkened anterior peri-implant tissue color with zirconia custom implant abutments. Compend Contin Educ Dent 2008;29:238–240,242.

[10] Wennström JL, Bengazi F, Lekholm U. The influence of the masticatory mucosa on the peri-implant soft tissue condition. Clin Oral Im-

plants Res 1994;5:1–8.

[11]Bengazi F, Wennström JL, Lekholm U. Recession of the soft tissue margin at oral implants. A 2-year longitudinal prospective study. Clin Oral Implants Res 1996;7:303–310.

[12]Hermann JS, Schoolfield JD, Schenk RK, Buser D, Cochran DL. Influence of the size of the microgap on crestal bone changes around titanium implants. A histometric evaluation of unloaded non-submerged implants in the canine mandible. J Periodontol 2001;72:1372–1383.

[13]King GN, Hermann JS, Schoolfield JD, Buser D, Cochran DL. Influence of the size of the microgap on crestal bone levels in non-submerged dental implants: A radiographic study in the canine mandible. J Periodontol 2002;73:1111–1117.

[14]Tolboe H, Isidor F, Budtz-Jørgensen E, Kaaber S. Influence of pontic material on alveolar mucosal conditions. Scand J Dent Res 1988;96:442–447.

[15]Tolboe H, Isidor F, Budtz-Jørgensen E, Kaaber S. Influence of oral hygiene on the mucosal conditions beneath bridge pontics. Scand J Dent Res 1987;95:475–482.

[16]Maynard JG, Wilson RD. Physiologic dimensions of the periodontium significant to the restorative dentist. J Periodontol 1979;50:170–174.

[17]Ericsson I, Lindhe J. Recession in sites with inadequate width of the keratinized gingiva. An experimental study in the dog. J Clin Periodontol 1984;11:95–103.

[18]Günay H, Seeger A, Tschernitschek H, Geurtsen W. Placement of the preparation line and periodontal health—A prospective 2-year clinical study. Int J Periodontics Restorative Dent 2000;20:171–181.

[19]Reitemeier B, Hänsel K, Walter MH, Kastner C, Toutenburg H. Effect of posterior crown margin placement on gingival health. J Prosthet Dent 2002;87:167–172.

[20]Tsukada G, Tanaka T, Kajihara T, Torii M, Inoue K. Film thickness and fluidity of various luting cements determined using a trial indentation meter. Dent Mater 2006;22:183–188.

[21]Wilson T. The positive relationship between excess cement and peri-implant disease: A prospective clinical endoscopic study. J Periodontol 2009;80:1388–1392.

[22]Pauletto N, Lahiffe BJ, Walton JN. Complications associated with excess cement around crowns on osseointegrated implants: A clinical report. Int J Oral Maxillofac Implants 1999;14:865–868.

[23]Listgarten MA. Periodontal probing: What does it mean? J Clin Periodontol 1980;7:165–176.

[24]Listgarten MA, Mao R, Robinson PJ. Periodontal probing and the relationship of the probe tip to periodontal tissues. J Periodontol 1976;47:511–513.

[25]Magnusson I, Listgarten MA. Histological evaluation of probing depth following periodontal treatment. J Clin Periodontol 1980;7:26–31.

[26]Hancock EB, Wirthlin MR. The location of the periodontal probe tip in health and disease. J Periodontol 1981;52:124–129.

[27]Greenstein G. Contemporary interpretation of probing depth assessments: Diagnostic and therapeutic implications. A literature review. J Periodontol 1997;68:1194–1205.

[28]Stetler KJ, Bissada NF. Significance of the width of keratinized gingiva on the periodontal status of teeth with submarginal restorations. J Periodontol 1987;58:696–700.

[29]Brunsvold MA, Lane J. The prevalence of overhanging dental restorations and their relationship to periodontal disease. J Clin Periodontol 1990;17:67–72.

[30]Lang NP, Kiel RA, Anderhalden K. Clinical and microbiological effects of subgingival restorations with overhanging or clinically perfect margins. J Clin Periodontol 1983;10:563–578.

[31]Kois JC. Altering gingival levels: The restorative connection. Part I: Biologic variables. J Esthet Dent 1994;6:3–9.

[32]Kois JC. New paradigms for anterior tooth preparation. Rationale and technique. Oral Health 1998;88:19–22,25–27,29–30.

[33]Carvalho CV, Bauer FP, Romito GA, Pannuti CM, De Micheli G. Or-thodontic extrusion with or without circumferential supracrestal fiberotomy and root planing. Int J Periodontics Restorative Dent 2006;26:87–93.

[34]Schwimer CW, Rosenberg ES, Schwimer DH. Rapid extrusion with fiberotomy. J Esthet Dent 1990;2:82–88.

[35]Kozlovsky A, Tal H, Lieberman M. Forced eruption combined with gingival fiberotomy. A technique for clinical crown lengthening. J Clin Periodontol 1988;15:534–538.

[36]Berglundh T, Marinello CP, Lindhe J, Thilander B, Liljenberg B. Periodontal tissue reactions to orthodontic extrusion. An experimental study in the dog. J Clin Periodontol 1991;18:330–336.

[37]Caton J, Nyman S, Zander H. Histometric evaluation of periodontal surgery. II. Connective tissue attachment levels after four regenerative procedures. J Clin Periodontol 1980;7:224–231.

[38]Carnevale G, Kaldahl WB. Osseous resective surgery. Periodontol 2000 2000;22:59–87.

[39]Lanning SK, Waldrop TC, Gunsolley JC, Maynard JG. Surgical crown lengthening: Evaluation of the biological width. J Periodontol 2003;74:468–474.

[40]Ganji KK, Patil VA, John J. A comparative evaluation for biologic width following surgical crown lengthening using gingivectomy and ostectomy procedure. Int J Dent 2012;2012:479241.

[41]Pontoriero R, Carnevale G. Surgical crown lengthening: A 12-month clinical wound healing study. J Periodontol 2001;72:841–848.

[42]Deas DE, Moritz AJ, McDonnell HT, Powell CA, Mealey BL. Osseous surgery for crown lengthening: A 6-month clinical study. J Periodontol 2004;75:1288–1294.

[43]Hempton TJ, Dominici JT. Contemporary crown-lengthening therapy: A review. J Am Dent Assoc 2010;141:647–655.

[44]Kohal RJ, Gerds T, Strub JR. Effect of different crown contours on periodontal health in dogs. Clinical results. J Dent 2003;31:407–413.

[45]Perel M. Axial crown contours. J Prosthet Dent 1971;25:642–649.

[46]Yuodelis R, Weaver J, Sapkos S. Facial and lingual contours of artificial complete crown restorations and their effect on the periodontium. J Prosthet Dent 1973;29:61–66.

[47]Ramfjord S. Periodontal aspects of restorative dentistry. J Oral Rehabil 1974;1:107–126.

[48]Becker CM, Kaldahl WB. Current theories of crown contour, margin placement, and pontic design. J Prosthet Dent 1981;45:268–277.

[49]Abrams L. Augmentation of the deformed residual edentulous ridge for fixed prosthesis. Compend Contin Educ Gen Dent 1980;1:205–213.

[50]Dylina TJ. Contour determination for ovate pontics. J Prosthet Dent 1999;82:136–142.

[51]Orsini G, Murmura G, Artese L, Piattelli A, Piccirilli M, Caputi S. Tissue healing under provisional restorations with ovate pontics: A pilot human histological study. J Prosthet Dent 2006;94:252–257.

[52]Zitzmann NU, Marinello CP, Berglundh T. The ovate pontic design: A histologic observation in humans. J Prosthet Dent 2002;88:375–380.

[53]Tetè S, Mastrangelo F, Bianchi A, Zizzari V, Scarano A. Collagen fiber orientation around machined titanium and zirconia dental implant necks: An animal study. Int J Oral Maxillofac Implants 2009;24:52–58.

[54]Comut AA, Weber HP, Shortkroff S, Cui FZ, Spector M. Connective tissue orientation around dental implants in a canine model. Clin Oral Implants Res 2001;12:433–440.

[55]Delgado-Ruiz RA, Calvo-Guirado JL, Abboud M, et al. Connective tissue characteristics around healing abutments of different geometries: New methodological technique under circularly polarized light [epub ahead of print 10 October 2013]. Clin Implant Dent Relat Res doi:10.1111/cid.12161.

[56]Romanos GE, Traini T, Johansson CB, Piattelli A. Biologic width and morphologic characteristics of soft tissues around immediately loaded implants: Studies performed on human autopsy specimens. J Periodontol 2010;81:70–78.

[57]Abrahamsson I, Berglundh T, Lindhe J. The mucosal barrier following abutment dis/reconnection. An experimental study in dogs. J Clin Periodontol 1997;24:568–572.

[58]Koutouzis T, Koutouzis G, Gadalla H, Neiva R. The effect of healing abutment reconnection and disconnection on soft and hard peri-implant tissues: A short-term randomized controlled clinical trial. Int J Oral Maxillofac Implants 2013;28:807–814.

[59]Berglundh T, Lindhe J. Dimension of the periimplant mucosa. Biological width revisited. J Clin Periodontol 1996;23:971–973.

[60]Linkevicius T, Apse P, Grybauskas S, Puisys A. The influence of soft tissue thickness on crestal bone changes around implants: A 1-year prospective controlled clinical trial. Int J Oral Maxillofac Implants 2009;24:712–719.

[61]Moon IS, Berglundh T, Abrahamsson I, Linder E, Lindhe J. The barrier between the keratinized mucosa and the dental implant. An experimental study in the dog. J Clin Periodontol 1999;26:658–663.

[62]Abrahamsson I, Berglundh T, Glantz PO, Lindhe J. The mucosal attachment at different abutments. An experimental study in dogs. J Clin Periodontol 1998;25:721–727.

[63]Welander M, Abrahamsson I, Berglundh T. The mucosal barrier at implant abutments of different materials. Clin Oral Implants Res 2008;19:635–641.

[64]Hermann JS, Cochran DL, Nummikoski PV, Buser D. Crestal bone changes around titanium implants: A radiographic evaluation of unloaded nonsubmerged and submerged implants in the canine mandible. J Periodontol 1997;68:1117–1130.

[65]Piatelli A, Vrespa G, Petrone G, Iezzi G, Annibali S, Scarano A. Role of the microgap between implant and abutment: A retrospective histologic evaluation of monkeys. J Periodontol 2003;74:346–352.

[66]Callan D, Cobb C, Williams K. DNA probe identification of bacteria colonizing internal surfaces of the implant-abutment interface: A preliminary study. J Periodontol 2005;76:115–120.

[67]Piatelli A, Scarano A, Paolantonio M, et al. Fluids and microbial penetration in the internal part of cement-retained versus screw-retained implant abutment connections. J Periodontol 2001;72:1146–1150.

[68]Quirynen M, Bollen CML, Eyssen H, Van Steeberghe D. Microbial penetration along the implant components of the Brånemark system. An in-vitro study. Clin Oral Implants Res 1994;5:239–244.

[69]Quirynen M, Van Steeberghe D. Bacterial colonization of the internal part of two-stage implants. An in vivo study. Clin Oral Implant Res 1993;4:158–161.

[70]Jansen VK, Conrads G, Richter EJ. Microbial leakage and marginal fit of the implant-abutment interface. Int J Oral Maxillofac Implants 1997;12:527–540.

[71]Ericsson I, Persson LG, Berglundh T, Marinello CP, Lindhe J, Klinge B. Different types of inflammatory reactions in peri-implant soft tissues. J Clin Periodontol 1995;2:255–261.

[72]Broggini N, McManus LM, Hermann JS, et al. Persistent acute inflammation at the implant-abutment interface. J Dent Res 2003;82:232–237.

[73]Besimo CE, Guindy JS, Lewetag D, Meyer J. Prevention of bacterial leakage into and from prefabricated screw-retained crowns on implants in vitro. Int J Oral Maxillofac Implants 1999;14:654–660.

[74]Steinebrunner L, Wolfart S, Bossmann K, Kern M. In vitro evaluation of bacterial leakage along the implant-abutment interface of different implant systems. Int J Oral Maxillofac Implants 2005;20:875–881.

[75]Riondini L, Marin C, Brunella F, Fini M. Internal contamination of a 2-component implant system after occlusal loading and provisionally luted reconstruction with or without a washer device. J Periodontol 2001;72:1652–1657.

[76]Telleman G, Raghoebar GM, Vissink A, Meijer HJ. Impact of platform switching on inter-proximal bone levels around short implants in the posterior region, 1-year results from a randomized clinical trial. J Clin Periodontol 2012;39:688–697.

[77]Atieh MA, Ibrahim HM, Atieh AH. Platform switching for marginal bone preservation around dental implants: A systematic review and meta-analysis. J Periodontol 2010;81:1350–1366.

[78]Enkling N, Jöhren P, Klimberg V, Bayer S, Mericske-Stern R, Jepsen S. Effect of platform switching on peri-implant bone levels: A randomized clinical trial. Clin Oral Implants Res 2011;22:1185–1192.

[79]Annibali S, Bignozzi I, Cristalli MP, Graziani F, La Monaca G, Polimeni A. Peri-implant marginal bone level: A systematic review and meta-analysis of studies comparing platform switching versus conventionally restored implants. J Clin Periodontol 2012;39:1097–1113.

[80]Enkling N, Jöhren P, Katsoulis J, et al. Influence of platform switching on bone-level alterations: A three-year randomized clinical trial. J Dent Res 2013;92(12 suppl):139S–145S.

[81]Vigolo P, Givani A. Platform-switched restorations on wide-diameter implants: A 5-year clinical prospective study. Int J Oral Maxillofac Implants 2009;24:103–109.

[82]Leutert CR, Stawarczyk B, Truninger TC, Hämmerle CH, Sailer I. Bending moments and types of failure of zirconia and titanium abutments with internal implant-abutment connections: A laboratory study. Int J Oral Maxillofac Implants 2012;27:505–512.

[83]Stafford GL. Evidence supporting platform-switching to preserve marginal bone levels not definitive. Evid Based Dent 2012;13:56–57.

[84]Rodríguez-Ciurana X, Vela-Nebot X, Segalà-Torres M, et al. The effect of interimplant distance on the height of the interimplant bone crest when using platform-switched implants. Int J Periodontics Restorative Dent 2009;29:141–151.

[85]Elian N, Bloom M, Dard M, Cho SC, Trushkowsky RD, Tarnow D. Effect of interimplant distance (2 and 3 mm) on the height of interimplant bone crest: A histomorphometric evaluation. J Periodontol 2011;82:1749–1756.

[86]Ochsenbein C, Ross S. A reevaluation of osseous surgery. Dent Clin North Am 1969;13:87–102.

[87]Seibert JL, Lindhe J. Esthetics and periodontal therapy. In: Lindhe J (ed). Textbook of Clinical Periodontology, ed 2. Copenhangen: Munksgaard, 1989:477–514.

[88]Olsson M, Lindhe J, Marinello CP. On the relationship between crown form and clinical features of the gingiva in adolescents. J Clin Periodontol 1993;20:570–577.

[89]De Rouck T, Eghbali R, Collys K, De Bruyn H, Cosyn J. The gingival biotype revisited: Transparency of the periodontal probe through the gingival margin as a method to discriminate thin from thick gingiva. J Clin Periodontol 2009;36:428–433.

[90]Kao RT, Pasquinelli K. Thick vs. thin gingival tissue: A key determinant in tissue response to disease and restorative treatment. J Calif Dent Assoc 2002;30:521–526.

[91]Kan JY, Morimoto T, Rungcharassaeng K, Roe P, Smith DH. Gingival biotype assessment in the esthetic zone: Visual versus direct measurement. Int J Periodontics Restorative Dent 2010;30:237–243.

[92]Weisgold A. Contours of the full crown restoration. Alpha Omega 1977;70:77–89.

[93]Kao RT, Fagan MC, Conte GJ. Thick vs. thin gingival biotypes: A key determinant in treatment planning for dental implants. J Calif Dent Assoc 2008;36:193–198.

[94]Müller HP, Eger T. Gingival phenotypes in young male adults. J Clin Periodontol 1997;24:65–71.

[95]Vandana KL, Savitha B. Thickness of gingiva in association with age, gender and dental arch location. J Clin Periodontol 2005;32:828–830.

[96]Müller HP, Könönen E. Variance components of gingival thickness. J Periodontal Res 2005;40:239–244.

[97]Cuny-Houchmand M, Renaudin S, Leroul M, Planche L, Guehennec LL, Soueidan A. Gingival biotype assessement: Visual inspection relevance and maxillary versus mandibular comparison. Open Dent J 2013;7:1–6.

[98]Eger T, Müller HP, Heinecke A. Ultrasonic determination of gingival thickness. Subject variation and influence of tooth type and clinical features. J Clin Periodontol 1996;23:839–845.

[99]Lee SA, Kim AC, Prusa LA Jr, Kao RT. Characterization of dental anatomy and gingival biotype in Asian populations. J Calif Dent Assoc 2013;41:31–33,36–39.

[100]De Lemos AB, Kahn S, Rodrigues WJ, Barceleiro MO. Influence of periodontal biotype on the presence of interdental papillae. Gen Dent 2013;61:20–24.

[101]Tarnow DP, Magner AW, Fletcher P. The effect of the distance from

the contact point to the crest of bone on the presence or absence of the interproximal dental papilla. J Periodontol 1992;63:995–996.

[102] Anderegg CR, Metzler DG, Nicoll BK. Gingiva thickness in guided tissue regeneration and associated recession at facial furcation defects. J Periodontol 1995;66:397–402.

[103] Wennström JL. Mucogingival considerations in orthodontic treatment. Semin Orthod 1996;2:46–54.

[104] Kois JC. Predictable single-tooth peri-implant esthetics: Five diagnostic keys. Compend Contin Educ Dent 2004;25:895–896,898,900.

[105] Chen ST, Darby IB, Reynolds EC, Clement JG. Immediate implant placement postextraction without flap elevation. J Periodontol 2009;80:163–172.

[106] Nagaraj KR, Savadi RC, Savadi AR, et al. Gingival biotype—Prosthodontic perspective. J Indian Prosthodont Soc 2010;10:27–30.

[107] Jung RE, Holderegger C, Sailer I, Khraisat A, Suter A, Hämmerle CH. The effect of all-ceramic and porcelain-fused-to-metal restorations on marginal peri-implant soft tissue color: A randomized controlled clinical trial. Int J Periodontics Restorative Dent 2008;28:357–365.

[108] Baldi C, Pini-Prato G, Pagliaro U, et al. Coronally advanced flap procedure for root coverage. Is flap thickness relevant predictor to achieve root coverage? A 19-case series. J Periodontol 1999;70:1077–1084.

[109] Hwang D, Wang HL. Flap thickness as a predictor of root coverage: A systematic review. J Periodontol 2006;77:1625–1634.

[110] Januário AL, Barriviera M, Duarte WR. Soft tissue cone-beam computed tomography: A novel method for the measurement of gingival tissue and the dimensions of the dentogingival unit. J Esthet Restor Dent 2008;20:366–374.

[111] Eghbali A, De Rouck T, De Bruyn H, Cosyn J. The gingival biotype assessed by experienced and inexperienced clinicians. J Clin Periodontol 2009;36:958–963.

[112] Fu JH, Lee A, Wang HL. Influence of tissue biotype on implant esthetics. Int J Oral Maxillofac Implants 2011;26:499–508.

[113] Fu JH, Yeh CY, Chan HL, Tatarakis N, Leong DJ, Wang HL. Tissue biotype and its relation to the underlying bone morphology. J Periodontol 2010;81:569–574.

[114] Claffey N, Shanley D. Relationship of gingival thickness and bleeding to loss of probing attachment in shallow sites following nonsurgical periodontal therapy. J Clin Periodontol 1986;13:654–657.

[115] Arora R, Narula SC, Sharma RK, Tewari S. Supracrestal gingival tissue: Assessing relation with periodontal biotypes in a healthy periodontium. Int J Periodontics Restorative Dent 2013;33:763–771.

[116] Esfahrood ZR, Kadkhodazadeh M, Talebi Ardakani MR. Gingival biotype: A review. Gen Dent 2013;61:14–17.

[117] Benavides E, Rios HF, Ganz SD, et al. Use of cone beam computed tomography in implant dentistry: The International Congress of Oral Implantologists consensus report. Implant Dent 2012;21:78–86.

[118] Song JE, Um YJ, Kim CS, et al. Thickness of posterior palatal masticatory mucosa: The use of computerized tomography. J Periodontol 2008;79:406–412.

[119] La Rocca AP, Alemany AS, Levi P Jr, Juan MV, Molina JN, Weisgold AS. Anterior maxillary and mandibular biotype: Relationship between gingival thickness and width with respect to underlying bone thickness. Implant Dent 2012;21:507–515.

[120] Grunder U. Crestal ridge width changes when placing implants at the time of tooth extraction with and without soft tissue augmentation after a healing period of 6 months: Report of 24 consecutive cases. Int J Periodontics Restorative Dent 2011;31:9–17.

[121] Grunder U. Stability of the mucosal topography around single-tooth implants and adjacent teeth: 1-year results. Int J Periodontics Restorative Dent 2000;20:11–17.

[122] Kan JY, Rungcharassaeng K, Morimoto T, Lozada J. Facial gingival tissue stability after connective tissue graft with single immediate tooth replacement in the esthetic zone: Consecutive case report. J Oral Maxillofac Surg 2009;67(11 suppl):40–48.

[123] Kan JY, Rungcharassaeng K, Lozada JL. Bilaminar subepithelial connective tissue grafts for immediate implant placement and provisionalization in the esthetic zone. J Calif Dent Assoc 2005;33:865–871.

[124] Bianchi AE, Sanfilippo F. Single-tooth replacement by immediate implant and connective tissue graft: A 1-9-year clinical evaluation. Clin Oral Implants Res 2004;15:269–277.

[125] Schneider D, Grunder U, Ender A, Hämmerle CH, Jung RE. Volume gain and stability of peri-implant tissue following bone and soft tissue augmentation: 1-year results from a prospective cohort study. Clin Oral Implants Res 2011;22:28–37.

[126] Grunder U, Wenz B, Schüpbach P. Guided bone regeneration around single-tooth implants in the esthetic zone: A case series. Int J Periodontics Restorative Dent 2011;31:613–620.

[127] Mathews DP. The pediculated connective tissue graft: A technique for improving unaesthetic implant restorations. Pract Proced Aesthet Dent 2002;14:719–724.

[128] Mareque-Bueno S. A novel surgical procedure for coronally repositioning of the buccal implant mucosa using acellular dermal matrix: A case report. J Periodontol 2011;82:151–156.

[129] Burkhardt R, Joss A, Lang NP. Soft tissue dehiscence coverage around endosseous implants: A prospective cohort study. Clin Oral Implants Res 2008;19:451–457.

[130] Zucchelli G, Mazzotti C, Mounssif I, Mele M, Stefanini M, Montebugnoli L. A novel surgical-prosthetic approach for soft tissue dehiscence coverage around single implant. Clin Oral Implants Res 2013;24:957–962.

[131] Evans CD, Chen ST. Esthetic outcomes of immediate implant placements. Clin Oral Implants Res 2008;19:73–80.

[132] Belser U, Buser D, Higginbottom F. Consensus statements and recommended clinical procedures regarding esthetics in implant dentistry. Int J Oral Maxillofacial Implants 2004;19(suppl):73–74.

[133] Chang M, Wennström JL, Odman P, Andersson B. Implant-supported single-tooth replacements compared to contralateral natural teeth. Crowns and soft tissue dimensions. Clin Oral Implants Res 1999;10:185–194.

[134] Chen ST, Buser D. Clinical and esthetic outcomes of implants placed in postextraction sites. Int J Oral Maxillofac Implants 2009;24(suppl):186–217.

[135] Small PN, Tarnow DP. Gingival recession around implants: A 1-year longitudinal prospective study. Int J Oral Maxillofac Implants 2000;15:527–532.

[136] Cosyn J, Hooghe N, De Bruyn H. A systematic review on the frequency of advanced recession following single immediate implant treatment. J Clin Periodontol 2012;39:582–589.

[137] Buser D, Martin W, Belser UC. Optimizing esthetics for implant restorations in the anterior maxilla: Anatomic and surgical considerations. Int J Oral Maxillofac Implants 2004;19(suppl):43–61.

[138] Cosyn J, Sabzevar MM, De Bruyn H. Predictors of inter-proximal and midfacial recession following single implant treatment in the anterior maxilla: A multivariate analysis. J Clin Periodontol 2012;39:895–903.

[139] Nisapakultorn K, Suphanantachat S, Silkosessak O, Rattanamongkolgul S. Factors affecting soft tissue level around anterior maxillary single-tooth implants. Clin Oral Implants Res 2010;21:662–670.

[140] Grunder U, Gracis S, Capelli M. Influence of the 3-D bone-to-implant relationship on esthetics. Int J Periodontics Restorative Dent 2005;25:113–119.

[141] Ferrus J, Cecchinato D, Pjetursson EB, Lang NP, Sanz M, Lindhe J. Factors influencing ridge alterations following immediate implant placement into extraction sockets. Clin Oral Implants Res 2010;21:22–29.

[142] Linkevicius T, Puisys A, Linkeviciene L, Peciuliene V, Schlee M. Crestal bone stability around implants with horizontally matching connection after soft tissue thickening: A prospective clinical trial [epub ahead of print 17 September 2013]. Clin Implant Dent Relat Res doi:10.1111/cid.12155.

[143] Puisys A, Linkevicius T. The influence of mucosal tissue thickening

on crestal bone stability around bone-level implants. A prospective controlled clinical trial. Clin Oral Implants Res 2015;26:123–129.

[144] De Rouck T, Collys K, Wyn I, Cosyn J. Instant provisionalization of immediate single-tooth implants is essential to optimize esthetic treatment outcome. Clin Oral Implants Res 2009;20:566–570.

[145] Block MS, Mercante DE, Lirette D, Mohamed W, Ryser M, Castellon P. Prospective evaluation of immediate and delayed provisional single tooth restorations. J Oral Maxillofac Surg 2009;67(11 suppl):89–107.

[146] Al-Harbi SA, Edgin WA. Preservation of soft tissue contours with immediate screw-retained provisional implant crown. J Prosthet Dent 2007;98:329–332.

[147] Tarnow DP, Cho SC, Wallace SS. The effect of inter-implant distance on the height of inter-implant bone crest. J Periodontol 2000;71:546–549.

[148] Botticelli D, Persson LG, Lindhe J, Berglundh T. Bone tissue formation adjacent to implants placed in fresh extraction sockets: An experimental study in dogs. Clin Oral Implants Res 2006;17:351–358.

[149] Araújo MG, Linder E, Lindhe J. Bio-Oss collagen in the buccal gap at immediate implants: A 6-month study in the dog. Clin Oral Implants Res 2011;22:1–8.

[150] Tsuda H, Rungcharassaeng K, Kan JY, Roe P, Lozada JL, Zimmerman G. Peri-implant tissue response following connective tissue and bone grafting in conjunction with immediate single-tooth replacement in the esthetic zone: A case series. Int J Oral Maxillofac Implants 2011;26:427–436.

[151] Barone A, Ricci M, Calvo-Guirado JL, Covani U. Bone remodelling after regenerative procedures around implants placed in fresh extraction sockets: An experimental study in Beagle dogs. Clin Oral Implants Res 2011;22:1131–1137.

[152] Chen ST, Wilson TG Jr, Hämmerle CH. Immediate or early placement of implants following tooth extraction: Review of biologic basis, clinical procedures, and outcomes. Int J Oral Maxillofac Implants 2004;19 (suppl):12–25.

[153] Schwartz-Arad D, Chaushu G. The ways and wherefores of immediate placement of implants into fresh extraction sites: A literature review. J Periodontol 1997;68:915–923.

[154] Kan JY, Rungcharassaeng K, Lozada J. Immediate placement and provisionalization of maxillary anterior single implants: 1-year prospective study. Int J Oral Maxillofac Implants 2003;18:31–39.

[155] Wilson TG Jr, Buser D. Timing of anterior implant placement postextraction: Immediate versus early placement. Clin Adv Periodontics 2011;1:61–76.

[156] Huynh-Ba G, Pjetursson BE, Sanz M, et al. Analysis of the socket bone wall dimensions in the upper maxilla in relation to immediate implant placement. Clin Oral Implants Res 2010;21:37–42.

[157] Januário AL, Duarte WR, Barriviera M, Mesti JC, Araújo MG, Lindhe J. Dimension of the facial bone wall in the anterior maxilla: A cone-beam computed tomography study. Clin Oral Implants Res 2011;22:1168–1171.

[158] Cardaropoli G, Lekholm U, Wennström JL. Tissue alterations at implant-supported single-tooth replacements: A 1-year prospective clinical study. Clin Oral Implants Res 2006;17:165–171.

[159] Becker W, Ochsenbein C, Tibbetts L, Becker BE. Alveolar bone anatomic profiles as measured from dry skulls. Clinical ramifications. J Clin Periodontol 1997;24:727–731.

[160] Fickl S, Zuhr O, Wachtel H, Bolz W, Hürzeler M. Tissue alterations after tooth extraction with and without surgical trauma: A volumetric study in the beagle dog. J Clin Periodontol 2008;35:356–363.

[161] Lekovic V, Kenney EB, Weinlaender M, et al. A bone regenerative approach to alveolar ridge maintenance following tooth extraction. Report of 10 cases. J Periodontol 1997;68:563–570.

[162] Fickl S, Zuhr O, Wachtel H, Stappert CF, Stein JM, Hürzeler MB. Dimensional changes of the alveolar ridge contour after different socket preservation techniques. J Clin Periodontol 2008;35:906–913.

[163] Vittorini Orgeas G, Clementini M, De Risi V, de Sanctis M. Surgical techniques for alveolar socket preservation: A systematic review. Int J Oral Maxillofac Implants 2013;28:1049–1061.

[164] Vignoletti F, Matesanz P, Rodrigo D, Figuero E, Martin C, Sanz M. Surgical protocols for ridge preservation after tooth extraction. A systematic review. Clin Oral Implants Res 2012;23(suppl 5):22–38.

[165] Barone A, Todisco M, Ludovichetti M, et al. A prospective, randomized, controlled, multicenter evaluation of extraction socket preservation comparing two bovine xenografts: Clinical and histologic outcomes. Int J Periodontics Restorative Dent 2013;33:795–802.

[166] Lekovic V, Camargo PM, Klokkevold PR, et al. Preservation of alveolar bone in extraction sockets using bioabsorbable membranes. J Periodontol 1998;69:1044–1049.

[167] Iasella JM, Greenwell H, Miller RL, et al. Ridge preservation with freeze-dried bone allograft and a collagen membrane compared to extraction alone for implant site development: A clinical and histologic study in humans. J Periodontol 2003;74:990–999.

[168] Fu JH, Lee A, Wang HL. Influence of tissue biotype on implant esthetics. Int J Oral Maxillofac Implants 2011;26:499–508.

[169] Araújo MG, Lindhe J. Dimensional ridge alterations following tooth extraction. An experimental study in the dog. J Clin Periodontol 2005;32:212–218.

[170] Cook DR, Mealey BL, Verrett RG, et al. Relationship between clinical periodontal biotype and labial plate thickness: An in vivo study. Int J Periodontics Restorative Dent 2011;31:345–354.

[171] Belser U, Bernard JP, Buser D. Implants in the esthetic zone. In: Lindhe J, Lang NP, Karring T (eds). Clinical Periodontology and Implant Dentistry, ed 5. Hoboken, NJ: Wiley Blackwell, 2008:1146–1174.

[172] Spray JR, Black CG, Morris HF, Ochi S. The influence of bone thickness on facial marginal bone response: Stage 1 placement through stage 2 uncovering. Ann Periodontol 2000;5:119–128.

[173] Teughels W, Merheb J, Quirynen M. Critical horizontal dimensions of interproximal and buccal bone around implants for optimal aesthetic outcomes: A systematic review. Clin Oral Implants Res 2009;20(suppl 4):134–145.

[174] Abrahamsson I, Berglundh T, Wennström J, Lindhe J. The peri-implant hard and soft tissues at different implant systems. A comparative study in the dog. Clin Oral Implants Res 1996;7:212–219.

[175] Linkevicius T, Apse P, Grybauskas S, Puisys A. Influence of thin mucosal tissues on crestal bone stability around implants with platform switching: A 1-year pilot study. J Oral Maxillofac Surg 2010;68:2272–2277.

[176] Happe A, Korner G. Biologic interfaces in esthetic dentistry. Part II: The peri-implant/restorative interface. Eur J Esthet Dent 2011;6:226–251.

[177] Bouri A Jr, Bissada N, AL-Zahrani MS, Faddoul F, Nouneh I. Width of keratinized gingiva and the health status of the supporting tissues around dental implants. Int J Oral Maxillofac Implants 2008;23:323–326.

[178] Adibrad M, Shahabuei M, Sahabi M. Significance of the width of keratinized mucosa on the health status of the supporting tissue around implants supporting overdentures. J Oral Implantol 2009;35:232–237.

[179] Schrott AR, Jimenez M, Hwang JW, Fiorellini J, Weber HP. Five-year evaluation of the influence of keratinized mucosa on peri-implant soft-tissue health and stability around implants supporting full-arch mandibular fixed prostheses. Clin Oral Implants Res 2009;20:1170–1177.

[180] Van der Velden U. Regeneration of the interdental soft tissues following denudation procedures. J Clin Periodontol 1982;9:455–459.

[181] Romeo E, Lops D, Rossi A, Storelli S, Rozza R, Chiapasco M. Surgical and prosthetic management of interproximal region with single-implant restorations: 1-year prospective study. J Periodontol 2008;79:1048–1055.

[182] Degidi M, Novaes AB Jr, Nardi D, Piattelli A. Outcome analysis of immediately placed, immediately restored implants in the esthetic area: The clinical relevance of different interimplant distances. J Periodontol 2008;79:1056–1061.

[183] Gastaldo JF, Cury PR, Sendyk WR. Effect of the vertical and horizontal distances between adjacent implants and between a tooth and an implant on the incidence of interproximal papilla. J Periodontol 2004;75:1242–1246.

[184] Kan JY, Rungcharassaeng K, Umezu K, Kois JC. Dimensions of peri-implant mucosa: An evaluation of maxillary anterior single implants in humans. J Periodontol 2003;74:557–562.

[185] Choquet V, Hermans M, Adriaenssens P, Daelemans P, Tarnow DP, Malevez C. Clinical and radiographic evaluation of the papilla level adjacent to single-tooth dental implants. A retrospective study in the maxillary anterior region. J Periodontol 2001;72:1364–1371.

[186] Jemt T. Regeneration of gingival papillae after single implant treatment. Int J Periodontics Restorative Dent 1997;17:326–333.

[187] Chang M, Wennström JL, Odman P, Andersson B. Implant supported single-tooth replacements compared to contralateral natural teeth. Crown and soft tissue dimensions. Clin Oral Implants Res 1999;10:185–194.

[188] Jemt T. Restoring the gingival contour by means of provisional resin crowns after single-implant treatment. Int J Periodontics Restorative Dent 1999;19:20–29.

[189] Tarnow DP, Elian N, Fletcher P, et al. Vertical distance from the crest of bone to the height of the interproximal papilla between adjacent implants. J Periodontol 2003;74:1785–1788.

[190] Grunder U. The inlay-graft technique to create papillae between implants. J Esthet Dent 1997;9:165–168.

[191] Albrektsson T, Zarb G, Worthington P, Eriksson AR. The long-term efficacy of currently used dental implants: A review and proposed criteria of success. Int J Oral Maxillofac Implants 1986;1:11–25.

[192] Novaes AB Jr, Papalexiou V, Muglia VA, Taba M Jr. Influence of inter-implant distance on gingival papilla formation and bone resorption: Clinical-radiographic study in dogs. Int J Oral Maxillofac Implants 2006;21:45–51.

[193] London RM. The esthetic effects of implant platform selection. Compend Contin Educ Dent 2001;22:675–682.

[194] Raes F, Cosyn J, Crommelinck E, Coessens P, De Bruyn H. Immediate and conventional single implant treatment in the anterior maxilla: 1-year results of a case series on hard and soft tissue response and aesthetics. J Clin Periodontol 2011;38:385–394.

[195] Adell R, Lekholm U, Rockler B, et al. Marginal tissue reactions at osseointegrated titanium fixtures (I). A 3-year longitudinal prospective study. Int J Oral Maxillofac Surg 1986;15:39–52.

[196] Oates TW, West J, Jones J, Kaiser D, Cochran DL. Long-term changes in soft tissue height on the facial surface of dental implants. Implant Dent 2002;11:272–279.

[197] Quiryen M, Bolen CM. The influence of surface roughness and surface-free energy on supra- and subgingival plaque formation in man. A review of the literature. J Clin Periodontol 1995;22:1–14.

[198] Bollen CM, Papaioanno W, Van Eldere J, Schepers E, Quirynen M, Van Steenberghe D. The influence of abutment surface roughness on plaque accumulation and peri-implant mucositis. Clin Oral Implants Res 1996;7:201–211.

[199] Elter C, Heuer W, Demling A, et al. Supra- and subgingival biofilm formation on implant abutments with different surface characteristics. Int J Oral Maxillofac Implants 2008;23:327–334.

[200] Wataha JC. Biocompatibility of dental casting alloys: A review. J Prosthet Dent 2000;83:223–234.

[201] Sjögren G, Sletten G, Dahl JE. Cytotoxicity of dental alloys, metals, and ceramics assessed by millipore filter, agar overlay, and MTT tests. J Prosthet Dent 2000;84:229–236.

[202] Messer RL, Lockwood PE, Wataha JC, Lewis JB, Norris S, Bouillaguet S. In vitro cytotoxicity of traditional versus contemporary dental ceramics. J Prosthet Dent 2003;90:452–458.

[203] Hao SQ, Lemons JE. Histology of dog dental tissues with Cu-based crowns [abstract 1125]. J Dent Res 1989;68SI:322.

[204] Rechmann P. LAMMS and ICP-MS detection of dental metallic compounds in not-discolored human gingiva [abstract 672]. J Dent Res 1992;71SI:599.

[205] Piccolomini R. Clinical and microbiological effects of different restorative materials on the periodontal tissues adjacent to subgingival class V restorations. 1-year results. J Clin Periodontol 2004; 31:200–207.

[206] Linkevicius T, Apse P. Influence of abutment material on stability of peri-implant tissues: A systematic review. Int J Oral Maxillofac Implants 2008;23:449–456.

[207] Arvidson K, Fartash B, Moberg LE, Grafstrom R, Ericsson I. In vitro and in vivo experimental studies on single crystal sapphire dental implants. Clin Oral Implants Res 1991;2:47–55.

[208] Kawahara H. Cellular responses to implant materials: Biological, physical and chemical factors. Int Dent J 1983;33:350–375.

[209] Sailer I, Philipp A, Zembic A, Pjetursson BE, Hämmerle CH, Zwahlen M. A systematic review of the performance of ceramic and metal implant abutments supporting fixed implant reconstructions. Clin Oral Implants Res 2009;20(suppl 4):4–31.

[210] Scarano A, Piattelli M, Vrespa G, Caputi S, Piattelli A. Bacterial adhesion on titanium nitride-coated and uncoated implants: An in vivo human study. J Oral Implantol 2003;29:80–85.

[211] Kohal RJ, Weng D, Bachle M, Strub JR. Loaded custom-made zirconia and titanium implants show similar osseointegration: An animal experiment. J Periodontol 2004;75:1262–1268.

[212] Gahlert M, Gudehus T, Eichhorn S, Steinhauser E, Kniha H, Erhardt W. Biomechanical and histomorphometric comparison between zirconia implants with varying surface textures and a titanium implant in the maxilla of miniature pigs. Clin Oral Implants Res 2007;18: 662–668.

[213] Jung RE, Sailer I, Hämmerle CH, Attin T, Schmidlin P. In vitro color changes of soft tissues caused by restorative materials. Int J Periodontics Restorative Dent 2007;27:251–257.

[214] Park SE, Da Silva JD, Weber HP, Ishikawa-Nagai S. Optical phenomenon of peri-implant soft tissue. Part I. Spectrophotometric assessment of natural tooth gingiva and peri-implant mucosa. Clin Oral Implants Res 2007;18:569–574.

[215] Rimondini L, Cerroni L, Carrassi A, Torricelli P. Bacterial colonization of zirconia ceramic surfaces: An in vitro and in vivo study. Int J Oral Maxillofac Implants 2002;17:793–798.

[216] Scarano A, Piattelli M, Caputi S, Favero GA, Piattelli A. Bacterial adhesion on commercially pure titanium and zirconium oxide disks: An in vivo human study. J Periodontol 2004;75:292–296.

[217] Degidi M, Artese L, Scarano A, Perrotti V, Gehrke P, Piattelli A. Inflammatory infiltrate, microvessel density, nitric oxide synthase expression, vascular endothelial growth factor expression, and proliferative activity in peri-implant soft tissues around titanium and zirconium oxide healing caps. J Periodontol 2006;77:73–80.

[218] Zembic A, Sailer I, Jung RE, Hämmerle CH. Randomized-controlled clinical trial of customized zirconia and titanium implant abutments for single-tooth implants in canine and posterior regions: 3-year results. Clin Oral Implants Res 2009;20:802–808.

[219] Loe H, Theilade E, Jensen SB. Experimental gingivitis in man. J Periodontol 1965;36:177–187.

[220] Pontoriero R, Tonelli MP, Carnevale G, Mombelli A, Nyman SR, Lang NP. Experimentally induced peri-implant mucositis. A clinical study in humans. Clin Oral Implants Res 1994;5:254–259.

[221] Heimdahl A, Kondell PA, Nord CE, Nordenram A. Effects of insertion of osseointegrated prosthesis on the oral microflora. Swed Dent J 1983;7:199–209.

[222] Apse P, Ellen HP, Overall CM, Zarb GA. Microbiota and crevicular fluid collagenase activity in the osseointegrated dental implant sulcus: A comparison of sites in edentulous and partially edentulous patients. J Periodontol Res 1989;24:96–105.

[223] Mombelli A, Buser D, Lang N. Colonization of osseointegrated titanium implants in edentulous patients. Early results. Oral Microbial Immunol 1988;3:113–120.

[224] Loe H. Oral hygiene in the prevention of caries and periodontal disease. Int Dent J 2000;50:129–139.

[225] Suomi J, Greene J, Vermillion J, Doyle J, Chang J, Leatherwood E.

The effect of controlled oral hygiene procedures on the progression of periodontal disease in adults: Results after third and final year. J Periodontol 1971;42:152–160.

[226] Van der Weijden F, Slot DE. Oral hygiene in the prevention of periodontal diseases: The evidence. Periodontol 2000 2011;55:104–123.

[227] Sicilia A, Arregui I, Gallego M, Cabezas B, Cuesta S. Home oral hygiene revisited. Options and evidence. Oral Health Prev Dent 2003;1(suppl 1):407–422.

[228] Husseini A, Slot DE, Van der Weijden GA. The efficacy of oral irrigation in addition to a toothbrush on plaque and the clinical parameters of periodontal inflammation: A systematic review. Int J Dent Hyg 2008;6:304–314.

[229] Cancro LP, Fischman SL. The expected effect on oral health of dental plaque control through mechanical removal. Periodontol 2000 1995;8:60–74.

[230] Deery C, Heanue M, Deacon S, et al. The effectiveness of manual versus powered toothbrushes for dental health: A systematic review. J Dent 2004;32:197–211.

[231] Featherstone JD, Singh S, Curtis DA. Caries risk assessment and management for the prosthodontic patient. J Prosthodont 2011; 20:2–9.

[232] Walker CB. Microbiological effects of mouthrinses containing antimicrobials. J Clin Periodontol 1988;15:499–505.

[233] Veskler AE, Kayrouz GA, Newman MG. Reduction of salivary bacteria by pre-procedural rinses with chlorhexidine 0.12%. J Periodontol 1991;62:649–651.

[234] Fardal O, Turnbull RS. A review of the literature on use of chlorhexidine in dentistry. J Am Dent Assoc 1986;112:863–869.

[235] Esposito M, Worthington HV, Thomsen P, Coulthard P. Interventions for replacing missing teeth: Maintaining health around dental implants. Cochrane Database Syst Rev 2008;(1):CD003069.

[236] Vandekerckhove B, Quirynen M, Warren PR, Strate J, Van Steenberghe D. The safety and efficacy of a powered toothbrush on soft tissues in patients with implant-supported fixed prostheses. Clin Oral Investig 2004;8:206–210.

[237] Rasperini G, Pellegrini G, Cortella A, Rocchietta I, Consonni D, Simion M. The safety and acceptability of an electric toothbrush on peri-implant mucosa in patients with oral implants in aesthetic areas: A prospective cohort study. Eur J Oral Implantol 2008;1:221–228.

[238] Slot DE, Wiggelinkhuizen L, Rosema NA, Van der Weijden GA. The efficacy of manual toothbrushes following a brushing exercise: A systematic review. Int J Dent Hyg 2012;10:187–197.

[239] Ramfjord S, Morrison F, Burgett R, et al. Oral hygiene and maintenance of periodontal support. J Periodontol 1982;53:26–30.

[240] Morrison E, Ramfjord S, Burgett F, Nissle R, Shick R. The significance of gingivitis during the maintenance phase of periodontal treatment. J Periodontol 1982;53:31–34.

[241] Schallhorn R, Snider L. Periodontal maintenance therapy. J Am Dent Assoc 1981;103:227–231.

[242] Shick R. Maintenance phase of periodontal therapy. J Periodontol 1981;52:576–583.

[243] Orton GS, Steele DL, Wolinsky LE. The dental professional's role in monitoring and maintenance of tissue-integrated prosthesis. Int J Oral Maxillofac Implants 1989;4:305–310.

[244] Fox SC, Moriarty ID, Kusy RP. The effects of scaling a titanium implant surface with metal and plastic instruments: An in vitro study. J Periodontol 1990;61:485–490.

[245] Dmytryk JJ, Fox SC, Moriarty JD. The effects of scaling titanium implant surfaces with metal and plastic instruments on cell attachment. J Periodontol 1990;60:491–496.

[246] Homiak AW, Cook PA, DeBoer J. Effect of hygiene instrumentation on titanium abutments: A scanning electron microscopy study. J Prosthet Dent 1992;67:364–369.

[247] Speelman JA, Collaert B, Klinge B. Evaluation of different methods to clean titanium abutments. A scanning electron microscopic study. Clin Oral Implants Res 1992;3:120–127.

[248] Rapley JW, Swan RH, Hallmon WW, Mills MO. The surface characteristics produced by various oral hygiene instruments and materials on titanium implant abutments. Int J Oral Maxillofac Implants 1990;5:47–52.

减少软组织创伤的牙体预备方案

Ariel J. Raigrodski | Takafumi Otani

牙体预备的全过程都对会软组织的健康和美观有一定的影响，尤其是修复体的边缘位于龈下或者齐龈时[1-8]。诊断介导下的牙体预备，必须遵循一些指导原则。牙科技师希望修复医生在牙体预备中能为他们提供尽可能多的修复空间，但修复医生在牙体预备时应尽可能多地遵循牙齿结构保存的理念，以免伤及牙髓，影响牙齿活力或者违背生物力学原则[9-10]。最终的临床目标包括两点：①从生物力学和牙周角度出发，保守地进行牙体预备，以保留健康的龈牙复合体；②在不违背生物学和生物力学原则的同时，尽可能地创造一种功能持久并且满足所需美学要求的修复体。

本章的内容主要关于如何在牙体预备过程中保持龈牙复合体健康的同时，为每个临床病例制备适当的预备体终止线。诊断蜡型可以指导治疗并向临床医生和患者提供最终修复的效果，一般来说诊断蜡型与口内的诊断饰面一起使用，用于指导前牙美学治疗的牙体预备（图2-1）和复杂的大面积修复的牙体预备（图2-2）。在这一章中，我们通过全瓷贴面和传统的牙冠与固定桥修复（FDPs）案例讨论并演示牙体预备过程中保持软组织健康与美观的软组织管理技术和流程，特别是在那些美学至关重要的区域。

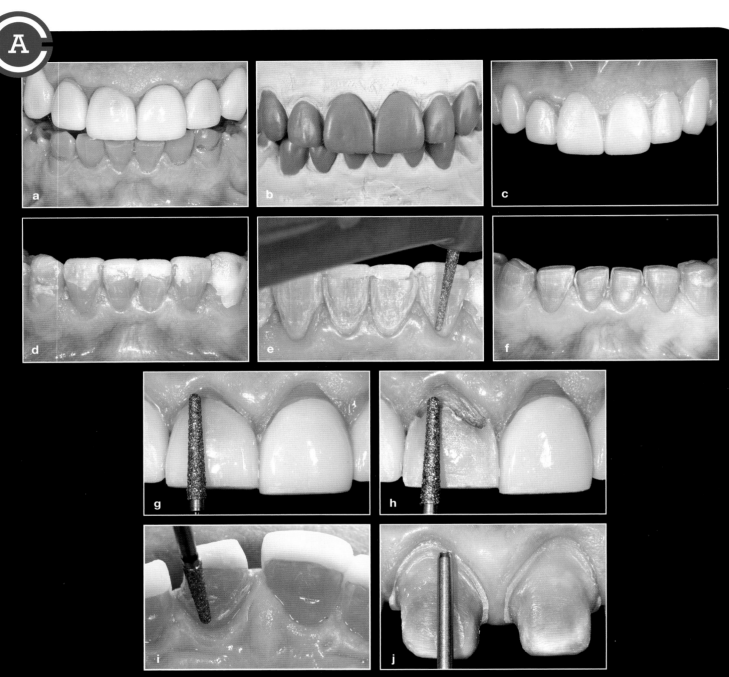

图2-1 （a）由于继发龋而失败的全瓷贴面，术前唇面观，患者在做前伸运动。注意上颌前部肥厚的软组织、龈缘水平不理想以及发炎的龈乳头。注意变色的下颌前牙，下颌尖牙和前磨牙的牙釉质发育不良。下颌前牙计划用全瓷贴面修复。至于上颌是用贴面还是全瓷冠修复，将会于下一次的复诊时在拆除失败的贴面后，根据剩余牙体的情况决定。（b和c）根据初始的诊断蜡型在口内翻制复合树脂诊断饰面，经过口内试戴，患者对诊断饰面的效果满意后，佩戴诊断饰面取模翻制的石膏模型，该模型可以用于指导去骨冠延长术，并为后续的修复程序提供参考和指导。（d）下颌侧切牙冠延长术后6个月，按照诊断蜡型在口内翻制复合树脂诊断饰面，这个mock-up兼具临时修复体的功能，还能在下颌瓷贴面预备过程中体现其美学预评估功能。（e）采用LVS4高速金刚砂车针（Brasseler USA）来制备和精修预备体的终止线。（f）下颌最终预备体的唇面观，可以看到预备体有明确的浅无角肩台终止线，软组织也很健康。（g）上颌前牙唇面观，术者选择戴着原有的瓷贴面直接进行新的牙体预备。（h）磨除了一定的瓷贴面后，可以在失败的瓷贴面下方看到继发龋，术者选择采用氧化锆全瓷冠修复上前牙。（i）上颌腭侧终止线位于龈上。（j）唇侧及近远中邻面预备体的终止线采用牙龈保护车针将其预备到龈下0.5~1.0mm。

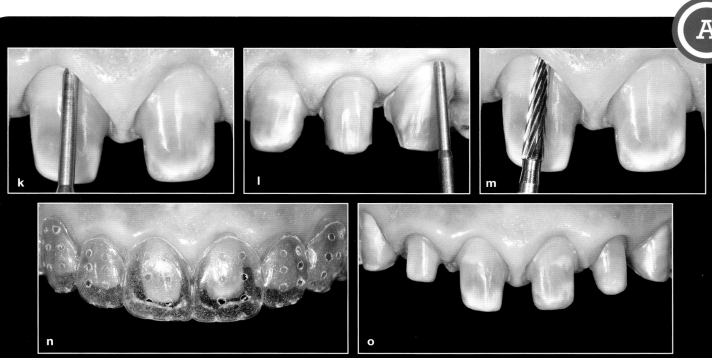

图2-1（续）（k）唇面观可以看到牙龈保护车针有效地保护了周围牙龈，仅有极小的损伤。（l）注意，在唇面和舌侧面，车针和手机都与预备体的轴面略微成一定角度。（m）预备体的终止线及各轴面均用12刃钨钢车针抛光，可以保护软组织损伤。（n）用热塑片在诊断饰面翻制的模型上制作一个导板，用来检查修复材料的空间和牙体预备的情况。（o）最终完成的氧化锆全瓷冠预备体的唇面观。

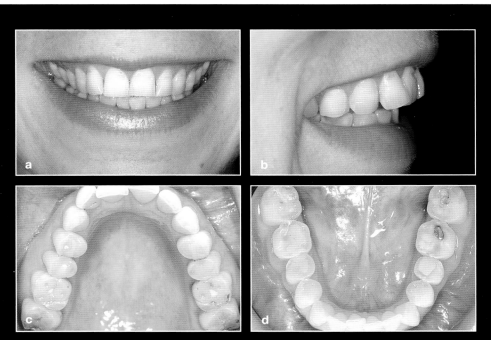

图2-2（a）患者术前正面微笑像，注意患者上颌中切牙牙冠呈短方形，患者属于中位笑线。患者对美学与功能有双方面的要求，要求改变牙齿颜色、形状并且要求排齐牙齿。（b）术前患者微笑时的侧面观，请注意患者上前牙存在深覆盖。（c和d）上下颌牙列𬌗面观，可以观察到𬌗面有大量的磨耗，这与酸蚀患者存在咬合副功能有关，此外患者前牙还存在拥挤，后牙有失败的充填体。

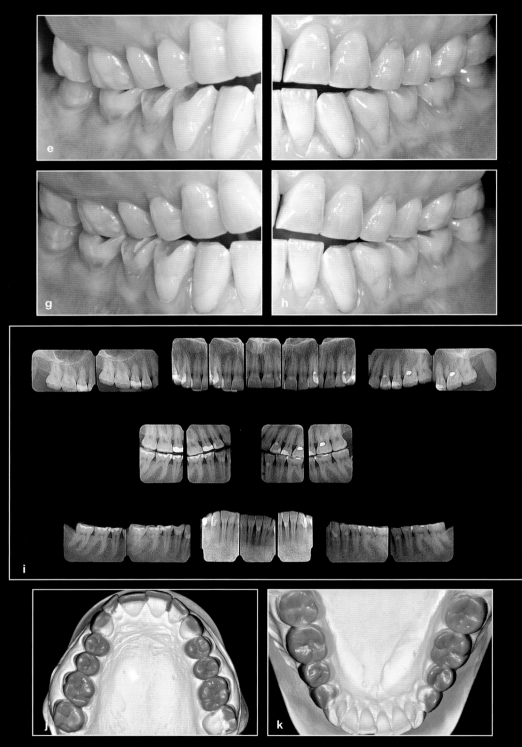

图2-2（续）（e和f）患者最大牙尖交错位的右侧及左侧面观，可以看到牙龈退缩、颈部充填物以及前牙开𬌗。（g和h）患者下颌功能运动时右侧及左侧面观，可以看到仅有磨牙接触，前伸运动时前导丧失。（i）从全口根尖片上可以看出患者牙槽骨没有明显的吸收，但𬌗面有大量磨耗。由于患者在美学上以及功能上都存在问题，所以治疗计划包括正畸治疗和全口修复重建，患者接受此综合治疗计划。（j和k）上下颌诊断蜡型𬌗面观，它为我们展示了最终修复体的理想状态，常常用它翻制成诊断饰面，并功能性地粘接在患者口内，然后用于指导正畸治疗。

32

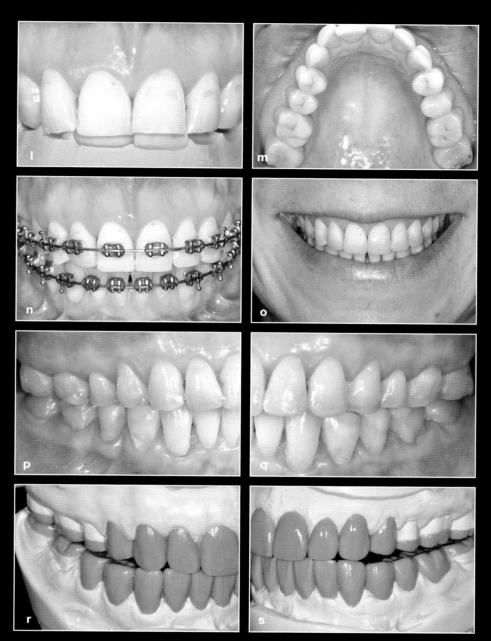

图2-2（续） （l）硅橡胶导板唇面观，用于直接法制作复合树脂前牙功能性诊断饰面。（m）后牙采用间接法制作复合树脂诊断饰面，前后牙的诊断饰面粘接后的上颌𬌗面观（后牙的诊断饰面采用间接法制作，前牙的诊断饰面采用直接法制作）。（n）患者正畸结束时的唇面观。（o）患者正面微笑像，可以看到此时患者的龈缘位置、牙齿排列、𬌗平面以及切平面均位于理想位置。（p和q）最大牙尖交错位的右侧及左侧面观显示现在患者牙齿的排列有利于形成理想的咬合关系（即相互保护𬌗）。（r和s）新的诊断蜡型在做侧方运动时呈尖牙保护𬌗。

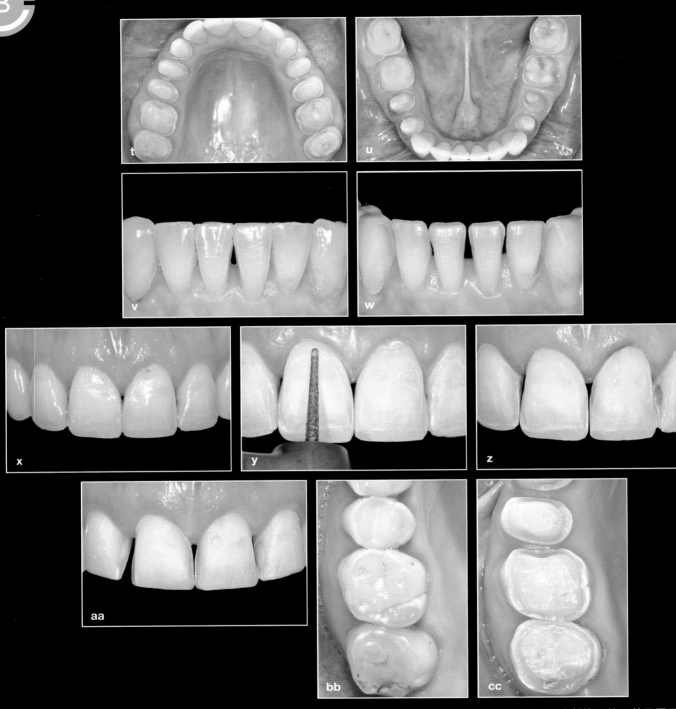

图2-2（续）（t和u）上下颌𬌗面观，展示了后牙全瓷冠和全瓷𬌗贴面的最终牙体预备效果。（v）戴着诊断饰面的下前牙唇面观，请注意下颌双侧尖牙直接法复合树脂诊断饰面恢复了尖牙的牙尖以利于形成侧方的尖牙保护𬌗。（w）下颌前牙全瓷贴面的最终牙体预备效果（唇面观），注意所有牙齿颈部的树脂材料都被去掉了，以减少继发龋发生的隐患。（x）正畸完成后，上前牙复合树脂功能性mock-up的唇面观。(y) 使用LVS3高速车针（Brasseler USA）对上颌4颗切牙进行全瓷贴面的牙体制备，采用龈上边缘。（z）因为龋坏，左侧上颌侧切牙颈部预备体终止线有一部分位于龈下。注意在去净腐质以后左侧上颌侧切牙近中的Ⅲ类洞。(aa) 最终预备体的邻面终止线向腭侧略有延伸。稍稍位于龈下的终止线再加上之前的直接复合树脂修复使得牙缝和黑三角的关闭变得更加容易。（bb）右侧上颌磨牙和第二前磨牙𬌗面观，可以看到由于酸蚀与口腔副功能导致的磨耗。（cc）矫正完成后进行𬌗贴面的牙体预备，终止线大多都位于龈上的牙釉质层，除了第一磨牙，去净腐质后将近中邻面终止线放在齐龈的位置。

全瓷贴面终止线的预备

牙釉质的厚度

在全瓷贴面的治疗设计和牙体预备设计中，除了应该符合前面讨论过的指导原则外，牙釉质厚度也是一个关键的因素[11-14]。全瓷贴面能否成功而且耐用，与是否有足够的牙釉质提供粘接面直接相关。许多临床研究表明，当贴面与牙釉质粘接在一起（至少50%与釉质粘接），且预备体终止线位于龈上的釉质层时，这些贴面的存留率很高，是非常成功的修复[15-22]。此外，磨牙症和死髓牙会增加贴面的失败率，同时吸烟者修复体边缘变色的概率更高[23]。为了提高全瓷贴面的远期成功率和存留率，临床医生应该将牙弓中不同牙位的牙齿以及牙齿不同位置的平均釉质厚度熟稔于心[24-25]。牙釉质厚度可能随着年龄增长而降低[26-27]，而且不同人种之间可能有所差异[25]。一般来说，上颌中切牙的唇面中部平均牙釉质厚度为0.9mm，颈部平均牙釉质厚度降至0.3mm，甚至更少。因此在本就不多的牙釉质的基础上，在牙齿颈部就更难预备出在釉质范围内浅的无角肩台。因此推荐临床医生将诊断蜡型翻制成复合树脂mock-up，也叫作美学预评估临时修复APT（aesthetic pre-evaluative temporary，APT），以形成适当的修复空间并最大限度地减少磨牙量[13-14]。

前牙切端预备设计

关于前牙切端预备设计文献中并没有共识，有些研究表明开窗型和对接型的预后都优于包绕型。此外如果包绕型的舌侧肩台延伸到了舌面窝将增加瓷裂的风险，因为在这一区域拉应力将集中在修复体上[28-29]。尽管如此，一些研究表明，在断裂韧性方面包绕型更具优势[30-31]。然而，用对接型设计比使用包绕型设计更保守，更有利于保存牙体组织。对接型设计的预备体骀龈方向将呈凸面状，贴面就位的方向应该先唇侧再舌侧，这种就位方式将进一步保存可用于粘接的釉质面积。而包绕型设计的贴面或者传统的全冠就位方式是采用骀龈向就位，这种就位方式将使得可用于粘接的釉质面积降低。

龈上边缘

理想的情况下，瓷贴面的终止线应位于龈上，这样才能达到"隐形眼镜效果"，即类似隐形眼镜与眼睛的虹膜可以相融合，从外观上难以分辨的效果。同样的，这个原理也可用于全瓷贴面。当全瓷贴面与牙齿粘接后，能够与牙齿结构达到光学效果上的融合，肉眼难以分辨[32]。为了达到这个目的，牙齿颈部不能变色，这样才可以用半透明的光固化复合树脂水门汀将半透明的全瓷贴面粘接在牙颈部半透明的牙釉质上（图2-3）。正是由于预备体终止线设计成浅的无角肩台，使得瓷贴面、树脂水门汀与牙釉质三者将融为一体，因此，牙齿预备的终止线与全瓷贴面边缘之间的交界面将变得不可见，即使患者是高笑线也无须担心。除此之外，这种终止线设计还有可以防止在制作临时修复或者印模制取的时候伤及软组织，还能提高瓷贴面的远期粘接效果，因为健康的牙龈使得粘接时的隔湿变得更加简单容易。

正如Gerard J. Chiche在2005年与笔者私下交流时推荐的那样，使用双砂粒高速车针进行终止线的制备（LVS3和LVS4, Brasseler USA），对软组织损伤最小。粗粒金刚砂车针（绿色条纹）用于制备牙齿的唇面，而细粒度的金刚砂车针（红色条纹）则用来定肩台并将其精修成一个非常浅的无角肩台（宽度0.3 mm）（图2-4）。电动马达手机大大提高了临床医生对于肩台制备的控制度，更容易沿着龈缘的扇贝形形态稳定地制备出连续且光滑的预备体终止线[33-34]，因为电动马达高速手机的速度可以精确地降到30000 r/min。此外，另一个小技巧就是在牙体预备时关掉水，让助手喷气，偶尔喷水以清除牙体制备时产生的碎屑，这样能制备出一个干净利落的终止线。临床医生在备牙时不应向车针施加压力，而且必须不断地沿着龈缘的形状移动，就像用一根非常细的笔画出一条非常细的线。

龈下边缘

许多临床实际情况使得医生必须将预备体的终止线放到龈缘下方，此时应采用与龈上边缘相同的方法和车针来尽量减少对软组织的损伤。在下列情况下，需要采

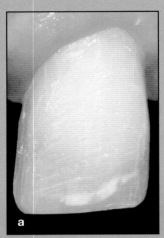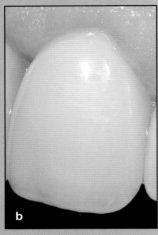

图2-3 （a）全瓷贴面的预备采用龈上边缘。（b）预备体终止线、树脂水门汀以及瓷贴面三者很好地融为一体达到"隐形眼镜效果"。

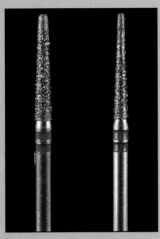

图2-4 LVS3和LVS4高速车针，请注意车针的尖端是细砂用于制备浅无角肩台，而车针中上部都为粗砂用于进行牙体唇面的预备。

用龈下边缘：

- 当需要用瓷贴面关闭牙缝或者黑三角时，需要采用龈下边缘。
- 当牙齿颈部已有复合树脂充填物时，无论有无继发龋，均需要采用龈下边缘。
- 当牙齿颈部有龋坏时，需要采用龈下边缘。
- 当牙齿颈部有变色时，需要采用龈下边缘。

在这种情况下，可以先用细的排龈线（Ultrapak #000, Ultradent）放置在游离龈缘下方，以方便进行微创的牙体预备。如果牙颈部变色仅限于特定的位置，可以有选择地将终止线放置在该位置的龈下，并逐渐地向冠方延伸，在其他位置保持终止线位于龈上[11-13]（图2-5）。为了关闭间隙或黑三角，预备体的终止线必须在邻面的位置略微地位于龈下，以允许技师制作出流畅的穿龈轮廓的同时减少形成邻面悬凸的可能性（图2-2x~aa）。

后牙殆贴面

后牙殆贴面作为后牙冠修复的一种保守的替代治疗方式，近年来得到了广泛的应用，特别是广泛应用于年轻患者酸蚀症的牙体修复治疗。尽管临床证据尚处于早期阶段，但是不断提升的粘接技术和日臻完美的牙色修复技术及材料，使得二硅酸锂玻璃陶瓷和CAD/CAM加工的高分子聚合材料的应用越来越广泛[35-41]。一般情况下，这种后牙殆贴面牙体预备量很少，在某些情况下甚至不需要进行牙体预备。

关于殆贴面的预备体是否需要明确的终止线仍存在争议，即便需要预备终止线也应在釉质范围内以利于获得殆贴面长期的临床成功。因为在大多数临床情况下，这种后牙殆贴面的终止线被放置在龈上，所以在牙体预备设计、印模制取、制作临时修复或戴入最终修复体的全过程中都几乎不会影响牙龈组织的健康。笔者更倾向于在后牙殆贴面的制备中预备一条终止线，以便粘接过程中有明确的止点，精确就位殆贴面。此外，有时临床实际情况要求预备体的终止线必须位于龈下，比如患牙颈部存在延伸到龈下的充填体或者龋坏时，此时预备体的终止线就需要有选择性地在该处位于龈下，之后再逐渐移行到龈上并位于牙釉质内。有两种方法可以在保持软组织健康的同时进行龈下肩台的牙体预备：①前面提到过的

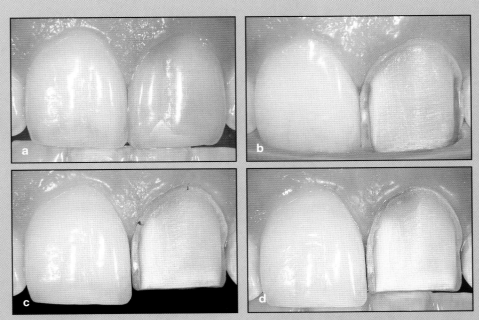

图2-5 （a）患者上颌中切牙术前照，左侧上颌中切牙拟采用全瓷贴面修复，患牙唇侧颈部的近中存在牙体变色。（b）龈上肩台的牙体预备。（c）临床医生将患牙近中颈部牙体变色的范围用铅笔标记出。（d）在该变色区域，预备体的终止线选择性地位于龈下，其余部分的终止线仍位于龈上（该病例由Yen-Wei Chen医生治疗）。

前牙瓷贴面的龈下肩台预备的方法；②后面章节中将谈到的牙冠和固定桥修复（FDPs）病例使用的龈下肩台预备的方法。根据龈下区域的现有充填物或龋齿的范围大小，决定这两种方法哪种更合适（图2-2bb和cc）。

全冠以及固定桥的预备体终止线

对于高笑线患者美学区的传统全冠及固定桥，修复材料和预备体终止线的位置，对能否达到理想的美学效果是至关重要的。在软组织-修复体界面处（Soft Tissue - Restorative Interface），全瓷冠由于具有半透性，所以更容易获得自然的外观[42-43]，同时由于全瓷材料具有良好的生物相容性，它们能进一步促进软组织健康[44-45]。但当最终修复体是一个金属烤瓷冠时，金属内冠的边缘设计对于美学结果至关重要。为了避免灰色的金属颜色透过龈缘影响美观，可以选择带全瓷颈缘的金属烤瓷冠[46-47]。不论是全瓷还是金属烤瓷修复，只有当牙龈健康时才可以考虑选择龈下边缘。如果患牙游离龈不健康，但修复体仍需要选择龈下边缘时，应将终止线的牙体预备推迟到该牙牙龈恢复到理想状态才行[1]。当患牙颈部不存在牙体变色时，预备体的终止线可放置在龈缘下方0.5mm，以保持健康的龈沟，并降低侵犯生物学宽度的风险[3-4,6,48]。当患牙颈部存在牙体变色时，预备体的终止线将位于龈下更多，但最多不超过龈下1.0mm，这样既可以防止侵犯生物学宽度，同时又有助于隐藏颈部软组织-修复体界面处的牙体变色。在舌侧，应根据固位形和抗力形，以及现有的修复体或龋坏的情况，将修复体的边缘尽可能地放置在龈上。上述的临床设计方案不仅能促进牙龈健康、便于印模、增强修复体的粘接强度，还能减少多余粘接剂的残留，从而能增强修复体及基牙的健康、美观和使用寿命。

龈下边缘的制备

全冠和固定桥对临床医生的挑战是，如何在牙体预备的过程中，在不给软组织造成不可逆转创伤的前提下，将预备体的终止线放到龈下。关于此，前人已经提供了许多方法以供参考，例如用含有或者不含有止血剂的排龈线排开牙龈[49-51]；又比如用旋转工具如高速涡轮机及金刚砂车针，利用手术的方式将牙龈刮除[52]；或者用电刀[53]、激光[54]、极细的车针排龈或特殊的工具进行排龈[55]。

临床上最常用的是使用排龈线排龈。但即便在压入排龈线时使用的力并不大，排龈线仍有可能被压入龈沟底，撕伤结合上皮和结缔组织[56]。除此之外，排龈时间过长也将对牙龈组织造成额外的伤害[56-57]，特别是薄龈型患者，薄龈型患者的牙龈与厚龈型患者的牙龈对排龈过程的反应不同，牙龈越薄发生退缩的可能性就越大[58-59]。原本临床医生使用游离龈缘作为预备体终止线放置位置的参考点，如果发生了牙龈退缩，这个参考点的位置将发生变化，这样将有可能导致预备体终止线的位置过深，侵犯到生物学宽度，从而导致修复体周围牙龈的慢性炎症反应和牙龈退缩[5]。

Chiche专家推荐的另一种方法就是用带斜面的牙龈保护车针进行龈下边缘的制备[60]。这种车针尖端具有切割功能，它的尖端有一个光滑的斜角，在进行龈下边缘的预备时能保护组织。许多品牌都有这种牙龈保护车针，例如Brasseler USA、Komet、Axis、Premier等，而且有不同的直径可以选择，以满足临床需要。

除外需要制备龈下边缘的部位，基牙其他部位的牙体预备可以先使用其他的车针制备龈上边缘（图2-1g~i）。随后，再用带斜面的牙龈保护车针将预备体的终止线降低，从而创造出一个内线角圆钝的有角肩台或一个无角肩台（图2-1j和k）。这种类型的肩台设计适用于全瓷冠和氧化锆或二硅酸锂固定桥的边缘，也适用于金属烤瓷冠的全瓷边缘。

带斜面的牙龈保护车针的优点

带斜面的牙龈保护车针的优点如下：

- 对牙龈损伤极小。
- 可以消除由前期使用的车针造成的凹槽形肩台（也称为J lipping，即肩台内线角＜65°）。
- 不会在轴壁和肩台之间形成一个尖锐的线角。

如上所述，肩台保护车针有不同的直径可供选择，应依据肩台的宽度选择相应的车针型号，而肩台的宽度则与修复体的材料、理想的修复体厚度以及预期的修复设计有关（如整体的、混合的、双层的）[61]。尽管肩台的宽度会因不同的修复体材料而不同，但是通常我们推荐唇侧预备体的肩台宽度应不超过0.8mm，舌/腭侧肩台宽度大约为0.5mm，在邻面肩台宽度应逐渐从唇面过渡到舌面[62-64]。

如何制备出光滑连续的预备体终止线

为了制备一个宽度适当、光滑连续、明确的终止线，并且不会对组织造成损伤，我们推荐临床医生参考以下指导原则：

- 在使用带斜面的牙龈保护车针前先检查其尖端；如果需要的话，用金刚砂修整器打磨钻头的尖端，以确保钻头切削刃与斜角之间的线角平滑（图2-6）。
- 使用电动马达的高速手机可以使临床医生更好地控制转速。使用电动马达的高速手机能将转速从200000r/min降低到30000r/min，牙体预备时需要配合持续的空气喷水冷却。
- 车针和手机与预备体的唇、舌轴面略微成一定的角度（图2-1l），牙体预备时按照龈缘扇贝形的弧度，保持邻面肩台更靠近冠方，而唇舌面肩台更偏根方。邻面的预备体终止线应逐渐地由宽变窄（从唇侧向舌侧移行），这可能比较有挑战性，特别是在三角形牙冠的牙体预备时，因为三角形牙冠的牙龈扇贝形形态更加明显。
- 在缓慢地将预备体的终止线向龈下预备的过程中要保持车针持续地来回往复运动，不要向车针施加压力，握持手机就像握持着一根极细的画笔，轻轻地用它画出一条非常细的线。不要将车针停在一点上不动，因为这可能会形成悬凸或台阶。

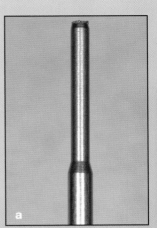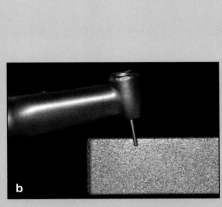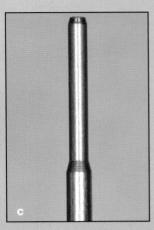

图2-6 （a）带斜面的牙龈保护车针，其切割半径小于车针头部半径，可以防止多余的金刚砂颗粒在预备体终止线的制备过程中损伤牙龈组织。（b）将牙龈保护车针接在高速手机上，用金刚砂修整器（涂有金刚砂颗粒的金属块）成角度地打磨车针尖端，以确保没有超出工作端半径的金刚砂颗粒。（c）车针经过打磨后，确定没有多余的颗粒就可以使用了。

接第34页图片

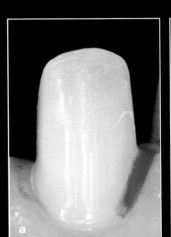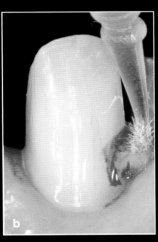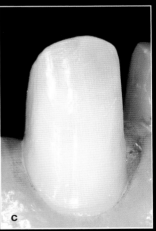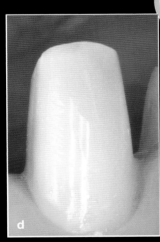

图2-7 （a）在进行全瓷冠龈下边缘预备的过程中发现软组织损伤出血。（b）用小毛刷将止血剂（氯化铝）涂在受损伤的局部。（c）冲洗后损伤部位牙龈出血停止。（d）牙体预备数周后，可以看到受损部位牙龈已经完全愈合，预备体周围牙龈健康。

若要消除这个台阶就需要切削掉更多的牙体组织，带来不必要的损失。

• 笔者通常喜欢使用12刃的钨钢车针（H375R-012或H375R-014，Brasseler USA）进行龈下肩台的抛光，这种车针在不损伤牙龈的同时能将预备体的终止线抛光得更加光滑。抛光时应将高速手机的转速调到30000r/min配合水气冷却（图2-1m~o）。

软组织损伤的处理

如果在进行龈下肩台制备的过程中损伤了软组织，则必须在该损伤的位置使用止血剂，如氯化铝（ViscoStat Clear, Ultradent; Hemodent, Premier Dental），进行止血处理。如图2-7所示，可以用棉球或小毛刷将止血剂涂在受损伤的局部，而不需要在预备体的

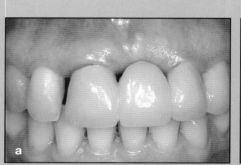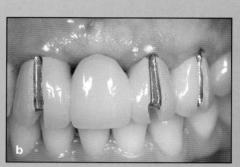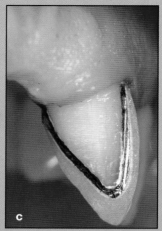

图2-8 （a）一例失败的金属烤瓷修复体的唇面观，右侧上颌中切牙唇面颈部外形尚可。然而，修复体颈部发灰，可以透出金属和不透明的磁层，可能是由于基牙在终止线位置的预备量不足，导致美学效果不佳。（b和c）在拆除桥体及部分修复体后，通过切开的剖面可以很明显地看出预备体的终止线的宽度不足（原有的肩台设计看起来像是一个羽状边缘的设计），这个设计显然不恰当，因此导致修复失败。

四周放置排龈线。

牙体预备量不足/过多

如果基牙在终止线位置的预备量不足，将导致的结果之一就是预留给最终修复体的颈部修复空间不足（图2-8）。

- 颈部修复空间不足，但修复体仍要达到理想的美学效果将导致最终修复体颈部轮廓过凸。这种不恰当的穿龈轮廓将诱发牙龈炎症[65-71]。
- 若要保持修复体颈部外形正常，则最终修复体的美学效果会打折扣，由于瓷层厚度不足，与天然牙相比修复体呈现出半透明度差或明度降低（取决于牙齿的颜色）。

如果基牙在终止线位置的预备量过多，则容易发生术后敏感，因为剩余的牙本质距离牙髓过薄。牙体预备过程中对牙髓的机械刺激以及牙冠粘接过程中的化学刺激，会对牙髓健康造成不良的影响，甚至会导致基牙发生牙髓病变，需要根管治疗。此外，过度预备将可能增加最终修复体戴入后，出现例如牙折这样的生物力学并发症的风险[72]。

总结

临床医生如果想要在追求美学效果与可预期的长期成功结果的同时，尽可能少地在牙体预备过程中损伤软组织并促进软组织健康，需要记住以下几点。

全瓷贴面的牙体预备

- 预备体的终止线应尽可能地位于龈上，这样就能确保牙龈健康，才能使修复体达到"隐形眼镜效果"般的自然、美观。
- 当某些情况下，预备体局部的终止线要位于龈下时，需用细线轻柔地排龈。
- 使用上文推荐的车针和电动马达可能会降低软组织损伤的风险，并且能制备出清晰明确的终止线。

全冠以及固定桥的牙体预备

- 要等牙龈健康的时候再进行龈下边缘的制备。
- 龈下边缘应保守地放置在健康的龈沟中，同时避免侵犯生物学宽度。
- 推荐使用带斜面的牙龈保护车针配合使用（或不

用）排龈线，在尽量不损伤牙龈的同时以确保预
备体的终止线的冠根向位置恰当。

- 在肩台位置的牙体制备量应足够，以减少美学和
生物学并发症，例如由于修复体颈部轮廓过凸导
致的牙龈炎症或由于修复空间不足导致的异于天
然牙的半透明度（尤其在变色的基牙位点）。

- 在使用电动马达等高速旋转切割器械进行肩台的
预备时应该控制力度、方向、速度以及运动轨
迹，才能制备出光滑、清晰明确的预备体终止
线，同时能尽量减少软组织损伤。

参考文献

[1] Wilson RD, Maynard G. Intracrevicular restorative dentistry. Int J Periodontics Restorative Dent 1981;1(4):34–49.

[2] Nevins M, Skurow HM. The intracrevicular restorative margin, the biologic width, and the maintenance of the gingival margin. Int J Periodontics Restorative Dent 1984;4(3):30–49.

[3] Newcomb GM. The relationship between the location of subgingival crown margins and gingival inflammation. J Periodontol 1974; 45:151–154.

[4] Dragoo MR, Williams GB. Periodontal tissue reactions to restorative procedures. Int J Periodontics Restorative Dent 1981;1(1):8–23.

[5] Tarnow D, Stahl SS, Magner A, Zamzok J. Human gingival attachment responses to subgingival crown placement. Marginal remodelling. J Clin Periodontol 1986;13:563–569.

[6] Günay H, Seeger A, Tschernitschek H, Geurtsen W. Placement of the preparation line and periodontal health—A prospective 2-year clinical study. Int J Periodontics Restorative Dent 2000;20:171–181.

[7] Kancyper SG, Koka S. The influence of intracrevicular crown margins on gingival health: Preliminary findings. J Prosthet Dent 2001;85:461–465.

[8] Knoernschild KL, Campbell SD. Periodontal tissue responses after insertion of artificial crowns and fixed partial dentures. J Prosthet Dent 2000;84:492–498.

[9] Edelhoff D, Sorensen JA. Tooth structure removal associated with various preparation designs for anterior teeth. J Prosthet Dent 2002;87:503–509.

[10] Edelhoff D, Sorensen JA. Tooth structure removal associated with various preparation designs for posterior teeth. Int J Periodontics Restorative Dent 2002;22:241–249.

[11] Roulet JF, Blunck U, Janda R. Adhesion. In: Gürel G (ed). The Science and Art of Porcelain Laminate Veneers. Chicago: Quintessence, 2003:113–134.

[12] Magne P, Belser U. Bonded Porcelain Restorations in the Anterior Dentition: A Biomimetic Approach. Chicago: Quintessence, 2002.

[13] Gürel G. Improving the esthetics of healthy teeth with porcelain laminate veneers. In: Cohen M (ed). Interdisciplinary Treatment Planning: Principles, Design, Implementation. Chicago: Quintessence, 2008:461–502.

[14] Gürel G. Predictable, precise, and repeatable tooth preparation for porcelain laminate veneers. Pract Proced Aesthet Dent 2003; 15:17–24.

[15] Friedman MJ. A 15-year review of porcelain veneer failure—A clinician's observations. Compend Contin Educ Dent 1998;19:625–636.

[16] Fradeani M. Six-year follow-up with Empress veneers. Int J Periodontics Restorative Dent 1998;18:216–225.

[17] Fradeani M, Redemagni M, Corrado M. Porcelain laminate veneers: 6- to 12-year clinical evaluation—A retrospective study. Int J Periodontics Restorative Dent 2005;25:9–17.

[18] Burke FJT. Survival rates for porcelain laminate veneers with special reference to the effect of preparation in dentin: A literature review. J Esthet Restor Dent 2012;24:257–265.

[19] Layton DM, Walton TR. The up to 21-year clinical outcome and survival of feldspathic porcelain veneers: Accounting for clustering. Int J Prosthodont 2012;25:604–612.

[20] Gürel G, Sesma N, Calamita MA, Coachman C, Morimoto S. Influence of enamel preservation on failures rates of porcelain laminate veneers. Int J Periodontics Restorative Dent 2013;33:31–39.

[21] Layton DM, Clarke M. A systematic review and meta-analysis of the survival of non-feldspathic porcelain veneers over 5 and 10 years. Int J Prosthodont 2013;26:111–124.

[22] Layton DM, Clarke M, Walton TR. A systematic review and meta-analysis of the survival of feldspathic porcelain veneers over 5 and 10 years. Int J Prosthodont 2012;25:590–603.

[23] Beier US, Kapferer I, Burtscher D, Dumfahrt H. Clinical performance of porcelain laminate veneers for up to 20 years. Int J Prosthodont 2012;25:79–85.

[24] Ferrari M, Patroni S, Balleri P. Measurement of enamel thickness in relation to reduction for etched laminate veneers. Int J Periodontics Restorative Dent 1992;12:407–413.

[25] Hall NE, Lindauer SJ, Tüfekçi E, Shroff B. Predictors of variation in mandibular incisor enamel thickness. J Am Dent Assoc 2007; 138:809–815.

[26] Atsu SS, Aka PS, Kucukesmen HC, Kilicarslan MA, Atakan C. Age-related changes in tooth enamel as measured by electron microscopy: Implications for porcelain laminate veneers. J Prosthet Dent 2005;94:336–341.

[27] Ellis DM, Bogacki RE. The effects of aging on enamel thickness for maxillary incisors and its impact on porcelain laminate preparations [abstract 2591]. Presented at the 80th General Session of the International Association for Dental Research, San Diego, March 2002.

[28] Castelnuovo J, Tjan AH, Phillips K, Nicholls JI, Kois JC. Fracture load and mode of failure of ceramic veneers with different preparations. J Prosthet Dent 2000;83:171–180.

[29] Stappert CFJ, Ozden U, Gerds T, Strub JR. Longevity and failure load of ceramic veneers with different preparation designs after exposure to masticatory simulation. J Prosthet Dent 2005;94:132–139.

[30] Schmidt KK, Chiayabutr Y, Phillips KM, Kois JC. Influence of preparation design and existing condition of tooth structure on load to failure of ceramic laminate veneers. J Prosthet Dent 2011;105: 374–382.

[31] Li Z, Yang Z, Zuo L, Meng Y. A three-dimensional finite element study on anterior laminate veneers with different incisal preparations. J Prosthet Dent 2014;6:1–9.

[32] Materdomini D, Friedman MJ. The contact lens effect: Enhancing porcelain veneer esthetics. J Esthet Dent 1995;7:99–103.

[33] Kenyon BJ, Van Zyl I, Louie KG. Comparison of cavity preparation quality using an electric motor handpiece and an air turbine dental handpiece. J Am Dent Assoc 2005;136:1101–1105.

[34] Ercoli C, Rotella M, Funkenbusch PD, Russell S, Feng C. In vitro comparison of the cutting efficiency and temperature production of ten different rotary cutting instruments. Part II: Electric handpiece and comparison with turbine. J Prosthet Dent 2009;101:319–331.

[35] Johnson AC, Tantbirojn D, Ahuja S. Fracture strength of CAD/CAM composite and composite-ceramic occlusal veneers. J Prosthodont Res 2014;58:107–114.

[36] Edelhoff D, Beuer F, Schweiger J, Brix O, Stimmelmayr M, Güth JF. CAD/CAM-generated high-density polymer restorations for the pretreatment of complex cases: A case report. Quintessence Int 2012;43:457–467.

[37] Güth JF, Edelhoff D, Ihloff H, Mast G. Complete mouth rehabilitation after transposition osteotomy based on intraoral scanning: An ex-

perimental approach. J Prosthet Dent 2014;11:1–5.

[38]Güth JF, Almeida E Silva JS, Ramberger M, Beuer F, Edelhoff D. Treatment concept with CAD/CAM-fabricated high-density polymer temporary restorations. J Esthet Restor Dent 2011;24:310–318.

[39]Magne P, Schlichting LH, Maia HP, Baratieri LN. In vitro fatigue resistance of CAD/CAM composite resin and ceramic posterior occlusal veneers. J Prosthet Dent 2010;104:149–157.

[40]Schlichting LH, Maia HP, Baratieri LN, Magne P. Novel-design ultra-thin CAD/CAM composite resin and ceramic occlusal veneers for the treatment of severe dental erosion. J Prosthet Dent 2011;105: 217–226.

[41]Fabbri G, Zarone F, Dellificorelli G, et al. Clinical evaluation of 860 anterior and posterior lithium disilicate restorations: Retrospective study with a mean follow-up of 3 years and a maximum observational period of 6 years. Int J Periodontics Restorative Dent 2014;34:165–177.

[42]Meyenberg KH. Dental esthetics: A European perspective. J Esthet Dent 1994;6:274–281.

[43]Touati B, Miara P. Light transmission in bonded ceramic restorations. J Esthet Dent 1993;5:11–18.

[44]Wataha JC. Biocompatibility of dental casting alloys: A review. J Prosthet Dent 2000;83:223–234.

[45]Sadowsky SJ. An overview of treatment considerations for esthetic restorations: A review of the literature. J Prosthet Dent 2006; 96:433–442.

[46]Swain VL, Pesun IJ, Hodges JS. The effect of metal ceramic restoration framework design on tooth color. J Prosthet Dent 2008; 99:468–476.

[47]Paniz G, Kim Y, Abualsaud H, Hirayama H. Influence of framework design on the cervical color of metal ceramic crowns. J Prosthet Dent 2011;106:310–318.

[48]Block PL. Restorative margins and periodontal health: A new look at an old perspective. J Prosthet Dent 1987;57:683–689.

[49]Donovan TE, Gandara BK, Nemetz H. Review and survey of medicaments used with gingival retraction cords. J Prosthet Dent 1985;53:525–531.

[50]Benson BW, Bomberg TJ, Hatch RA, Hoffman W. Tissue displacement methods in fixed prosthodontics. J Prosthet Dent 1986; 55:175–181.

[51]Donovan TE, Chee WWL. Current concepts in gingival displacement. Dent Clin North Am 2004;48:433–444.

[52]Azzi R, Tsao TF, Carranza FA, Kenney EB. Comparative study of gingival retraction methods. J Prosthet Dent 1983;50:561–565.

[53]Ruel J, Schuessler PJ, Malament K, Mori D. Effect of retraction procedures on the periodontium in humans. J Prosthet Dent 1980; 44:508–515.

[54]Scott A. Use of an erbium laser in lieu of retraction cord: A modern technique. Gen Dent 2005;53:116–119.

[55]Tebrock OC. Tissue retraction for esthetic ceramometal crowns. J Prosthet Dent 1986;55:21–23.

[56]Loe H, Silness J. Tissue reactions to string packs used in fixed restorations. J Prosthet Dent 1963;13:318–323.

[57]Harrison JD. Effect of retraction materials on the gingival sulcus epithelium. J Prosthet Dent 1961;11:514–521.

[58]Cook DR, Mealey BL, Verrett RG, et al. Relationship between clinical periodontal biotype and labial plate thickness: An in vivo study. Int J Periodontics Restorative Dent 2011;31:345–354.

[59]Kao RT, Pasquinelli K. Thick vs. thin gingival tissue: A key determinant in tissue response to disease and restorative treatment. J Calif Dent Assoc 2002;30:521–526.

[60]Harrison JD, Chiche G, Pinault A. Tissue managment for the maxillary anteior region. In: Chiche GJ, Pinault A (eds). Esthetics of Anterior Fixed Prosthodontics.Chicago: Quintessence, 1994:143–160.

[61]Raigrodski AJ. Managing prosthetic challenges with a CAD/CAM zirconia from bilayered to monolithic. J Cosmet Dent 2014;30:34–46.

[62]Goodacre CJ, Campagni WV, Aquilino SA. Tooth preparations for complete crowns: An art form based on scientific principles. J Prosthet Dent 2001;85:363–376.

[63]Goodacre CJ. Designing tooth preparations for optimal success. Dent Clin North Am 2004;48:359–385.

[64]Kunzelmann KH, Kern M, Pospiech P, et al. All-Ceramics at a Glance: Introduction to Indications, Material Selection, Preparation and Insertion of All-Ceramic Restorations. Ettlingen, Germany: AG Keramik, 2007.

[65]Wagman SS. The role of coronal contour in gingival health. J Prosthet Dent 1977;37:280–287.

[66]Yuodelis RA, Weaver JD, Sapkos S. Facial and lingual contours of artificial complete crown restorations and their effects on the periodontium. J Prosthet Dent 1973;29:61–66.

[67]Weisgold AS. Contours of the full crown restoration. Alpha Omegan 1977;70:77–89.

[68]Perel ML. Axial crown contours. J Prosthet Dent 1971;25:642–649.

[69]Becker CM, Kaldahl WB. Current theories of crown contour, margin placement, and pontic design. J Prosthet Dent 1981;45:268–277.

[70]Perel ML. Periodontal considerations of crown contours. J Prosthet Dent 1971;26:627–630.

[71]Ehrlich J, Hochman N. Alterations on crown contour—Effect on gingival health in man. J Prosthet Dent 1980;44:523–525.

[72]Goodacre CJ, Bernal G, Rungcharassaeng K, Kan JY. Clinical complications in fixed prosthodontics. J Prosthet Dent 2003;90:31–41.

治疗性临时修复体

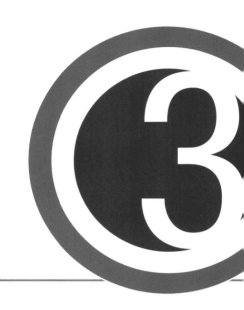

Ariel J. Raigrodski

修复术语中将临时或过渡性修复体定义为：在完成最终修复之前的一定时间内，为患者提供美学、稳定和/或功能的修复体。通常这类修复体用于协助确定特定的治疗计划效果或确定预期的最终修复体的外形与功能[1]。随着口腔修复对美学、功能和口腔健康要求越来越高，临时修复体的功能不断扩增[2-3]。在为患者提供最终修复之前，必须先清楚患者的期望及修复治疗的局限性。为了达到这个目的，临时修复体应该让修复医生和患者直观地看到最终的修复效果。通过试戴、评估和适当地调改，临时修复体将会从功能和美学的角度为最终修复体的设计充当蓝图与模板[4-5]。

临时修复体也可以认为是治疗性修复体，尤其在塑造全冠和固定桥修复体（FDPs）、卵圆形桥体和种植体支持式修复体周围的软组织管理时[6-12]。它为患者提供了满意的功能和软、硬组织的美学效果，并且让医生在完成最终修复体设计前获得试戴的机会，评估新的咬合方案，改善美观和功能[13]。

治疗性临时修复阶段，主要目的之一是将临时修复作为一种改善修复位点的手段。临时修复的另一个主要作用是协助建立一个基台（预备好的牙齿或种植体基台）、修复体，以及与周围组织相协调的软组织-修复体界面，以促进软组织的美观和健康[7-9]。

一个形态良好的临时修复体应在组织愈合过程中，促进形成所需的颈部轮廓，并随后将此轮廓转移到最终修复体上[14-15]。通常来说，在进行修复序列的下一个步骤，即最终修复体的制作和试戴之前，临时修复体必须达到所有的生物学、功能和美学目标[4]。

基本原理

降低敏感性，保护牙髓

制作精良的临时修复体可以保护牙髓免受口内的冷热刺激。边缘密合对于保持终止线周边的边缘封闭，防止细菌侵入至关重要[16]。临时修复体的边缘渗漏可能是由于制作缺陷与不适当的咬合设计导致临时修复的微动，使得边缘不密合、粘接剂溶解。边缘渗漏可能引起多种生物学并发症，包括不可逆的牙髓炎及继发龋[16-17]。

防止牙齿折裂

临时修复体必须满足在修复治疗过程中维持牙齿结构完整性的要求，直到最终修复完成。临时修复体必须坚固耐用，足以承受咀嚼时的咬合力，同时也能抵御副功能𬌗的影响。

防止牙齿移位

临时修复体必须保持预备后的牙齿与邻牙及对颌牙的关系稳定[23]，防止基牙近远中及颊舌侧移位与伸长。

提供临时美学

为满足患者的社交心理需求，在牙体预备之后应即刻制作良好的临时修复体[24]。在美学区，临时修复体的设计应基于诊断蜡型完成的诊断饰面，这样患者在戴入临时修复体后即可看到其灿烂的笑容。

功能和美学的诊断指导

临时修复体可辅助诊断和指导最终修复，特别是在患者对美学和功能改变有较大期望时[5,78,25]。临时修复体容易调改，为临床医生创造了一个机会，在满足患者功能的同时又能提供个性化美学。来源于医生临床经验的数据表明，临时修复体是一个持续评估和改良治疗计划的有效工具，所有对颈部、咬合、颊侧和切缘形态的调改都可以在最终修复体上呈现[4,13]。

塑造软组织轮廓和促进健康

牙周组织的健康状态需要一个具有合适且相对平缓的轮廓、适当的牙龈适应性，以及理想的龈外展隙的临时修复体来维持[14-15,26-27]。一个精心制作的全冠临时修复体应能为最终修复提供参照，同时维持基牙（或种植体–基台复合体）和软组织的健康。在美学区，临时修复体有助于引导软组织形成合适的穿龈轮廓和恰当的形态，从而获得满意的粉色美学[28-31]。

对于需要恢复缺失牙穿龈轮廓的修复体，如卵圆形桥体和种植体支持式修复体，软组织重塑格外重要。当需要有目的地塑形软组织时，可以调改临时修复体的卵圆形桥体。同样的方法也适用于种植体支持式修复：塑造从种植体平台到游离龈边缘的穿龈轮廓。这一过程在不同的临床情况下可能会有所不同，例如延期和即刻种植，延期和即刻的临时修复[11-12,30]。种植体支持式修复体和卵圆形桥体的软组织轮廓达到理想时，建议临床医生至少等3个月，组织稳定后再行精确印模和最终修复体的制作。

此外，良好的轮廓和合适的临时修复体有利于患者的整体牙龈健康，方便后续修复治疗程序的实施，例如制取印模和完成最终修复等。成功的软组织管理，对于需要稳定可靠的粘接程序来延长修复体寿命的美学修复体尤其重要[33-34]。

原则

为了更好地服务于患者，尤其是在对粉白美学要求都非常高的区域，必须遵循一些生物学、生物力学、美学及沟通原则。

生物学原则

临床医生必须确保没有对牙髓或支持组织造成损害[36]。临时修复体必须有边缘密合良好，防止发生边缘渗漏。高度抛光[36]和合适的轮廓以及完美的边缘是减少软组织刺激的必要条件[4,7,32]。

生物力学原则

临时修复体应坚固耐用足以承受咬合功能和副功能的力量，从而避免修复体断裂或脱位[22]。为了保持牙弓间和牙弓内的稳定，牙齿在正中、侧方和前伸运动时需要保持良好的咬合与邻接关系。此外，临时修复体应能在不损伤基牙及其周围组织的前提下较方便地被移除。

正如前面所提到的，我们把临时修复体看作是一种修整颈部和邻接区游离龈缘处软组织轮廓的工具。临时修复体穿龈轮廓的修整主要用于卵圆形桥体和种植体支持式修复体，也可用于单冠和FDP固位体[9,37]。同时，咬合方案的评估、新的垂直距离以及前伸和侧方运动的引导，都可以在临时修复时得到实现[5]。如果所做的调改，患者适应不了或出现副功能运动，可能会出现并发症，必须在临时修复阶段解决。这些并发症可能表现为临时修复体的反复断裂、脱落或松动，这可能会导致边缘渗漏、粘接剂溶解和继发龋。

美学原则

当患者因为一些诸如等待术后软硬组织愈合、正畸治疗、殆重建测试咬合方案或美学重建等原因，需要较长时间佩戴临时修复体时，临时修复体需要精心制作以期恢复患者的美观及功能，为患者提供心理上的舒适。临时修复阶段通常是患者审美角度发生重大转变的阶段。将术前与经过修改和商定的临时修复体相比较，而不是将术前的情况与术后确定的情况相比较。随后，顺利地从临时修复体过渡到最终修复体，这样可以促使患者接受最终修复体[24,38-39]。

从概念上，固定临时修复体与总义齿患者的试蜡牙具有类似的功效。在临时修复阶段医生要评估并确定牙齿外形、长度、位置、角度、颜色（在一定程度上）、切缘位置及对唇部的支撑度、切平面及殆平面。

沟通原则

作为一种沟通工具，临时修复体有助于促进临床医生和患者之间的相互理解，以实际治疗的期望和限制来理解治疗效果。临时修复体不仅在医生与患者之间，也是与治疗团队的其他成员之间的一种优秀的沟通工具（比如其他专家和牙科技师）。与口腔外科医生和牙周医生沟通时，可以通过复制和修改临时修复体来作为在不同程序中的放射及手术导板，如骨性冠延长、骨增量及种植体植入。对于正畸医生而言，轮廓及大小理想的临时修复体提供了一种使牙齿移动到正确位置的视觉辅助，同时也有利于空间分配和正畸支抗[40-41]。

临时修复体的复制品可以作为最终修复体的蓝图，将临时修复体的功能和美学从患者口内转移到技工室。最终，一旦确定了临时修复的功能轮廓——包括后牙的咬合面、上颌前牙的腭侧和切端，以及下颌前牙的颊（唇）侧和切端——并对所设计的美学效果进行了评估和商定，就制取临时修复体的印模。随后，将灌制的模型安装到殆架上，为技工制作最终修复体提供指导[5]。因此，患者的个性化微笑和特定的颈部以及功能轮廓将在临时修复体的石膏模型上复制，并由技师在最终修复体中精确重现。临时修复体和最终修复体之间的根本区别应该是材料的使用与表面特征呈现的层面，而这些可以由技师来实现[4,24]。

材料

临时修复材料从传统的丙烯酸树脂（例如，聚甲基丙烯酸甲酯和甲基丙烯酸甲酯）到新型复合树脂材料［如双丙烯酸酯、双酚甲基丙烯酸甲酯（bis-GMA）、尿烷二甲基丙烯酸酯（UDMA）和三乙烯乙二醇二甲苯烯酸（TEGDMA）］[42]。此外，CAD／CAM技术和3D打印技术在提高了这些临时修复体质量的同时，也方便了几种治疗方法中临时修复体的制作。从临床医生的角度来看，理想的临时修复材料应具备表3-1中所列出的种种特性，这些材料超强的性能使它们能够胜任不同修复治疗中的各种临时修复角色。

然而，没有一种材料能够满足所有的性能和属性，因此临床医生针对特有的临床适应证选择合适的材料是很重要的。所以，临床医生必须了解各种材料的性质，更重要的是从临床的角度，掌握各种材料的处理特性。目前用于临时修复的最常见材料分类如下。

自固化丙烯酸树脂

PMMAs和PEMAs多年来一直用于制作临时修复体。经过长时间的跟踪记录和成本效益证明，PMMAs一直是制作全冠固定临时修复体的标准[7,15]。PMMAs提供一个性价比较高，在强度[43-44]、颜色稳定性等物理特性方面满足临时修复体材料标准的可选择性；当然，这也取决于使用材料的品牌[45-48]。根据所使用的技术和品牌，这种材料可获得极佳的边缘完整性[16-17]。然而，因其相对较高的聚合收缩、有限的耐磨性[18]、高产热反应[49-50]、过敏反应和强烈的气味释放，限制了它在临床中的受欢迎程度[51-53]。尽管如此，它仍然是多单位、跨度长的固

表 3-1	临时修复材料的性能和属性

- 具有高强度：能够在功能和副功能运动时减少折裂的可能性（在使用CAD/CAM技术时，没有固有的缺陷或空隙）
- 有足够的弹性模量：降低FDP连接体断裂的可能性
- 低脆性：降低FDP连接体断裂的可能性
- 耐磨性：能保持新制订的咬合方案和垂直距离的长期功能需要
- 生物相容性：不危害牙髓和软组织
- 低产热反应：减少对牙髓和周围组织损伤的可能性
- 易调改：允许在需要的时候，边缘重衬以及其他形式的修改
- 低聚合收缩：便于重衬和重新修复
- 颜色稳定性：满足长期美学需要
- 美观：具有多色调，不同层次的半透明度，易于表达
- 能够使用不同的技术达到卓越的边缘完整性
- 高抛光性：提高软组织反应和患者舒适度
- 易固位和拆卸
- 低成本

定临时修复体的材料选择，有时使用额外的金属铸件或纤维加固[5,54-56]。对于更复杂的治疗，尤其是多单位，需要长期耐用性的多桥体临床情况，PMMA表现更为优越，它可以有效地修整临时修复体边缘，并以相对简单的方式修复折裂部分。因此，PMMA常被选择用在这些复杂的临床案例中。PMMA临时修复体良好的边缘完整性不仅降低了牙髓刺激和继发龋的风险，而且在终止线略低于游离龈缘的时候促进了良好的牙龈反应[57]。最近，这些材料已经引进到CAD/CAM技术中加工，解决了材料缺乏一致性的问题[42,58-59]。

复合树脂临时材料

复合树脂材料是为临时修复体而开发的，以解决PMMAs使用中的缺陷[60]。它们具有更好的物理性能，特别是在强度和耐磨性方面。使用它们制作临时单冠技术敏感性更低，具有更好的可预测性[61]。然而，这种材料并非没有限制。椅旁制作临时修复体的复合树脂是基于双丙烯酸酯或双酚甲基丙烯酸甲酯，而技工室制作临时修复的材料是基于UDMA和TEGDMA。

用于临时修复体的新型复合树脂材料已经被引入，消除了传统临时修复材料PMMAs所带来的挑战。可以是自固化、双固化的或者是光固化的。材料主要是双丙烯酸酯材料，由于其使用方便、产热反应低[62]、聚合收缩小、表面微硬度高、边缘适应能力强、颜色稳定性好[48]、抗磨性能好等优点，很快被大家接受。就软组织的反应而言，最近的一项研究表明，对于诱导牙龈炎症反应，PMMAs和双丙烯酸酯材料之间没有差异[64]。

尽管这些材料具有诸多优势，但易碎性是其主要的不利因素，特别是在一些应力增加的区域，如临时固定桥修复的连接体[65]。然而，研究表明，在老化后，新一代的双丙烯酸材料与其前代及PMMAs相比，具有更高的抗断裂性能[66]。虽然有争议，但与PMMAs相比，使用这些材料时修复体的修整和重衬可能要面临挑战[65]。一般而言，这些材料对于单颗牙的修复是理想的，仅限于跨度较短的多颗牙临时修复体[67]。在基牙预备后肩台下有大量的倒凹时，要小心使用，避免临时修复体卡在患者口内或造成修复体的折断。任何临床情况下，都要从患者的功能及咬合角度来选择合适的材料。

表 3-2	使用临时修复作为综合诊断工具步骤的概念序列

1. 使用mock-up进行美学和功能分析，以评估和确定未来的龈缘水平、切缘位置、咬合平面及咬合关系
2. 制取诊断印模，灌制模型并在𬌗架上分析
3. 在已安装好的诊断模型上制作诊断蜡型；该诊断蜡型将会在制作最终修复体的过程中反复使用
4. 制作临时修复体
5. 根据所确定的治疗方案，临床评估各个治疗阶段的临时修复
6. 根据需要对临时修复体进行修整，以满足患者的美观及功能需求
7. 对临时修复体进行印模，上𬌗架，作为最终修复体的模板。安装好的临时修复模型可作为后期最终修复个性化切导的指引，将患者口内前牙的功能性轮廓转移到𬌗架上；再使用咬合记录将这些模型与最终模型进行交叉上𬌗架

光固化直接复合树脂

光固化直接复合树脂也可选择作为制作临时修复体的材料，其结合了复合树脂材料的优点，可操作性良好及操作时间超长，是高分子聚合反应的直接衍生物。作者倾向于使用这种材料，其用于临时贴面时有充分的颜色可选，此外，由于具有良好的抛光性能及可操作性，可用于制作种植体支持式临时修复体的游离龈缘与种植体平台间的穿龈区域。

方法

无论选择PMMAs还是复合树脂材料来制作固定临时修复体，主要目的是一致的：在从牙体预备到完成最终修复这一段时期内，构建一个轮廓合理、边缘适合、高度抛光，兼具功能及美观的临时修复体，并保持其完整性。临时修复体的制作方法有直接法、间接法和间接-直接法[23-24,68]。无论使用何种方法，根据治疗方案的复杂程度，临时修复的治疗步骤均采取相类似的概念步骤，首先对患者的面部进行分析，并在口内采用mock-up技术，获得一个功能及美学的初始参考[69-71]（表3-2）。

直接法

直接法是一种较方便制作临时修复体的椅旁技术[4,6]，但是它存在一些明显的缺陷，如使用PMMAs时存在牙髓及软组织损伤的可能性。因此，可以使用预制的聚碳酸酯冠（Polycarbonate Crowns，3M ESPE）或可塑复合树脂冠（Protemp Crown Temporization Material，3M ESPE），减少对牙髓及软组织的损伤，降低调𬌗的需求。这项技术可以联合或者不联合硅橡胶导板使用[4,6,72]。

直接法主要适用于美观需求不高的单颗后牙临时冠的制作，以及使用直接光固化复合树脂材料制作两颗前牙的临时贴面，并通过复合树脂分层堆塑技术来增强美学效果。然后，直接法并非本章的重点，后续不再作详述。本章后续将讨论另一种用于制作多颗牙临时贴面的直接法，它将使用到一个基于诊断蜡型的坚固透明导板。

间接法

间接法是指在技工室完成临时修复体制作的全过程。相比直接法而言有以下几个优点：当选择使用PMMA时，间接法没有游离的单体与预备后的牙齿或牙龈组织相接触，可减少牙髓损伤或软组织刺激；此外，临时修复体的外形轮廓及咬合点更容易把控，并且其边缘密合性、完整性也更为优秀[73]。采用传统的间接法制作临时修复体时，戴牙过程中可能需要对其边缘进行重塑；但若采用CAD/CAM技术，可以获得绝佳的边缘适合性。

然而，这项技术并非没有缺点，主要体现在制作天然牙列临时修复体过程中。除非临床医生添置了椅旁CAD/CAM设备或诊室内聘请了牙科技师，否则至少需要为患者制作两副临时修复体；第一副是在牙体预备和制

取印模（为了制作间接临时修复体）当天戴入的，第二副则是在下一次复诊时戴入。因为要更换两副临时修复体，这样会增加患者的椅旁时间，并且可能会进一步增加对软组织的刺激；此外，制作临时修复体的费用也必须纳入财务核算[4,68,74]。

采用间接法制作种植体支持式临时修复体是有其优势的；这里通常需要对修复体各个轴面的外形及穿龈区域进行重塑，尤其是多颗牙的种植体支持式临时修复体。这类间接修复体（无论是螺丝还是粘接固位）通常会制取印模，并在技工室制作完成，以满足美学、咬合及功能方面的需求。之后，在戴入临时修复体时，仅需做极少量的调拾，并能获得良好的被动就位[75]。目前，使用CAD／CAM技术可以获得更为耐用持久的牙支持式及种植体支持式临时修复体。间接法也不是本章的重点，因此后续不再作详述。

使用临时修复体外壳的间接–直接法

间接–直接法需要预先制作一个个性化的配件，作为临时修复体的外壳（PRES）；完成牙体预备后即刻在口内进行重衬。临时修复体的轴面及颈部外形轮廓、外展隙及咬合面需事先在诊断蜡型上设计好，并在制作过程中转移至PRES上。

间接–直接法为临床医生提供了几点优势：PRES是在患者就诊前预先制作的，能更精确地把控临时修复体的外形轮廓；倘若口内重衬的过程中PRES能充分就位，这能减少椅旁调整的时间，尤其是咬合调整；具体需要根据临时修复体的跨度范围而定。与采用直接法相比，间接–直接法只有少量的PMMA临时修复材料和已预备的基牙接触并发生聚合，从而减少了产热、化学刺激及聚合收缩。此外，由于减少了单体和软组织的接触，也降低了软组织损伤的风险[68]。同时，因为可以不使用导板（有时在直接法中用到，而且如果使用PMMA，多余的临时修复材料可能较难被去除），在材料完全聚合前，能去除大部分多余的临时修复材料；这样减少了多余的材料遗留在组织倒凹内的风险，更重要的是减少了牙髓和软组织的损伤、聚合收缩，以及材料完全聚合之后用车针进行修整的时间。

这种方法的不足之处存在于牙体预备前相对受限

制的技工室阶段[4]。如果PRES准备不足，厚度达不到0.5mm，可能需要进行一定的调整才能在口内重衬之前将其充分就位于预备体上。为了维持合适的切缘位置、牙龈缘水平及拾平面，PRES的充分就位对口内重衬的实施至关重要。此外，对于改变了咬合设计和垂直距离的复杂病例，口内重衬之前及过程中应仔细选择参考点，以确保PRES能充分就位[5,15]。

PRES及口内重衬的材料可选择使用PMMA和双丙烯酸酯基复合树脂。考虑到双丙烯酸树脂的强度、颜色稳定性、耐磨性、可抛光性及美学特性，建议采用双丙烯酸酯复合树脂。采用PMMA作为口内重衬的材料，可发挥其可修复性、边缘完整性、弹性、脆性低等方面的优势[76]。另外应该强调的是，由Amsterdam和Fox所提出的[76]，由Yuodelis和Faucher所提倡的[15]，并由Chiche[77-78]稍加改进的多种口内重衬技术，可能会获得更好的边缘完整性。同时，使用一次性带弯曲工作端的塑料注射器，在预备好的牙齿终止线周边灌注重衬材料（与制取终印模时将轻体印模材料注射到终止线周边的方式相似），可以提高临时修复体的边缘完整性[79]。

临时贴面制作流程

为全瓷贴面修复的患者制作临时贴面修复体是一项耗时且技术敏感性较高的临床程序。其挑战主要在于不仅要获得临时贴面修复体的功能性和耐用性，还需获得充分的过渡期美学效果，而不影响软组织的健康[33-34,80-81]。与单冠和固定桥修复体一样，临时修复体的作用是对所预期的最终治疗效果进行功能和美学上的评估；其中最重要的在于临时修复体不能损伤牙龈组织的健康，这对于临时贴面来说，同样是至关重要的一点，因为不受控制的出血及龈沟液会影响最终修复体的粘接[82]，从而使最终修复体的使用寿命受到影响。

正如前所述，对于两颗前牙的临时贴面，在基于诊断蜡型及翻制的硅橡胶导板辅助下，一般选择使用光固化复合树脂材料，并采用直接法；此外，通过复合树脂分层堆塑技术可以达到良好的美学效果。对于多颗牙的临时贴面修复，这个过程可能会非常耗时且成本昂贵。

文献中有提到多种多单位临时贴面的制作方法[33-34,80-81]。前面提到的个性化坚固透明导板（CRCM）技术就是采用直接法，选用光固化复合树脂材料直接制作临时贴面的一种方法。

个性化坚固透明导板技术 Ⓐ

CRCM技术临床操作步骤如下（图3-1）：

牙体预备之前

1.技师根据预期的切缘位置、咬合平面及牙齿外形制作诊断蜡型；其设计是基于在患者口内制作的诊断饰面，作为整体治疗程序诊断过程中美学和功能分析的一部分。重新对诊断蜡型进行评估。

2.一旦确定，翻制诊断蜡型的石膏模型（图3-1a）。

3.在翻制的石膏模型上，使用油泥型加聚硅橡胶（PVS）在需预备的牙齿及其远中的牙齿上（制作上颌牙列的临时修复体时，需延伸到毗邻腭侧游离龈缘的硬腭部分）作一层垫底，厚度需保证3mm左右。油泥型PVS起到类似于制作个性化托盘时所使用的蜡质垫片的作用（图3-1b）。

4.取光固化透明托盘材料（Triad，Dentsply），将其置于硅橡胶顶部，略微越过其边缘，根据使用说明完成个性化托盘的光固化（图3-1c）。

5.固化完成后，将其从石膏模型上取下，去除硅橡胶，只留下个性化托盘及石膏模型。

6.将托盘置于石膏模型上，用黑色记号笔标记出中线，并标记出牙齿的游离龈缘。用低速钻头依据软组织的扇贝形边缘调改成形。

7.用球钻在托盘上打孔，以增强下一步所使用印模材料的固位（图3-1d）。

8.将透明的PVS材料（TransBite，Scican；Memosil，Heraeus Kulzer；Clear Bite，Discus Dental）注入托盘里，对诊断蜡型翻制出来的石膏模型制取印模（图3-1e）。

9.印模材料凝固后取下托盘。使用Bard-parker刀片或手术刀片，沿着软组织的扇贝形边缘修整硅橡胶印模；如果有需要的话，根据软组织扇贝形外边缘，将托

盘进行进一步调整到完全暴露龈外展隙，以确保托盘、透明硅橡胶印模比游离龈缘短至少1~2mm。使用预先选择好颜色的光固化直接复合树脂材料，用刚完成的CRCM在患者口内制作临时贴面（图3-1f）。

牙体预备及终印模之后

牙体预备及终印模之后，在行瓷贴面修复的牙齿上完成牙体预备、制取印模及咬合记录，然后进行以下步骤（图3-1g）：

1.使用硅橡胶导板的腭侧部分及所预备牙齿远中的天然牙，作为上颌牙弓的就位指示；在下颌牙弓，则使用所预备牙齿远中的天然牙作为指示，确保托盘在口内能充分就位。

2.在口内评估硅橡胶导板，确保导板龈外展隙完全打开，并且托盘离开游离龈缘至少1~2mm。

3.如果牙本质已暴露，并选择采用即刻牙本质封闭技术，应在制取终印模前使用粘接剂。准备制作临时修复体时，在暴露的牙本质区域涂布一层薄薄的凡士林。

4.在预备体的唇侧中线区域行点状酸蚀，将粘接剂（Scotchbond Universal，3M ESPE）涂布在此区域（点状粘接）（图3-1h），然后光固化（图3-1i）。

5.使用复合树脂加热器或装满开水的搅拌碗，加热光固化直接复合树脂材料［比如纳米复合树脂材料（Filtek Supreme，3M ESPE）］。这样可以降低材料的黏稠度，使其易于流入需要采用CRCM修复的区域；然后在托盘内相对应的牙位填充复合树脂（图3-1j）。

6.立即将CRCM复位到患者口中，观察那些从CRCM的龈外展隙和唇侧溢出的多余复合树脂（图3-1k）。

7.托盘就位于患者口内时，使用镰刀形探针从唇侧、颈部及邻面尽可能将多余的复合树脂去除干净（图3-1l）。因为制作临时修复体使用的是光固化材料，在工作时间上没有限制；所以多余的材料在聚合前可以很容易去除，确保在龈外展隙及终止线根方没有残留。

8.所有多余的复合树脂被去除后，透过托盘对材料进行光固化。每颗牙齿表面至少光照40秒（图3-1m）。

9.将CRCM从患者口中取出后评估临时修复体（图3-1n）。用同一种复合树脂材料填充临时修复体的所有

表 3-3	CRCM技术的优势与局限性

优势

- 具有相对较好的功能及美学效果

- 能相对准确地将诊断蜡型转移至口内（长度、角度、形状及表面纹理）

- 在整个临时修复阶段维持软组织的健康，这对最终的全瓷贴面能否获得可预期的粉色美学效果至关重要

- 可能会有较长的使用时间

- 移除时对软组织及硬组织造成的创伤最小

- 当需要时，可以很方便地再次使用此CRCM

局限性

- 需经过技工室和椅旁两个步骤

- 存在学习曲线

- 技术敏感性取决于需修复的牙齿数量

空隙（徒手）。

10.因为CRCM缺少预期的终止线，所以临时修复体的边缘是不完整的；需要用同一种复合树脂徒手完成颈部区域的树脂堆塑（图3-1o）。可以选择对临时修复体切缘及切-唇面进行修整，后期再逐步表达其表面特征。

11.用砂纸盘及复合树脂硅胶抛光轮对临时修复体边缘进行抛光，应注意不要破坏已完成印模制取的预备体终止线（图3-1p）。

12.评估咬合及美学效果。由于临时修复体为夹板式设计，需确保患者能使用牙线及对应的穿线器清洁邻接区域。

最终修复体制作之后

若最终修复体制作完成，并准备试戴，应按以下步骤进行：

1.使用刮匙和蚊式血管钳轻轻破坏临时修复体。

2.用高速金刚砂车针去除点状酸蚀区域残留的复合树脂。任何残留的树脂和粘接剂都可能会影响到试戴期间修复体的就位，造成瓷贴面内部应力集中和／或产生裂纹，甚至导致瓷贴面折裂。

3.试戴，并完成最终全瓷贴面的粘接。

总结

能改善软组织健康的临时贴面，对于成功完成最终修复及延长最终全瓷贴面的使用寿命来说至关重要。不管是前牙的唇侧贴面或者是后牙的咬合贴面，CRCM技术是众多可以根据临床实际情况选择使用和改进的手段之一。表3-3列举了CRCM技术的优势与局限性[34]。

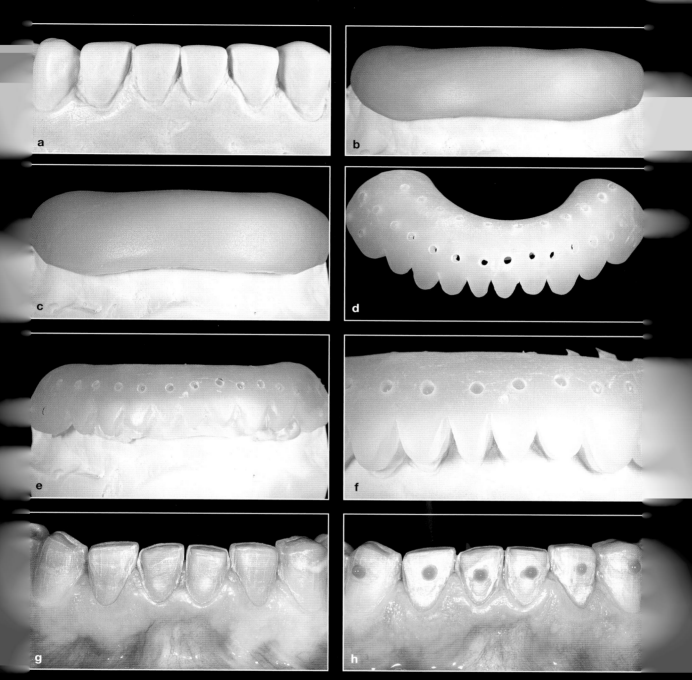

CRCM技术。（a）复制下颌全瓷贴面诊断蜡型的石膏模型。（b）将油泥型加聚硅橡胶置于需预备的牙齿表面，<!--遮挡--> ）将光固化透明托盘材料置于硅橡胶表面，然后光固化。（d）具有与石膏模型上游离龈缘类似的扇贝形边缘及固<!--遮挡--> M照片。（e）使用透明的加聚硅橡胶在石膏模型上对要预备的牙齿进行印模。（f）依据石膏模型上游离龈缘的扇贝形<!--遮挡--> 行修整。（g）全瓷贴面最终预备完后的唇面观。注意观察严重变色的牙。（h）对牙齿进行点状酸蚀。

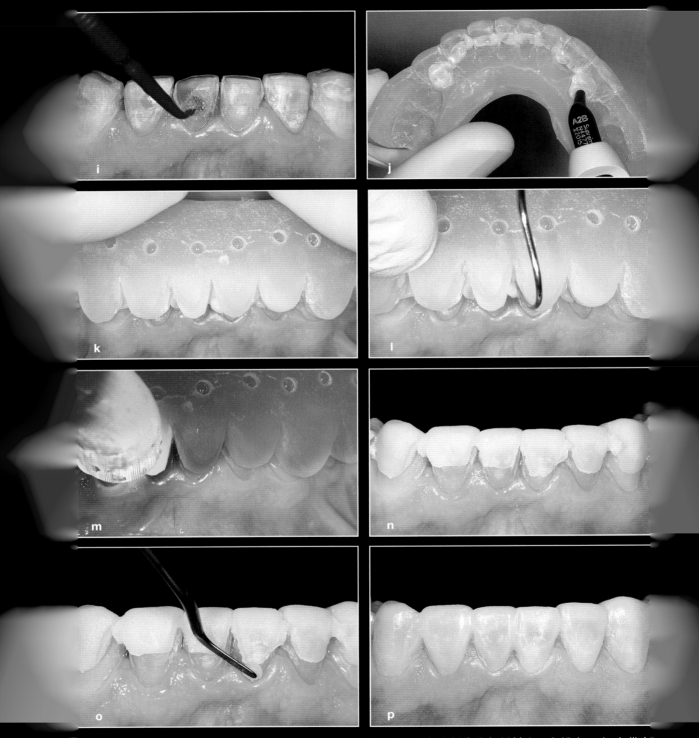

（i）在点状酸蚀区涂布粘接剂，然后光固化。（j）将加热了的复合树脂修复材料注入印模中。（k）带有患者口内的唇侧观。注意从龈外展隙溢出的多余复合树脂。（l）使用探针去除多余的复合树脂材料。（m脂材料进行光固化。（n）移除CRCM后光固化的复合树脂唇侧观。（o）邻接及颈部区域徒手添加复合树脂整的临时修复体唇侧观。请注意相对健康及未受损伤的软组织。

临时冠及固定桥修复体的临床操作步骤

本节描述了一项间接-直接法——在条件有限、没有技工室支持的诊室内，制作耐用、美观的单冠及FDPs临时修复体的简便方法。作者的经验是，如果制作足够精良，采用这种方法制作的临时修复体可以使用较长时间（例如几个月），并且不需要太多维护。这种方法不需要投资购买昂贵的设备或者聘请牙科技师，还可以用相对较简单的方式在日常的口腔修复临床工作中反复使用。一些临床前的步骤完全可以交由助手，并在患者就诊进行最终的牙体预备前完成，如PRES的制作。

PRES直接-间接法

单冠及固定桥修复体间接-直接法临床操作步骤如下（图3-2和图3-3）：

牙体预备前

1.技师根据预期的切缘位置、咬合面及牙齿外形来制作诊断蜡型；其设计是基于在患者口内制作的诊断饰面，作为整体治疗程序诊断过程中美学和功能分析的一部分。重新对诊断蜡型进行评估（图3-2a~d）。

2.一旦确定，翻制诊断蜡型的石膏模型（图3-2e和f）。

3.在诊断蜡型翻制的石膏模型上牙颈部1/3垫上额外的蜡片，这样可以扩大预期的临时修复体外壳，以补偿用于制作PRES材料潜在的微小收缩[15]。

4.使用PVS可逆水胶体替代印模材料（Position PentQuick，3M ESPE），对颈部经过调改的翻制的石膏模型进行印模，用于制作PRES的导板。使用PVS的优点在于如果需要的话，导板可以较容易地保存在患者的档案中，以便将来使用（图3-2g）。

5.将双丙烯酸酯（Protemp Plus，3M ESPE）混合，轻轻推注，并将其涂抹在PVS印模相关区域的凹雕表面，形成PRES的浮雕外形（图3-2h和i）。双丙烯酸酯比PMMA凝固更快、收缩更少，因此选择它作为外壳材料比较合适。使用双丙烯酸酯作为PRES的材料时，灌注材料

一次不超过3~4个牙位；如果要制作更多单位的PRES，需将材料注入额外的单元区域（应在先前注入的材料凝固之后），然后将两个部分的近端区域连接到一起，同时要使用阻氧剂。

6.轻柔地将PRES从PVS导板中取出，并小心地使用超粗的高速车针打磨其凹雕面，使厚度不超过0.5mm（图3-2j，图3-3a~c）。如果临时修复体包含了修复缺失牙的桥体部分，确保桥体及连接区域同样也被挖空（图3-2k和l），因此一旦重衬完成，连接体区域就不易发生折断。因为它们主要由PMMA制成，PMMA并不易碎。修整PMMA连接体的凹雕表面，也有利于临时修复体发生可能的折裂后的修复。确保PRES的邻间龈乳头区域是开放的，这样邻间区就没有任何内部结构会阻止PRES在患者口内准确就位。

7.如果临时PRES意外穿孔，将它重新放入PVS导板中，涂布粘接剂，然后光固化。接下来用相应色系的流体树脂修补穿孔位置，进行光固化，再把PRES从PVS导板中取出。

8.使用空气粒子喷砂和粗糙的高速车针打磨，使PRES的浮雕表面颈1/3处粗糙化。

牙体预备后

需修复的牙齿在完成全冠修复体的牙体预备后，按以下步骤进行：

1.在第2章描述的真空压膜预备导板帮助下，预备好基牙（图3-2m和n，图3-3d~g）。

2.在患者口内试戴PRES，以确认其就位及适合情况（图3-2o）。仔细评估可能存在内部阻碍的区域[手指按压或使用硅橡胶间隙显示剂（Fit Checker，GC America）]。根据临床需要对PRES的凹雕表面进行修整（图3-3h和i）。如果维持患者现有的咬合接触，PRES在口内就位时应嘱患者轻轻咬紧，确保其他牙齿与PRES均有接触。

3.确认PRES充分就位后，用小毛刷在基牙上涂布一层薄薄的凡士林。

4.在PRES的凹雕表面及外表面颈1/3涂布单体，有助于重衬材料粘连。

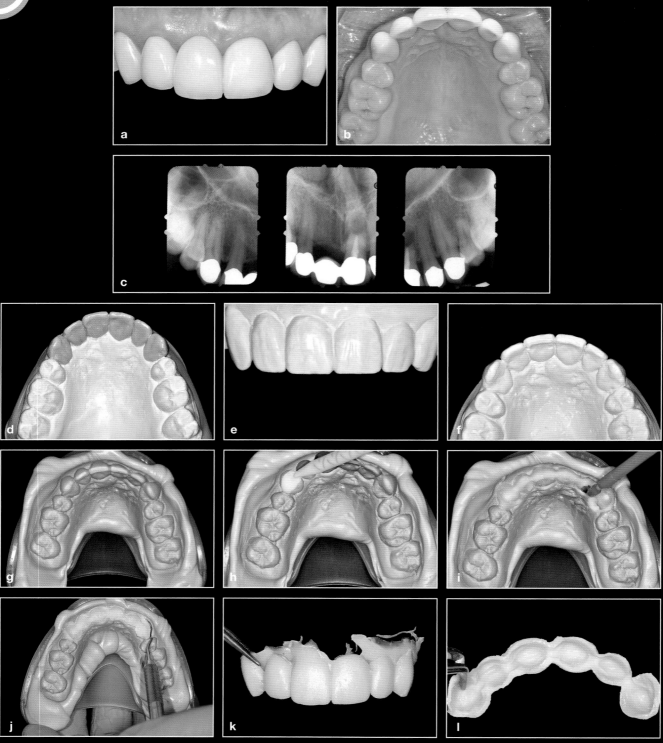

图3-2 PRES间接-直接法。（a和b）上颌前牙金属烤瓷修复体美学失败案例，术前唇面及殆面观。（c）术前X线片显示：上颌左侧中切牙曾行根管治疗及根尖外科手术。（d）不改动。（e和f）诊断蜡型翻制的石膏模型唇面及殆面观。（g）使用PVS制取全牙弓印模。（h和i）推注双丙烯酸酯材料并将其涂抹在PVS印模相关区域的凹雕表面，制作PRES。（j）使用手用工具将PRES从印模中轻轻取出。（k和l）使用高速手机去除颈部多余的材料。修整凹雕表面以确保PRES的厚度不超过0.5mm，同样修整邻间区域。

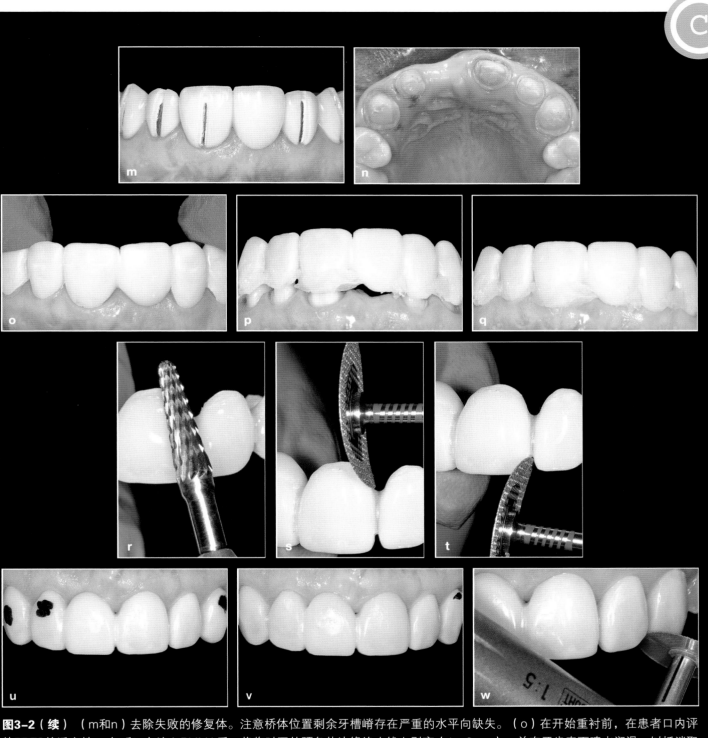

图3-2（续）（m和n）去除失败的修复体。注意桥体位置剩余牙槽嵴存在严重的水平向缺失。（o）在开始重衬前，在患者口内评估PRES的适应性。（p和q）注入PMMA后，将临时冠从预备体边缘终止线上剥离（1~2mm），并在牙齿表面喷水润滑，以抵消聚合收缩和产热反应。确认有良好的适合性、切缘平面及咬合接触。（r）使用极度精细的钨钢钻修整颈部多余的PMMA重衬材料。（s和t）用片切盘对龈外展隙及切缘的线角处进行修整（使用柔韧的、带孔金刚砂碟修整线角处的龈外展隙以及切外展隙）。（u和v）患者处于坐直状态时，在患者口中对临时修复体的轮廓及美学进行评估。过凸的区域用记号笔标志，然后用12刃的钨钢抛光车针在口内进行修整。（w）通过砂纸盘来修整切缘与切角。

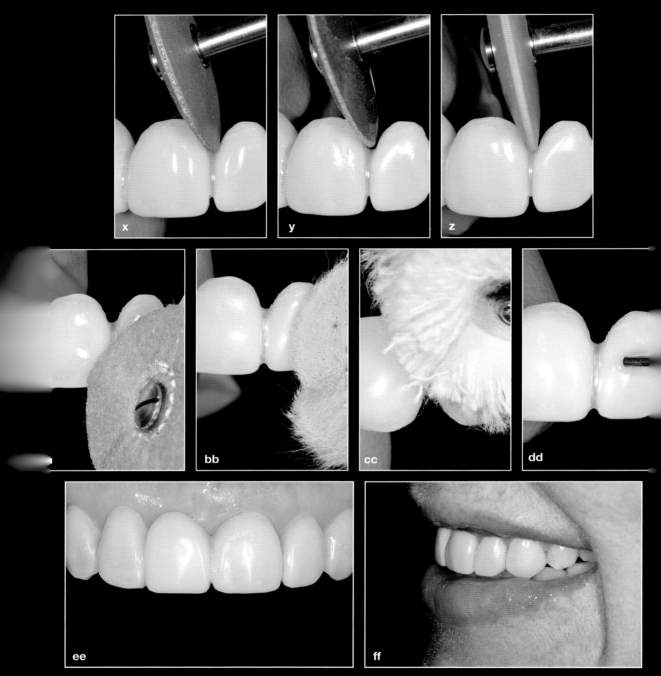

续）（x ~ z）使用低速的硅胶抛光轮抛光外展隙，其他部位使用相应的硅胶磨头抛光。（aa和bb）进一步使用毡
光。（cc）最后使用毡轮配合氧化铝抛光膏，将表面抛亮。（dd）将光亮漆涂在牙齿表面，光固化，以进一步增
e）戴入临时修复体数周后的唇面观。（ff）患者微笑时的侧面观显示临时修复体获得了良好的美学效果。

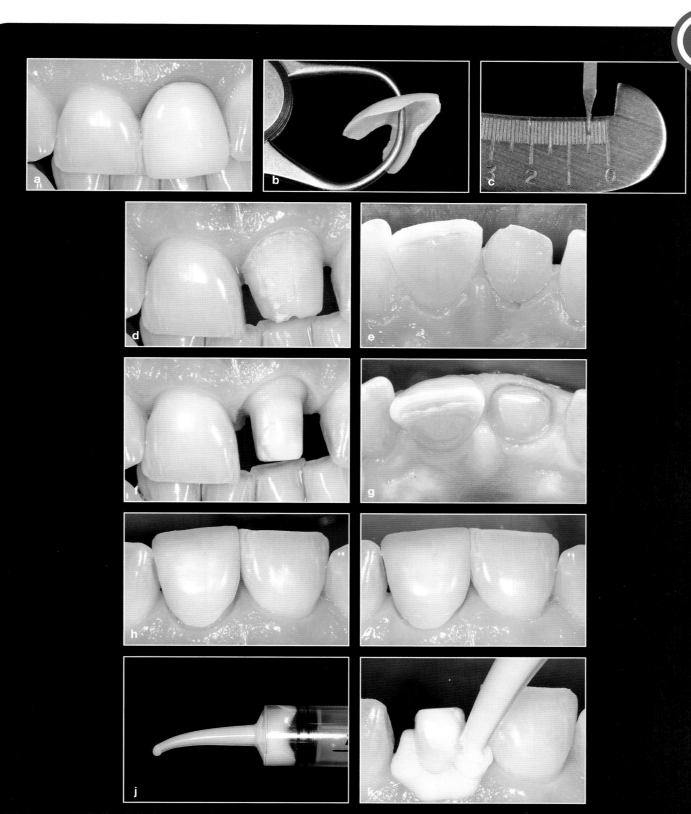

图3-3 PRES间接–直接法。（a）左侧上颌中切牙失败修复体唇面观。（b和c）评估预制的PRES显示其唇面中部厚度只有0.5mm。此外，请注意敞开的邻接区，以利于PRES在试戴及重衬中准确就位。（d和e）左侧上颌中切牙拆冠后唇面及殆面观。（f和g）左侧上颌中切牙预备体再次精修后唇面及殆面观。（h和i）PRES在口内试戴图。轻微调整邻面后，PRES充分就位，准备进行后续重衬。（j和k）混合PMMA并灌入一次性注射器中，注入PRES的凹雕表面。混合材料的光泽一旦消失，立即将其注入预备体终止线周边，就如牙体预备后对牙齿制取终印模一样。

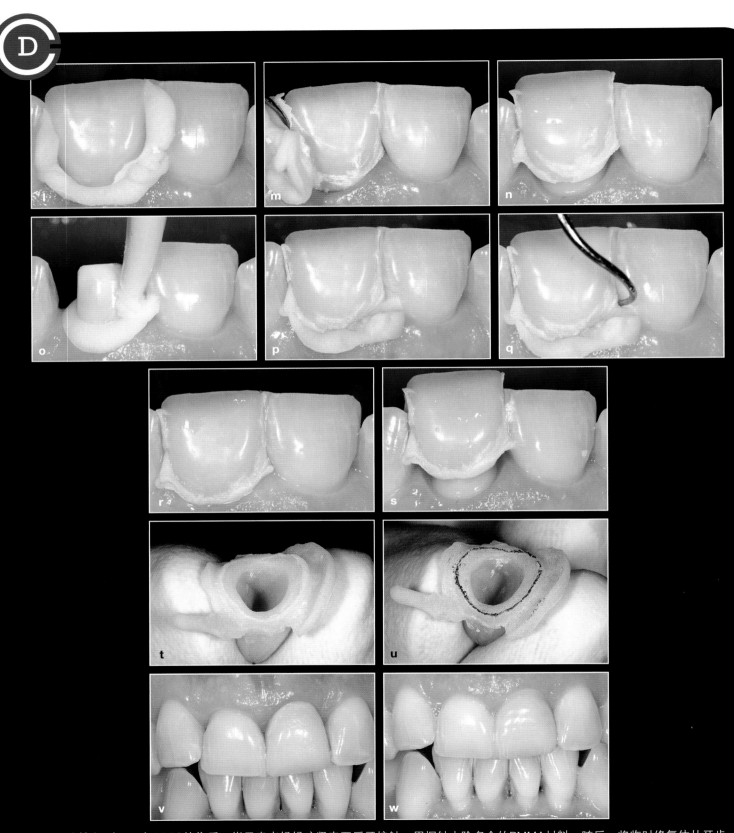

图3-3（续）（l~n）PRES就位后，指示患者轻轻咬紧直至后牙接触。用探针去除多余的PMMA材料。随后，将临时修复体从牙齿上轻轻取下，并将水喷洒在终止线上。（o~s）在第一次PMMA混合物完全硬固前，预备好的终止线周边再次灌注流体状PMMA混合物，并且在l~n的步骤中多次重复，直到PMMA完全硬固。（t和u）冠的凹雕表面显示，临时修复体具有清爽、清晰的边缘。用锋利的铅笔把边缘线标记出来，以确保在修整多余材料过程中能清晰地分辨出边缘。（v）完成后临时修复体唇面观，注意到近中邻接可以进一步调整，唇面颈部抛光尚需提高。（w）最终修复完成7年后随访唇面观。注意牙龈健康。

5.准备尖端弯曲的一次性塑料注射器。对于大范围的病例，使用单管（Monoject）412弯曲针头注射器（Tyco/Healthcare-Kendall）。在有限的情况，也可使用带有黑色小头的1.2mL注射器（Ultradent）。在单管（Monoject）注射器的管口顶端切除4~5mm，确保顶端的直径更大。

6.助手将PMMA粉和液体混合。将流体状PMMA装入一次性注射器内（图3-3j），注射至PRES的凹雕表面。一旦PMMA的最初光泽度消失，以类似取终印模时注射轻体印模材料获取终止线的方式，小心翼翼地将PMMA注射至基牙肩台的终止线周围（图3-3k）。

7.将PRES（灌注过PMMA）在患者口内放置于预先确定切缘及咬合平面的水平上。让患者咬下以控制咬合（如果维持患者咬合不变）；否则让PRES基于新咬合方案的导板下就位（图3-3l）。

8.用一个镰刀状的探针去除多余的PMMA。采用这种方法，多余的材料、美学及咬合都可以在同时得到控制（图3-3m）。

9.将临时修复体稍稍脱位1~2mm，将水喷到终止线上，稍后再次复位[77]（图3-3n）。多次重复该步骤，以消除聚合收缩和润滑。在基牙及临时修复的颈部持续喷水，以消除产热对牙髓及周围软组织的刺激[84]。

10.与此同时，让助手调第二次PMMA，调成流动性非常好的状态，并将其放入一个新的一次性注射器中。待第一次重衬材料达到面团期时，取下临时修复体，在终点线周围第二次注射流动性非常好的PMMA，以获得临时修复上清晰的边缘，详细记录终止线（图3-3o）。探针去除多余的材料，重复步骤9（图3-3p~s）。让患者继续咬合，直至合适的咬合接触，可以减少后期调𬬻，而大量的调𬬻可能会影响在诊断蜡型上制作的PRES解剖外形（图3-2p和q）。

11.一旦聚合完成，从患者口中取下临时修复。用铅笔标记临时修复体清晰的最终边缘（图3-3t和u）。

12.待边缘确认后，用钨钢车针（H79EF，Brasseler USA）去除多余的材料（图3-2r）。使用柔韧的带孔金刚砂碟（Visionflex，Brasseler USA）去除邻间多余材料。砂碟有助于控制龈外展隙，对控制位于转角处的颈部轮廓与控制切角一样方便（在弯曲及调整圆盘至所需轮廓的时候，可以清晰地看见龈缘）（图3-2s和t）。

13.复位临时修复体至预备后基牙上，再次评估边缘的完整性、适当的轮廓，以及适当的邻接和咬合接触。

14.如果检测到小范围的边缘缺陷，使用小直径的貂毛刷混合PMMA单体和粉末，并将其仅添加至该区[85]。材料聚合时，让患者咬合是至关重要的。边缘位置可以适当过量，继续应用单体来处理孔隙。当聚合完成后，从患者口中取出临时修复体并将其修整为理想的轮廓。

15.当患者处于坐直位置时，面向患者评估美学。用12刃的钨钢抛光车针（H375R-012或H375R-014（Brasseler USA）修整颊侧轮廓（图3-2u和v），并根据需要，用圆盘的砂纸（Sof-Lex，3M ESPE）修整切缘（图3-2w）。安装金刚砂圆盘至低速直手机上，修整打开切角通过强调线角及邻间颊侧区域来给临时修复体赋予个性化。

16.在最初的抛光过程中，临时修复体的浮雕表面应该用低速抛光硅胶轮和抛光刷进行抛光［绿色（粗）、黑色（中等）和黄色（细）AcrylPro disks/points; Soft Abbot-Robinson polishing brushes, Brasseler USA］（图3-2x~z）。

17.继续使用氧化铝浸渍棉（orange and pink ProviPro Polishers, Brasseler USA）（图3-2aa和bb）抛光，然后用布绒结合含铝抛光膏（Fabulustre, Grobet USA）抛光，使其具有较高的光泽（图3-2cc）。

18.临时修复体可以进行染色，表达特征如陶瓷外染色粉和非填充的树脂（如 PermaSeal, Ultradent; Palaseal, Heraeus Kulzer; Optiglaze, GC America）。任何染色剂必须是光固化的（图3-2dd~ff和图 3-3v和w）。

卵圆形桥体位点的管理

在管理卵圆形桥体位点时，必须接受软组织增量，可以采取以下步骤（图3-4）：

1.在软组织增量时期，修短临时修复桥体的凹雕表面，以便在增加软组织和桥体之间留出空间。这将防止从桥体到桥体位点产生压力，这种压力可能会影响组织增量桥体位点的愈合（图3-4a~e）。

2. 临时修复3个月后，一旦愈合完成，从患者口内取出临时修复体（图3-4f和g）。

3. 对患者进行麻醉，并在垂直方向上对桥体部位进行探测，以评估桥体与下方骨之间的距离（图3-4h和i）。

4. 随后，将位点区用球形、超级粗糙的高速车针，修整组织成卵圆形。小棉棒涂布25%氯化铝止血剂（ViscoStat Clear,Ultradent）止血（图3-4j和k）。当在冠根向修整软组织时，要保持在桥体位点的理想牙龈水平的略微冠方一些，修整软组织比理想龈缘水平少0.5~1.0mm（图3-4l和m）。

5. 清理临时修复残留的粘接剂。

6. 使用一种超粗的高速车针（图3-4n）粗糙化凹雕表面。然后涂布粘接剂（Scotchbond Universal），光固化（图3-4o和p）。

7. 按需逐步增加复合树脂修复材料（Filtek Supreme）。通过手用工具将复合树脂堆成凸状轮廓，并将其修整成所需的卵圆形，光固化（图3-4q~s）。

8. 患者口内试戴临时修复体，同时评估边缘的适合性、软组织的反应及轮廓。由于临时修复体所造成的压力，将会导致桥体位点泛白。如果边缘仍然保持开放，并且发白在10~15分钟内不会消失，重新调整临时的卵形凸起的轮廓，直至达到预期的边缘适合性，而且软组织轮廓接近适合的形态（图3-4t和u）。没有发白现象表明，在桥体下组织会适应，而不是制造一个压力点，这可能会导致软组织坏死和/或衰退（图3-4v和w）。

9. 接下来将修改完成的临时修复体抛光后重新粘固，确保去除多余的粘接剂。

10. 2~3周后，重新评估该临时修复体，根据需要对临时修复的桥体做进一步调整。

11. 一旦获得了理想的轮廓，患者感觉临时修复体佩戴舒适并能自行保持桥体区的口腔卫生，此时就不再需要对临时修复体进行调改，让患者继续佩戴该临时修复体3个月等待软组织稳定[29,86]（如第1章中所述）。

总结

尽管PRES间接-直接联合技术需要一个学习的过程，但这种方法结合了两种材料（双-丙烯酰基复合树脂和聚甲基丙烯酸甲酯）的优点，产生了协同效应（表3-4）。从临床的角度看，双-丙烯酰基材料具有较好的抛光性、耐磨性、颜色稳定且美学效果好，PMMAs材料可以进行重衬和修理，还能获得完美的边缘完整性，两者结合为临床医生创造一个机会，能为患者提供一个美学与功能协调统一的修复体。如果需要的话，这样的修复体可以长期使用，同时还能保持良好的软组织健康。此外，与间接法相比该方法成本较低，对于技工室的依赖较少，能在口内完成。

在修复体跨度较大的患者中，该技术能将诊断蜡型的修复设计精确地从石膏模型上转移到患者的口内，并从最初的步骤开始增强对咬合的控制（图3-5a~l）。在重衬的过程中，建议使用由PVS（Polyvinyl Sulfate 的简称，聚乙烯硫酸）、热塑性塑料膜片或树脂制成的导板，以维持设计好的切缘及𬌗面形态、垂直高度和咬合设计（图3-5m~o）。PRES导板在牙冠颈部开窗，有利于在材料完全固化之前去除多余的PMMA材料（图3-5p）。这样能减少对牙髓和周围的软组织的热损伤。在精修和抛光工序之后，PMMA和双丙烯基材料之间的界面完美融合（图3-5q~u）。这一过程的主要目的是制作一个形态和边缘密合性俱佳的临时修复体，其强度能保证从牙齿预备到最终修复体戴入的过程中，临时修复体不发生折裂，同时它还能保持和促进周围软组织的健康。笔者认为，通过PMMA对诊断蜡型颈部轮廓外形的精准复制，以及通过可弯曲的注射针头将PMMA注射到预备体终止线上，能获得理想的修复体形态和边缘。这样能降低患者继发龋的发生率，并有利于牙周支持组织的健康。

粘接

这种临时修复体可以选用几种临时粘接剂，例如半透明（牙色的）树脂粘接剂，美学效果好。减少极度不透明临时修复体的可能性。或者是以白色的、不透明的氧化锌为主要成分，含或不含丁香酚类的临时粘接剂。笔者对于临时粘接剂选择的建议是：首先要使用便捷，其次不影响软组织或临时修复体的完整性。临时粘接剂必须是肉眼可以发现的，以方便清洁和去除多余的粘接剂，而且应该很容易被去除。此外，临时粘接剂不应该

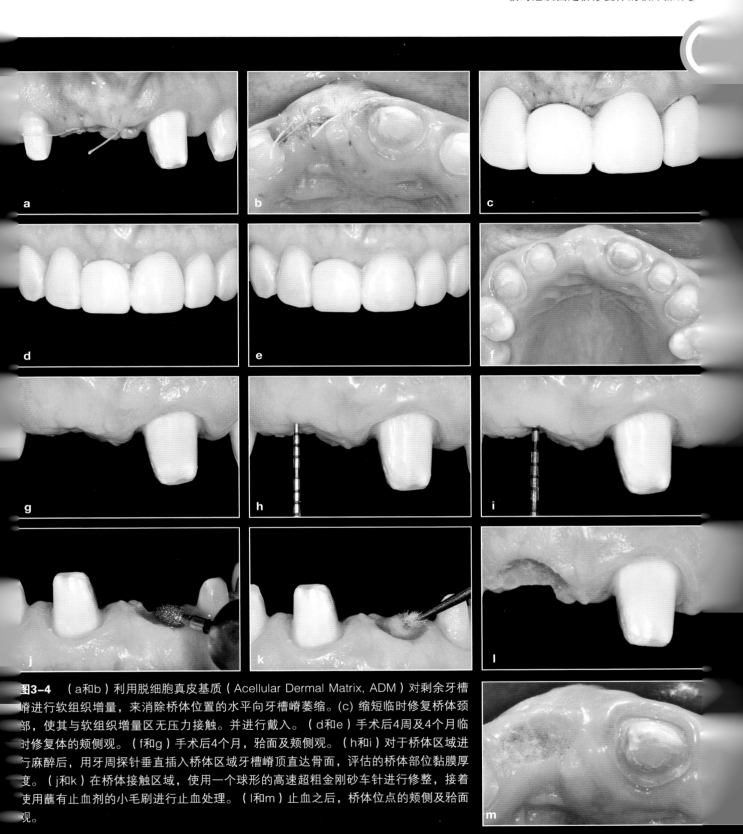

图3-4 （a和b）利用脱细胞真皮基质（Acellular Dermal Matrix, ADM）对剩余牙槽嵴进行软组织增量，来消除桥体位置的水平向牙槽嵴萎缩。(c) 缩短临时修复桥体颈部，使其与软组织增量区无压力接触。并进行戴入。（d和e）手术后4周及4个月临时修复体的颊侧观。（f和g）手术后4个月，殆面及颊侧观。（h和i）对于桥体区域进行麻醉后，用牙周探针垂直插入桥体区域牙槽嵴顶直达骨面，评估的桥体部位黏膜厚度。（j和k）在桥体接触区域，使用一个球形的高速超粗金刚砂车针进行修整，接着使用蘸有止血剂的小毛刷进行止血处理。（l和m）止血之后，桥体位点的颊侧及殆面观。

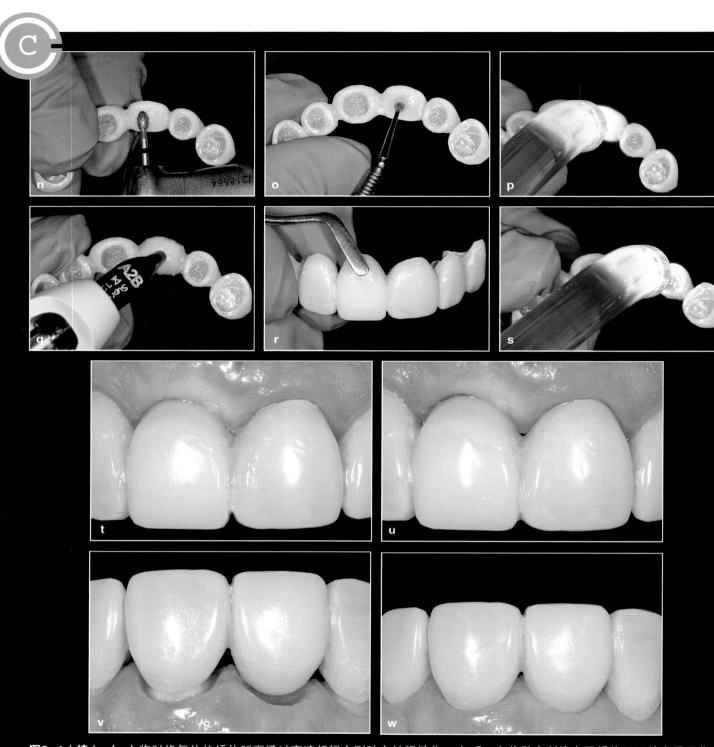

图3-4（续）（n）临时修复体的桥体凹面通过高速超粗金刚砂车针粗糙化。（o和p）将黏合剂涂布于桥体凹面并光照固化。（q~s）用复合树脂材料加在桥体的凹面上，然后用手用工具雕塑成凸起的轮廓，最后光照固化。（t和u）在患者的口腔内试戴修改过的临时修复体，评估修复体的边缘完整性、软组织反应和轮廓。如果临时修复体就位不良或者就位时引起软组织瞬间泛白的表现都提示需要对桥体做进一步的调改。（v和w）临时修复体调改完成2个月后，桥体及桥体位点的唇面观，可以看到软组织完全愈合且适应修复体的形态，临时修复体完全就位。

表 3-4	PRES间接-直接联合技术的优势与局限性

优势

- 合并两种材料的优点
  - 双-丙烯酰基（Bis-acryl）：强度好，可抛光，耐磨，颜色稳定，美观
  - 聚甲基丙烯酸甲酯（PMMAs）：可以修理、重衬，有良好的弯曲强度和柔韧性（即使多颗基牙的就位道平行度欠佳时也可进行拆卸，不易断裂）
- 相对较美观且功能良好
- 能准确地将wax-up的长度、角度、形状、表面纹理及咬合关系转移到口内
- 保持并有助于软组织的健康
- 可以使用很长一段时间
- 取下时对硬组织和软组织造成的创伤最小
- 如果需要可以再次佩戴

局限性

- 技术敏感度取决于病例的复杂性和操作人员的经验
- 需要一个学习过程并且比较费时间
- 长跨度的临时修复更复杂［对于不超过3个单位的临时修复，可以使用双甲基丙烯酸缩水甘油酯（bis-GMA）或双-丙烯酰基（Bis-acryl）进行重衬；4个单位或更多单位的临时修复，可使用PMMA重衬］

含有丁香酚，因为丁香酚不仅会损害后期修复的粘接效果，而且还会导致PMMA的分解，从而使得与临时粘接剂接触的PMMA丧失其原有的可修复、可添加及可重衬的能力[87-88]。因此，笔者推荐临床使用以不含丁香酚的氧化锌为主要成分的白色和不透明的临时粘接剂。用这种临时粘接剂粘接的临时修复体在不损伤基牙和周围软组织的情况下，使用弯血管钳或者特制的钳子就可以很轻松地取下（KY钳子，GC America）[5]。临时修复体取下后，临床医生可以评估有无残余粘接剂（图3-6a~c），并测量整个临时修复体的厚度，以确保最终修复体有足够的空间（图3-6d~f）。

最近有一些对游离丁香酚的氧化锌临时粘接剂的研究，证明它们具有抗菌活性[89]。当其与氟离子（特别是氟化钠）混合时，氧化锌临时粘接剂的抗菌能力可以得到进一步增强。这种抗菌活性可在不影响粘接剂的抗拉强度的情况下（RelyX Temp，3M ESPE）[89]持续6个月[90]。这种方法有利于在临时修复阶段预防龋齿，特别是对于那些患龋风险很高的患者，或者由于手术或出于功能性考虑而需要长期佩戴临时修复体的患者。

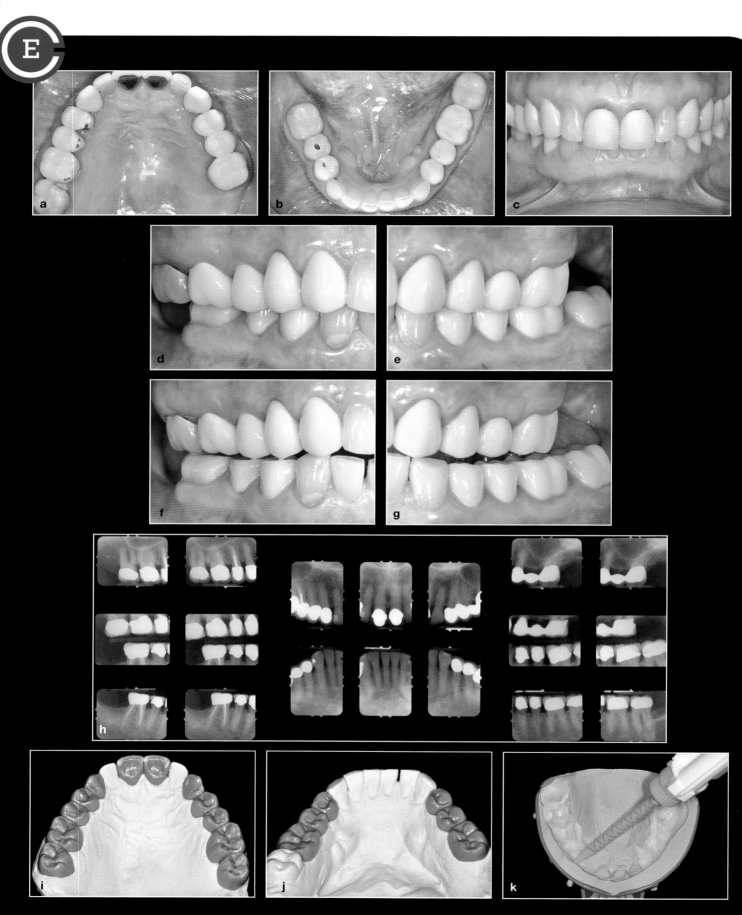

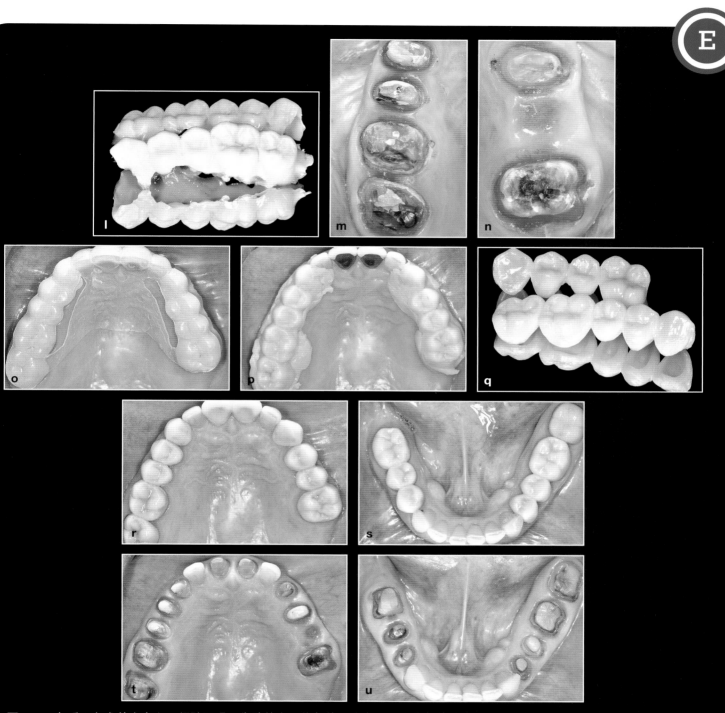

图3-5 （a和b）术前患者上下颌殆面观，失败的全口修复体。注意牙冠和修复体的磨损以及右侧上颌后牙冠存在崩瓷。（c）术前，正中殆颊侧观。请注意上颌中切牙的修复体与天然牙的颜色不匹配，并且存在牙龈退缩。（d和e）在正中殆时，患者左右侧牙列的侧面观。（f和g）侧方殆。患者双侧均表现为组牙功能殆向尖牙保护殆的变化。呈现的初始组牙功能殆过渡到尖牙保护殆。（h）全口根尖片。（i和j）上下颌诊断蜡型殆面视图。后期将使用藻酸盐进行复模，翻制成石膏模型（注意左下第二磨牙没有修复）。（k）用翻制成的石膏模型制作硅橡胶导板，注入双-丙烯酰基制作复合树脂后牙的临时修复外壳。（l）从导板中取出的上颌后牙临时修复外壳。（m和n）拆除失败修复体后，上颌后牙殆面观。（o）使用热塑性塑料膜片在翻制的石膏模型上制作就位导板，在加衬过程中帮助临时修复外壳就位，同时保持理想的殆曲线和垂直高度。注意导板的腭侧开窗，便于在树脂完全聚合前清除多余的加衬材料。（p）PMMA加衬材料完全固化后的上颌牙弓殆面观。（q）临时修复体在修整、抛光和染色后。使用外染色瓷粉混合非填充树脂进行牙齿外部特征修饰，然后光照固化。（r和s）临时修复体戴入后，上下颌殆面观。（t和u）在进行终印模之前，基牙预备体的殆面观。

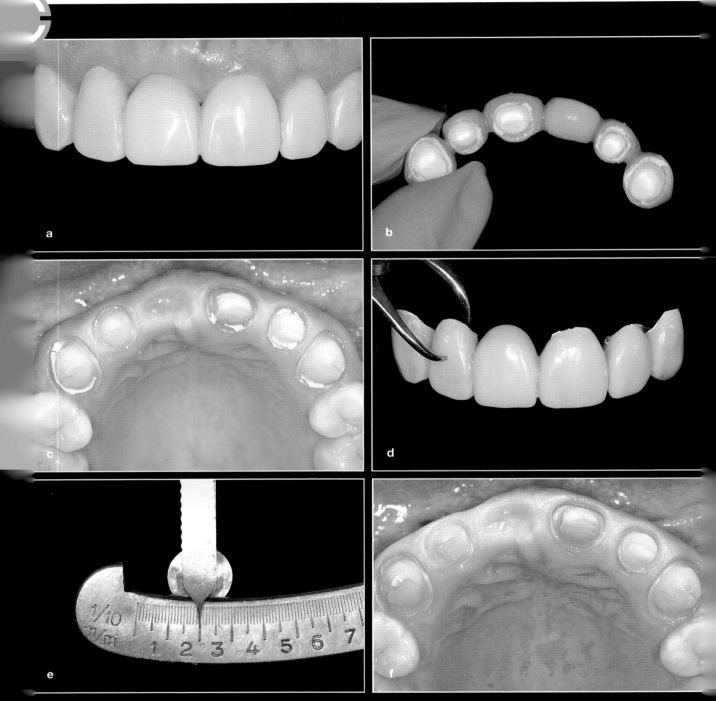

图3-6 （a）临时修复佩戴9个月后的颊侧观。注意临时修复体的桥体与牙龈组织形态衔接自然、美观。（b和c）临时修复体的组织面及预备体的殆面观，显示没有多余的粘接剂残留。（d和e）用卡尺测量整个临时修复体的厚度，此时不去除临时修复体组织面上的临时粘接剂，以确保最终的修复材料能够达到足够的厚度。（f）制取印模前，最终预备体及周围成熟软组织的殆面观。

CAD/CAM程序临时修复

随着人们对美学及效率的要求越来越高，CAD/CAM技术在修复中的应用得到迅速发展。目前，使用具有高切削精度和高密度的丙烯酸酯聚合物制作临时修复体已成为可能。传统的用于制作临时修复体的产品使用粉-液系统，例如PMMA；或者如双丙烯酰基和其他材料一样的面团系统[42]。在各种不受控制的条件下，这些材料的聚合可能不均匀或者包含气泡，这可能会损害临时修复的耐久性并影响美观，导致临时修复体变色、磨损和降低表面抛光性能[42]。

CAD/CAM临时修复体是由统一制式、高密度的PMMA或bis-GMA树脂块研磨而成[42,58]（表3-5）。这类树脂块是在理想的工业条件下制造的，以优化它们的机械和物理性能[92-93]。在修复体数量多且复杂的修复病例中，由强化的、高度交联的同源性的PMMA树脂块制作而成的修复体可以作为长期临时修复体佩戴，同时可作为管理牙齿磨耗和咬合情况的诊断工具[42]。此外，切削已经完全聚合的树脂块，消除了在传统技术中使用类似材料聚合后尺寸发生变化的问题。计算机辅助制作的精确性提高了临时修复体的物理性能、尺寸稳定性和边缘完整性（如果采用间接法制作），同时也可以制造一个厚度只有0.3mm的CAD/CAM临时修复外壳，可用于间接-直接联合技术[59]。由于机械性能增强，这种材料可以被用于长期临时修复体的制作，而且临床上像这类需要佩戴长期修复体的情况，美学也是比较重要的，由不同的高密度聚合物提供的高透明度可能会使CAD/CAM临时修复外壳间接-直接联合技术有额外的优势[94]。

椅旁CAD/CAM系统为临时修复体的设计和制作提供了另一种便捷的解决方案，对于相对涉及牙位较少且简单的修复，椅旁CAD/CAM系统能在一个临床诊疗时间内完成临时修复[3,95]。然而由于椅旁CAD/CAM的初始成本较高，而且操作者需要进行特殊的训练，如果购置了椅旁CAD/CAM系统，建议在进行其他口腔诊疗时也应尽量频繁地使用该系统。对于涉及牙位多而且情况复杂的患者来说，基于技工室的CAD/CAM系统提供了一种更有效的解决方案，因为它具有更高的扫描和切削能力，而且

更高效。然而，必须记住的是，临床医生和技工之间的合作跨越了修复设计的各个阶段，这是实现最优质量临时修复的关键一步。

与传统的技术一样，制作一个基于CAD/CAM的临时修复体的先决条件是制作一个诊断蜡型，诊断蜡型是根据在治疗诊断阶段所收集的数据制作的，目标是制作一个经久耐用且功能与美学协调的修复体。通过对诊断蜡型的扫描，获得修复体的形态、轴向、骀型以及周围组织。

通过间接法，技工室的CAD/CAM系统可以使临时修复体与预备体尽可能地合适，减少在患者口内额外调整的可能。因此，用这种方法，必须对预备好的牙齿进行扫描，或者需要扫描牙齿预备之后取模灌注的石膏模型（如果使用传统的印模方法）（图3-7a和b）。随后，将最终模型的数字化数据与在可拆卸的蜡型的数据叠加在一起，制作最终的临时修复体（图3-7c和d）。与其他任何间接的技术一样，这种修复体表现出极佳的适合度和边缘的完整性（图3-7e），以及轴向和骀面形态，戴入后，可以轻易地形成理想的切端及骀平面。这种方法也消除了对轴面形态、咬合平面和接触区进行大量修改的需要，也减少了之后需要重衬修改的量。此外，多个单独的修复体可以在不影响切缘位置和咬合平面的情况下进行制作，而且患者可以轻松地使用牙线进行清洁（图3-7f~i）。正如前面所描述的，这项技术的局限性在于除非临床医生拥有一个内部的技工室或者有离诊所很近的技工室，这些临时修复通常是在牙齿预备后的后期预约中进行的，并且被用作第二套方案。另一个局限是这种方法会增加额外的材料成本及椅旁时间。

CAD/CAM系统还允许在患者进行牙体预备之前，制作一个0.3mm最小厚度的临时修复外壳。这样的计算机辅助制作（CAM）功能降低了临时修复外壳在试戴及加衬过程中与牙齿和其他口腔结构粘连的可能性。采取这种方法，复制诊断蜡型，在CAD单元中扫描并将其数字化，为临时修复体及周围组织提供轴向及骀面轮廓。随后，要治疗牙齿的预备都是由技师和扫描设备在相同的诊断蜡型上进行的。然后将两个扫描的数字化数据叠加到一个PRES的设计与制造上（图3-8a~h）。这样的一个被研磨到0.3mm的临时修复外壳可以用于多种类型的

表 3-5	用于CAD/CAM切削的高密度聚合材料概览		
商品名称（制造商）	**适应证**	**成分**	**CAD/CAM系统**
Ambarino High-class (Creamed Creative Medizintechnik)	单冠、固定桥、套筒冠、三级结构,全部/部分解剖研磨修复,研磨穿龈轮廓、种植体上部结构和基台	由高度交联的聚合物组合而成,包括bis-GMA,聚氨酯丙烯酸甲酯,丁二醇,70.1wt%的陶瓷型无机硅酸盐玻璃填料	Micron 400（Micron）,M7 Dental（德国达创）;所有具有圆形空白自动机支架和相应的模板
artBloc Temp (Merz Dental)	长期临时修复体:单冠、部分冠和固定桥;种植即刻修复	高度交联的渗透PMMA（或OMP网络）	Cerec（西诺德）
Artegral imCrown (Merz Dental)	前牙区单冠长期临时修复体	半成品由未填充的PMMA和高度交联的大分子结构所组成	Cerec（西诺德）
CAD-Temp (Vita Zahnfabrik)	单冠和联冠、完全的和部分的且最多包含两个桥体的长期临时修复	高分子交联丙烯酸类聚合物包含14wt%微填料（或MRP）	
cara PMMA prov (Heraeus Kulzer)	牙色PMMA用于制作单冠和固定桥临时修复	PMMA和甲基丙烯酸交联聚合物	Cara（贺利氏古莎）
Cercon base PMMA (Degudent)	单冠或者多达16个单位的联冠（其中可含有1个桥体）的临时修复,使用寿命可以达半年以上	PMMA和甲基丙烯酸交联聚合物	Cercon System（德固塞）
Everest C-Temp (KaVo)	带贴面的固定桥临时修复的框架,跨度可达60mm	玻璃纤维增强高密度聚合物作为框架材料	Everest（卡瓦）
New Outline CAT (anaxdent)	单冠和固定桥（最多2个桥体）临时修复框架,使用寿命可以达3~12个月,可加衬	PMMA和甲基丙烯酸酯聚合物,甲基丙烯酸烷基酯,颜料	Organical（Rübeling & Klar）,Open Zeno（威兰德）
Organic Composit (R+D CAD/CAM Technologie)	最多可做3个单位的联冠的永久修复	1,4-丁二醇二甲基丙烯酸UDMA bis-GMA	Organical（Rübeling & Klar）
Paradigm MZ 100 (3M ESPE)	嵌体、高嵌体、贴面及单冠的永久修复	bis-GMA和TEG-DMA（含85 wt%氧化锆）的混合物	Cerec 3代（西诺德）,E4D（DVD）
polycon ae (Straumann CAD/CAM)	长期临时修复、冠、前后牙区域含有1个桥体的固定桥修复	以PMMA为基础的丙烯酸酯树脂	Straumann CAD/CAM
Telio CAD (Ivoclar Vivadent)	长期临时修复,单冠、不多于4个单位的桥以及种植体上部修复	99.5%PMMA聚合物	Procera（诺贝尔Biocare）,Cerec（西诺德）
Zenotec Pro Fix (Wieland Dental)	长期临时修复,全解剖冠,前后牙区域多达2个桥体的固定桥	无纤维,同质的,甲基丙烯酸酯为基础的丙烯酸酯	All Zenotec（威兰德）

OMP:有机改良聚合物;IPN:网状渗透聚合物;MRP:加强型氧化锆聚甲基丙烯酸物（引自Edelhoff 等[42]）

接第52页图片

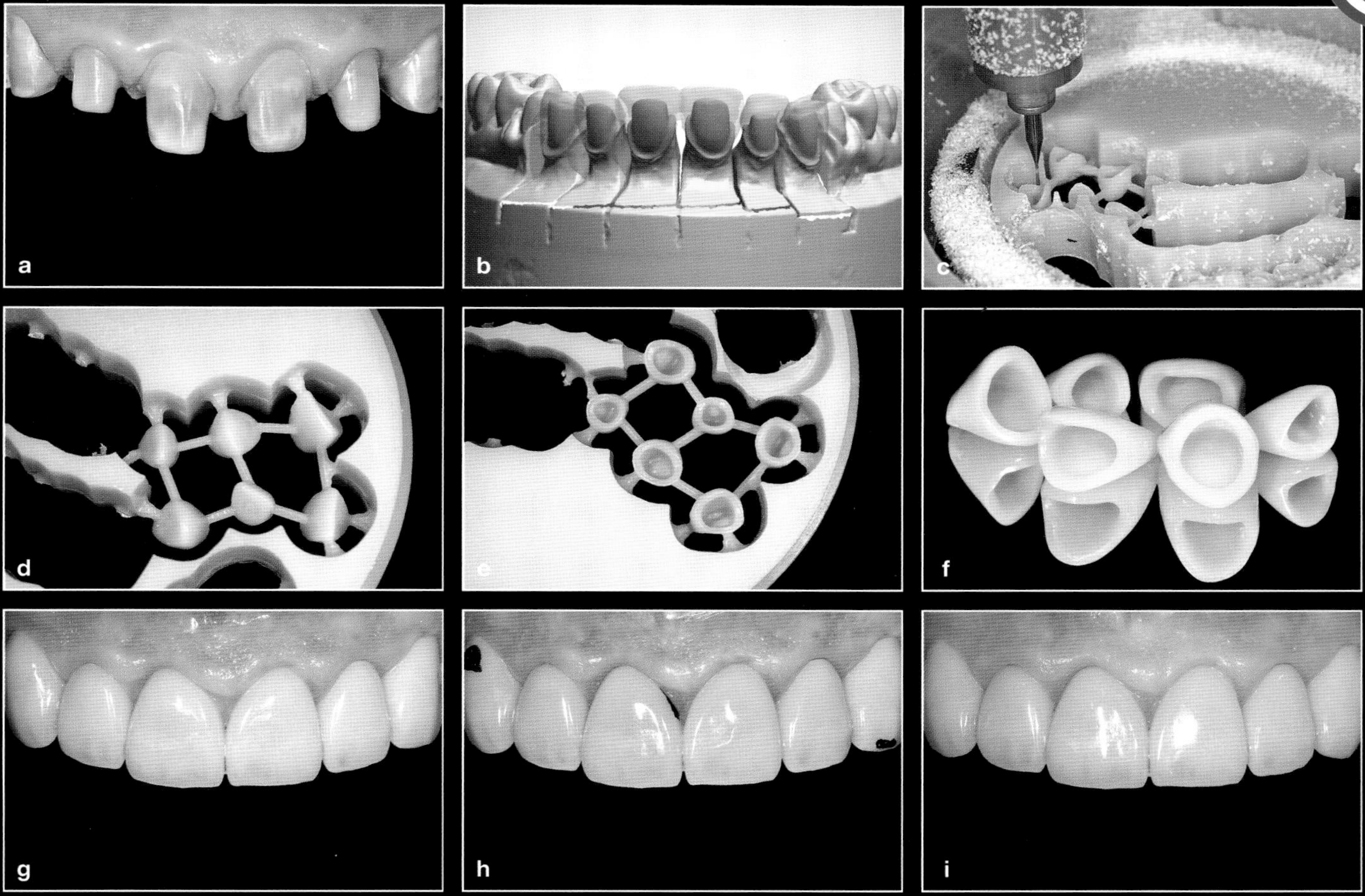

图3-7 （a）制作氧化锆全瓷冠最终备牙后的颊面观。（b）对预备完的牙齿进行印模、灌模。在工作模型上制作可拆卸的诊断蜡型。分别扫描装有诊断蜡型的工作模型和没装诊断蜡型的工作模型。对终印模和诊断蜡型的数字化数据进行叠加，以完成最终的临时修复工作。（c）临时冠从一大块PMMA中研磨出。（d和e）在研磨过程中，切端和组织面是完整的。（f）单颗的个性化临时冠，边缘均高度抛光。（g和h）临时修复试戴，颈部轮廓，邻间，切缘需要微调处用黑色记号笔进行标示。（i）轮廓调整之后，戴入个性化临时修复。

临时修复（图 3-8i~n）。在牙体预备当天就可以试戴临时修复外壳，使用PRES间接-直接联合技术在患者口内加衬后完成临时修复（图3-8o）。

　　在牙体预备的当天，就可以为患者制作具有理想轴面、𬌗面形态的高质量的临时修复体，为患者节省了一次复诊成本。CAD/CAM临时修复外壳也与传统的间接-直接法一样有局限性。然而，通过精确的数字化图像增强了对修复体形态的控制，同时减少了椅旁调磨所需的时间。在PRES间接-直接联合技术中，与牙齿预备体和周围软组织接触的未完全固化的材料较少，可减少材料固化带来的热反应及聚合收缩，也减少了树脂单体与软组织的接触。

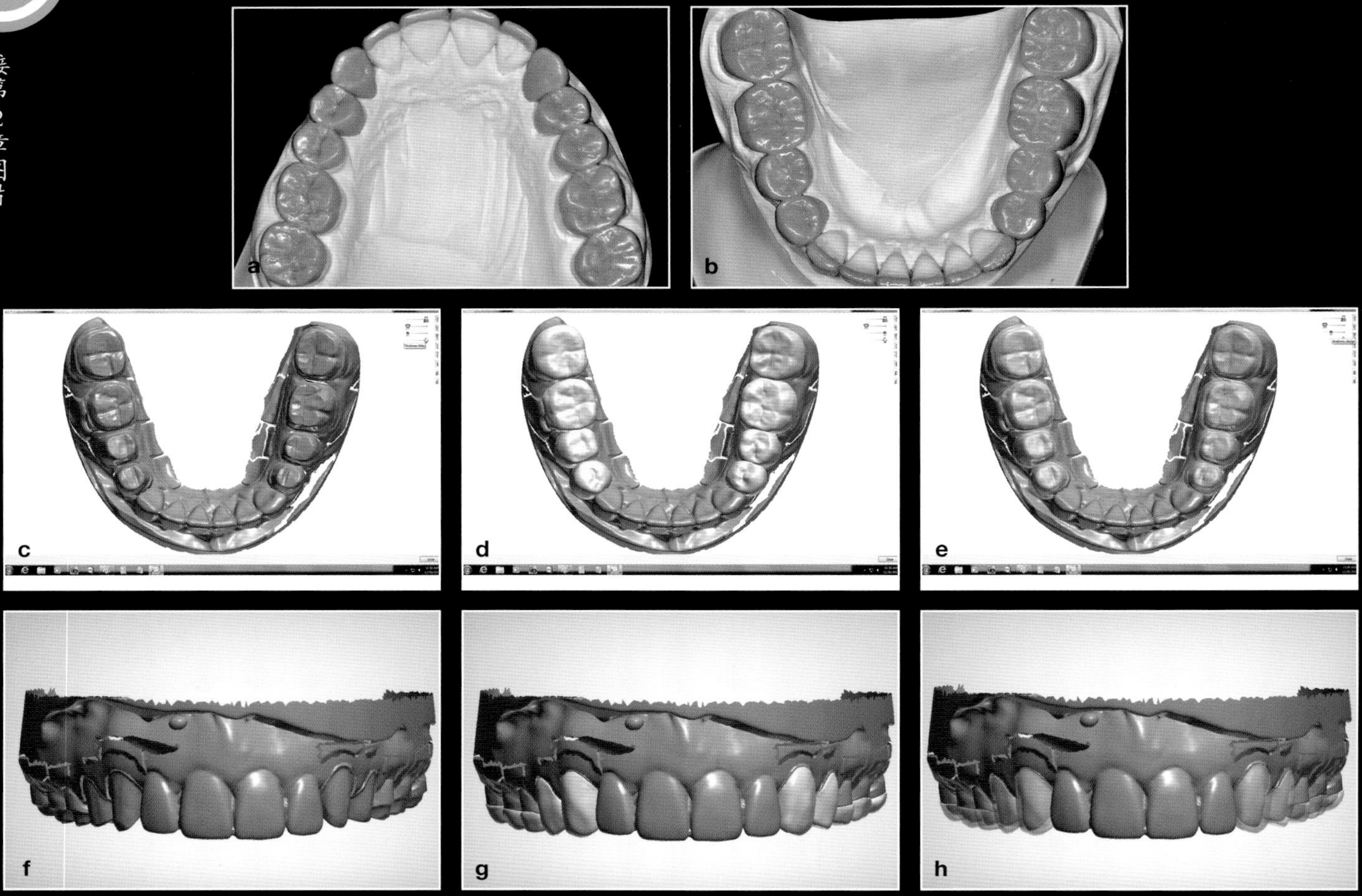

图3-8　（a和b）上下颌诊断蜡型。（c~e）为制作殆面瓷贴面及全瓷冠，已扫描诊断蜡型翻制的下颌模型。随后，进行再次预备与扫描。所有扫描的数据进行叠加，用于制作下颌临时修复的临时修复外壳。（e）半透明观显示模型上预备牙与PRES之间的关系。（f和g）同下颌一样，扫描上颌翻制模型。然后，再次预备与扫描。将所有扫描的数据进行叠加，用于制作上颌临时修复的临时修复外壳。（h）半透明观显示牙齿预备体与临时修复外壳之间的关系。临时修复外壳由大块的PMMA研磨而成。

种植体支持式临时修复步骤

　　正如先前所讨论的，种植体支持式临时修复体的作用不仅仅是弥补缺牙区的美学与功能。种植体支持式临时修复体也有塑造和成形软组织的能力，目的是在种植体平台与颊侧游离龈以及邻间乳头间为最终修复体塑造一个理想的穿龈轮廓。从种植体平台到游离龈缘的穿龈轮廓在冠根向，又被划分为主要轮廓和次要轮廓，主要

轮廓即游离龈缘下方1mm范围内的穿龈轮廓，而次要轮廓就是从种植体平台到主要轮廓之间的部分[11]。

　　关于美学区域种植体支持式修复的软组织管理有两套临床方案。第一套方案是软组织保留。应用这套方案时，软组织可能已经被修整并且接近理想位置，此时需要即刻种植即刻修复或需要选用定制的解剖式愈合基合[96]。在这种情况下，可能只需要少量的软组织诱导。

　　在这种临床病例中，位点保存是决定性因素[97-98]。随

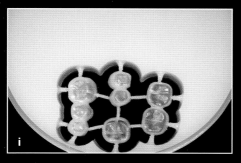

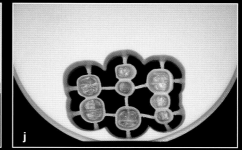

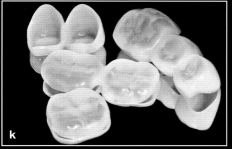

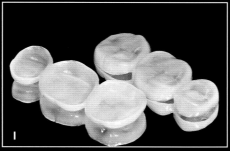

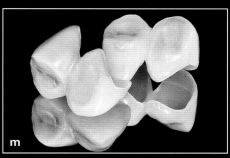

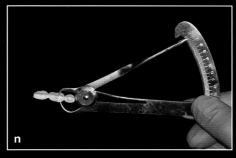

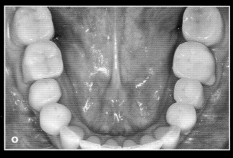

图3-8（续） （i和j）当大块PMMA切割完成时，临时修复外壳的内外表面就完成了。（k~m）最终完成且染色的殆贴面及全冠临时修复外壳。（n）使用卡尺随机测量上颌一个临时修复外壳的殆面厚度，显示厚度为0.5mm。（o）下颌CAD/CAM PRES临时修复重衬完成之后殆面观。

机对照临床实验证明，在短期内，即刻种植即刻临时修复相比延期种植方案在软组织稳定性方面表现更佳[99-100]。然而，在一项平均随访时间为4年的研究中证明，即便是即刻种植即刻修复，随着观察时间的延长也可能会出现牙龈退缩，而薄龈型患者，唇侧牙龈退缩的量明显增加[12]。

另一种临床方案是软组织塑形与软组织增量。这种方法主要是在延期种植的情况下，通过外科手术增加硬/软组织，随后，通过诱导与塑形出理想的穿龈轮廓及游离龈缘和龈乳头高度[9,75,101]。

一个正确又精准的植入位点是保留或者诱导出理想穿龈轮廓的先决条件。临床医生能够塑造和成形这种穿龈轮廓主要与种植平台冠根向定位有关。种植体平台通常位于预期的游离龈缘下方3~4mm，取决于种植体平台的直径和设计，或预期颊侧游离龈缘最顶端的根方3mm[103]。在做任何操作之前，临床医生必须先决定好颊侧游离龈缘的位置，然后再计划植入的位置，让修复引导种植[104]。

Smith和Zarb[105]描述的种植体成功的标准主要是用于评价种植体周围骨组织的稳定情况与修复能力。然而，随着患者对美学区种植的期望增加，种植体上部修复的效果对种植体成功同等重要，这包括软组织轮廓和健康情况、修复体外观以及功能。红白美学评分已发展为临床案例中帮助客观评估种植体支持式修复体成功的工具[30-31]。通过评价软组织相关指标，例如龈乳头量、颊侧游离龈缘水平及轮廓、根凸度、软组织颜色及质地，建立了一个以白色美学和传统牙支持式修复体为基础，用于评价种植体支持式修复体的体系。

因此，临床医生在牙科实践中面临的挑战是从满足先前描述的软组织美观参数的角度，将种植体平台（圆柱体）的出现轮廓重新创建至原有游离龈缘一致的水平。一旦达到理想的穿龈轮廓和软组织轮廓，并将其稳定，那些软组织轮廓会被转移到最终工作模型或虚拟模型上。随后，作为种植体支持式临时修复体颈部轮廓的复制品，设计与制作种植体支持式粘接或螺丝固位修复体的个性化基台及冠/固位体的颈部轮廓。

因此，种植体支持式临时修复体的作用是随着时间的推移，管理与塑造软组织，使软组织在终印模前成熟。根据需要，使用PMMA或复合树脂，选择性地增减临时修复体不同区域的轮廓来管理修复体颈部及凹雕轮廓，与塑造及修改接收区密切相关。种植体支持式临时修复体可以通过选择性增减理想龈乳头不同区域的修复材料，调改与塑造软组织轮廓及创造理想的乳头。这样的种植体支持式临时修复体才是强有力的修复工具。有很多人描述了多种应用这个技术的途径[101,106-107]。总而言之，在管理种植体支持式临时修复体的临界与亚临界轮廓方面，通过选择性增减颊侧轮廓区域的压迫，以尽量减少颊侧牙龈退缩的可能并促进形成理想的颊侧龈缘，最终结果也许可以达到如图3-9所示状态。在邻间乳头上施加压力，它的轮廓是通过邻牙的邻间接触点的建立来支撑的。不管是种植体支持式临时修复体或个性化解剖式愈合基台都可以达到[106-108]。因此，随着时间的推移，软组织轮廓及常规的健康检查与持续评估是必须进行的（图3-9e~g）。此外，对传统冠和FDP临时修复的同样的美学与功能参数也进行了评估。

就最终种植体支持式修复来说，临床医生在种植体支持式临时修复体的固位方式上有两种选择：种植体支持式粘接固位和螺丝固位临时修复体。制作这些临时修复体，可以使用钛或聚合物［例如聚醚醚酮树脂（PEEK）或PMMA含或不含钛基底］临时基台都可使用。两者都有各自的优点与局限性，例如钛部件具有更好的机械性能，聚合物部件具有更好的美学及更易操作[109-110]。目前，两种固位方式比较没有明显的差别，如果通过添加直接复合树脂修复材料形成一个个性化的解剖式临时基台，此基台可用于粘接固位临时修复[111-112]。允许对临时基台的轮廓与外形进行选择性的修改，促进管理扇形软组织下的个性化临时基台的终止线位置。因此，管理个性化解剖式临时基台的颈部轮廓线与管理螺丝固位临时修复的颈部轮廓线的方法相似，并且在管理的同时能够促进清除多余的残留粘接剂。

种植体支持式螺丝固位临时修复

种植体支持式螺丝固位临时修复有几个优点。这类临时修复，软组织可以根据需要以相对快速和稳定的方法选择性地挤压与修改，这种方法在戴入临时修复体时，患者的适应性是一个问题。如果未监控到，由于修复体在口内不会做出跟石膏模型一样的反应，而且在制作临时修复体的过程中，修复体所获的轮廓相对任意一些，可能会导致软组织退缩。此外，相对粘接固位的两个界面（冠/基台与基台/种植体），临时修复体与种植体间只有一个单独的界面。螺丝固位临时修复的主要特点之一是可以彻底消除关于残留粘接剂的顾虑。

然而，螺丝固位临时修复也有一些限制性。美学区域的种植体支持式临时修复体，穿龈轮廓（emergence profile）可能需要调改。因此，临时修复除取下制取终印模及戴入最终修复外，中途也可能需要取下几次，为了选择性增减临时的修复材料。

多次取下可能会对软组织造成不可逆的创伤，这种创伤会增加软组织退缩的可能性，就像在动物试验中所展示的那样[113]。然而，临床研究中有限的数据表明，与在即刻种植手术当天戴入永久基台相比，种植体部件的多

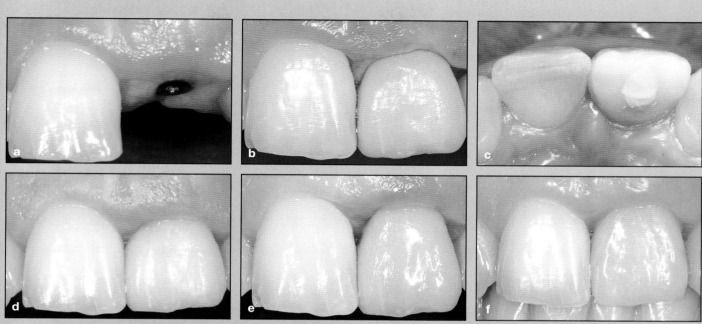

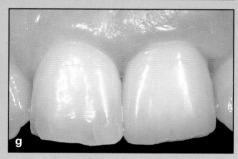

图3-9 （a）此患者进行的延期种植步骤，修复缺失的左侧上颌中切牙（Astra 4mm× 15mm，Astra Tech），放置5.5mm长愈合基台。颊侧牙龈组织位于最终修复体设计的期望游离龈缘（与上颌邻近中切牙的游离龈缘水平一致）冠方。这种临床情况是有利的，因为与软组织退缩的临床情况相比，相对来说比较容易通过应用临时冠的选择性压力/压迫来管理多余的软组织。（b）一旦种植体完成整合，取下愈合基台，制取印模用来制作螺丝固位临时修复体，将推挤颊侧牙龈往上生长。为确保患者舒适，在安装临时修复前进行麻醉。注意软组织的暂时性泛白。（c）因为种植体的植入角度正确允许螺丝孔从腭侧穿出，所以螺丝固位临时修复是来自美学立场的修复选择。此外，种植体平台相对位于游离龈缘顶端时，可以避免多余的粘接剂残留。（d）软组织愈合3周后。需要对颈部及邻间软组织进一步塑形。逐渐修改颈部轮廓，预约间隔2~3周，根据需要评估与继续修整，直至达到期望的软组织轮廓。（e）添加额外的复合树脂材料至颊侧颈部区域，以使软组织进一步移动。（f）3周后，组织成熟，仍然需要在颈部区域及远中龈乳头进行小幅度修整。（g）注意，一旦达到修复预期的颈部轮廓和软组织穿龈轮廓，稳定软组织3个月，以确定不再发生进一步的不良变化。如果没有得到临时修复的颈部轮廓支撑，软组织可能会往冠向退缩。一种能充分发挥功能美学性和功能性的临时修复体，能够减少患者迅速完成最终修复体的需求。

次取下和重新连接可能会导致临床中两种方法之间一些微不足道的组织水平差异。因此，可能需要进一步的研究来评估手术当天安装永久基台，并在后期无须再取下。这种考虑也与使用个性化解剖式临时基台的粘接固位临时修复方法有关。笔者认为，在种植体植入当天放置一个永久基台，会削弱临床医生控制基台终止线水平的能力，难以获得一个与期望的软组织弧形和轮廓变化有关的基台终止线。这不仅可能会危及软组织支撑，而且还会影响去除残留的多余粘接剂，尤其是在邻间区域，终止线放置位置太上时，会与邻间乳头靠近。此外，在手术当天放置永久基台意味着临床医生做了一个不使用螺丝固位修复的知情决定。

另外，每当取出并重新进行螺丝固位临时修复体时，需要通过放射照片进行就位确认，患者可能会受到

表3-6	应考虑行螺丝固位种植体支持式临时修复的临床情况

- 当患者出现额外软组织时
- 当种植体植入具有合适的倾角及螺丝进入时不会出现任何的美学负担
- 种植体植入较深时（尽管临时基台是解剖式定制，它可能不会有太大区别）
- 当颌间距有限时
- 当种植体用于正畸支抗以促进正畸移动时

额外辐射。 此外，在上颌前牙区，因解剖限制，种植体植入的三维位置可能无法修复螺丝获得一个完美的穿出位置。因此，螺丝孔可能从临时修复体的颊侧或切缘穿出，这取决于术者使用的种植系统。［最近，一个新的角度——螺丝通道的概念是由诺贝尔种植系统引入锥形连接种植系统（诺贝尔Procera角度螺丝通道桥梁）］。一般来说，这可能会产生一个美学问题，在每次取出及重新调整时可能需要花费额外的时间及精力。

最后，通过多单位种植体支持式临时修复体，根据种植体角度，螺丝孔的保留可能具有挑战性。 在这样的临床情况下，制作具有个性化解剖式临时基台的粘接固位临时修复体可能比较容易，然后创建一个PRES，随后可以在临时基台上重衬。 笔者的个人喜好使用螺丝固定种植体支持式临时修复体，在表3-6中做了介绍。

粘接固位种植体支持式临时修复体

粘接固位的临时修复体有几个优点。 它们可能允许逐渐改善软组织穿龈轮廓。然而，到目前为止，使用个性化解剖式临时基台和复合树脂放置亚临界及临界的修复区域，软组织可以使用类似管理螺丝固位临时修复的方法管理。

对于临界轮廓区域的小轮廓修改，可能不需要取下个性化解剖式临时基台，如果出现轮廓的变化在游离龈缘和冠下方1mm，则可以通过取下并修改粘接固位临时冠/FDP保持器的轮廓。 在这样的临床情况下，会减少对软组织创伤的可能性，因为不必取下个性化解剖式临时基台。 此外，在这些临床情况中，更易于管理和维护美观性，螺丝孔可以从切缘或颊侧穿出。 此外，当种植体

严重分散并且修复牙与种植体同时在相同牙列中时，使用这种类型的多单元临时修复体（参见病例G）显得更容易修复。

粘接固位临时修复体也一样有局限。 修复体中存在两个界面：一个是个性化解剖式临时基台与种植体平台间的界面，一个是冠与基台间的界面。 最显著的限制是需要管理过多的残留临时粘接剂，尽管使用个性化解剖式临时基台可以控制终止线的位置，类似这种情况的并发症可能会减少（图3-10）。表3-7中列出了作者选择使用这种类型的临时修复体的情况。

制作个性化解剖式愈合基台的步骤

接下来的步骤是制作一个个性化解剖式修复基台，以增强软组织的保存（图3-11a~d）：

1.可能使用临时钛制基台来制作个性化解剖式愈合基台（图3-11e）。

2.使用螺纹密封带（特氟龙）缠绕于基台终止线下的颈部龈下区域，保护该区域，以免在后期空气-颗粒喷砂过程中被粗化损伤（图3-11f）。

3.使用空气-颗粒（50μm氧化铝颗粒）对终止线上的冠方临时基台粗糙面喷砂（图3-11g），随后，涂布粘接剂，然后光固化（图3-11h）。这个步骤可以在患者进行外科手术前进行。

4.一旦植入种植体，如果在手术过程中放入了成品愈合基台，将其取下，更换临时基台至种植体平台上。

5.环绕位于游离龈缘水平的临时修复基台注射光固化直接复合树脂修复材料，然后光固化。

6.从患者口中取出可调改临时基台，然后重新上成品

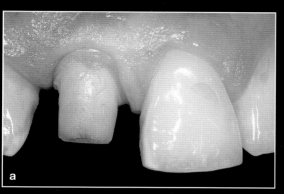

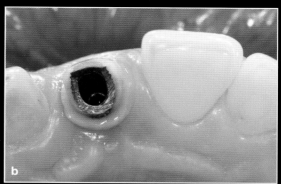

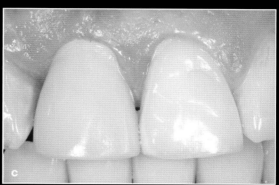

图3-10 （a）在患者口内放置一个定制的临时基台。注意初始的泛白是由于给临时金属基台添加复合树脂，给邻间造成的压力所造成。（b）定制临时基台殆面观。注意终止线位于游离龈缘之上，以最大限度地减少多余粘接剂并发症的风险。（c）临时冠安装后临时修复体的颊侧特写。注意初始的泛白已经消除。

表3-7	在这些临床情况下，应考虑行种植体支持式粘接固位临时修复

- 当缺乏足够的软组织时（主要是薄龈型，可能需要更温和的管理）
- 当有严重的错位时，分散的种植体应连在一起
- 螺丝孔从切缘或颊侧穿出时
- 当拔除的牙齿用于临时修复并且要用临时修复材料，如PMMA修补时
- 为了修复方便，当天然牙与种植体在同一个牙列中修复时（例如天然牙上的冠靠近种植体支持式冠）

愈合基台至种植体平台上。评估复合树脂，为附在临时基台上的龈上环形结构（图3-11i）。

7.在临时基台上的基台终止线与环形复合树脂间添加额外的光固化复合树脂（图3-11j和k）。

8.根据需要，在患者口内调改解剖式颈部轮廓，并验证是否创建了与拔出牙根相近的颈部轮廓。抛光附着在可调改临时基台上的复合树脂（图3-11l和m）。

9.确保临时基台可以充分支撑龈乳头和轮廓线下的颈

部外形，以减少颊侧游离龈的压力及游离龈衰退的风险。回顾这一临床情况，笔者认为，临时基台的远端部分可以进一步增加复合树脂，以更好地支撑邻间龈乳头。

10.一旦固定了临时基台的颈部轮廓，截除可调改钛制基台的多余冠部分。根据制造商的说明，确保新创建的个性化解剖式愈合基台安装至种植体平台上。使用光固化复合树脂充填螺丝孔（图3-11n~r）。

11.一旦确保种植体完成了骨结合，使用个性化临时

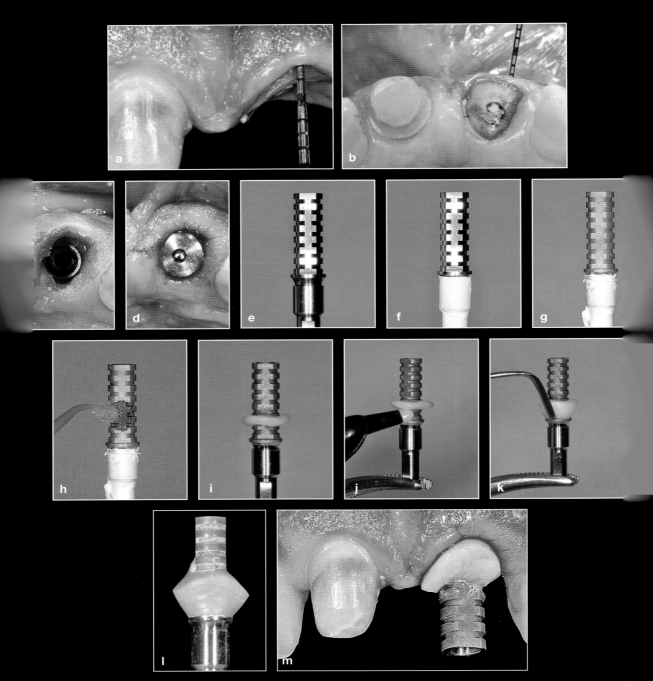

用来保存软组织的定制解剖式愈合基台。（a和b）患者口内无法修复的左侧上颌中切牙，从牙周探针评估中反出刘拔除这颗牙然后行即刻种植。（c）为确保现存的唇侧骨板保持完整，进行无损伤拔除。在拔牙窝内即刻植入（lActive 4.3mm×13mm,Nobel Biocare），同期植入牙科骨替代品（NuOss, ACE 外科供应）。我们的目标是通过解剖式愈合基台来促进手术部位和软组织的轮廓，个性化解剖式愈合基台通过模仿左侧上颌中切牙的牙根轮廓，原有轮廓。（d）随后放置标准愈合基台。请注意成品愈合基台并不能充分地支撑组织，以维持组织的穿龈轮廓作单冠的右侧上颌中切牙。因此，该手术部位计划在种植体上使用悬臂梁FDP临时修复，由右侧上颌中切牙与定连接在一起。（e）连接钛制临时基台到替代体上。（f）应用螺纹密封带围绕于终止线下的基台。（g）使用带有的空气－颗粒打磨之后的钛制临时基台。（h）将钛制临时基台连接到种植体替代体上，然后涂粘接剂。（i）从患制临时基台连接到替代体上，基台周围附有一层环形复合树脂。（j和k）在基台终止线与树脂间环形添加光固化复丁调改临时基台经修改后在患者口内证实具有适当的颈部轮廓，随后在口外抛光。

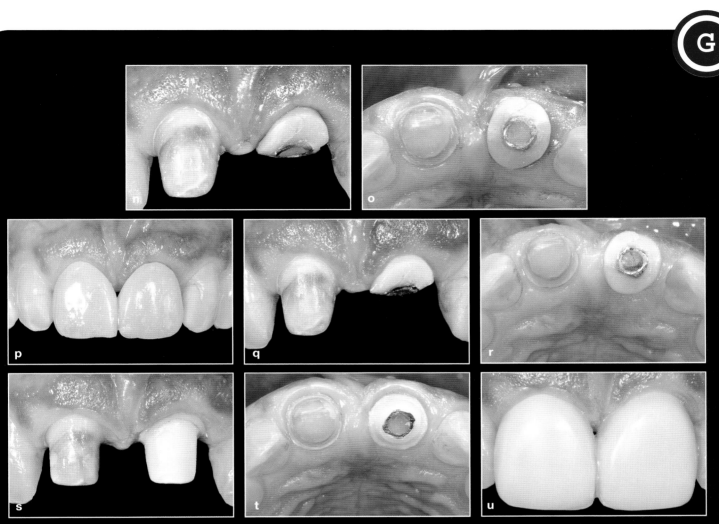

图3-11（续） （n和o）将维持软组织稳定的完整个性化解剖式愈合基台固定到种植体平台，此基台具有期望的颈部轮廓。（p）放置带有左侧上颌中切牙的临时FDP，作为一种悬臂修复。（q和r）种植体植入几周后，完整个性化解剖式愈合基台口内观。注意软组织愈合的满意性。（s~u）3个月后，放置个性化种植临时基台和粘接固位临时修复体。

基台及粘接固位修复体替代个性化解剖式愈合基台（图3-11s~u）。

总而言之，个性化解剖式愈合基台的颈部轮廓，模拟还原了拔除牙的横断面，与成品愈合基台或厂家提供的半解剖式愈合基台不一样。个性化解剖式愈合基台的横断面应该可以与即刻种植体支持式临时修复体的顶端部位横断面相比较。对于创造最终修复体的美学方面，管理临界和亚临界区域是至关重要的。可以通过即刻种植体支持式临时修复体或个性化解剖式愈合基台来管理（在案例G中，不需要）。

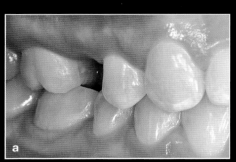
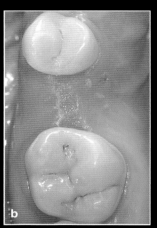
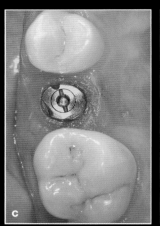
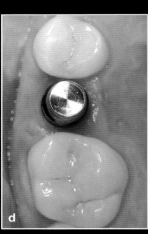
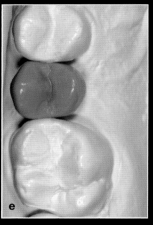
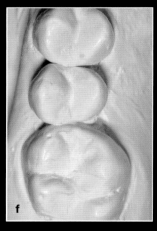
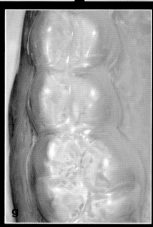
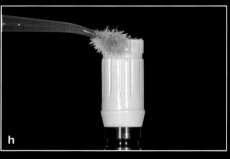

图3-12 （a和b）一位患者正畸治疗完成后，通过正畸治疗获取足够的空间来修复缺失的右侧上颌第二前磨牙。剩余牙槽嵴较宽。剩余牙槽嵴已经进行了骨增量。（c）愈合6个月后，通过一期外科手术放入骨结合内连接种植体（Osseotite Tapered Certain Prevail 4.3mm×11.5mm，Biomet 3i）。放置经过调改与抛光的成品愈合基台，创建颊侧轮廓线下的平缓卵圆形截面，以尽量减少软组织衰退。（d）种植体植入3个月后，制取印模，使用PEEK临时基台制作螺丝固位临时修复。（e~g）复制诊断蜡型。制作用来翻制铸型的热塑板。（h）在临时基台周围涂布粘接剂，然后光固化。

种植体支持式临时修复体的制作步骤

接下来的步骤是制作种植体支持式临时修复体（图3-12a~c）：

1.制取种植体水平印模（图3-12d）。

2.制作诊断蜡型，翻模（图3-12e和f）。

3.制作一个真空成型热塑模板（Copyplast 1 mm，Great Lakes Orthodontics），用来后期制作临时修复体（图3-12g）。

4.制作临时修复之前根据需要调整临时基台。如果使用PEEK基台，在基台上涂布粘接剂，然后光固化。如果使用钛制基台，使用含有50μm氧化铝颗粒的真空-颗粒进行喷砂，随后涂布粘接剂，光固化（图3-12h）。

5.在热塑板需修复牙的中央窝区域进行打孔，然后将热塑板放至工作模型上，评估其是否合适（图3-12i）。

6.将临时基台固定在工作模型上。这个案例中出现的区域是为了促进形成上颌第二前磨牙临界及亚临界区域的轮廓（图3-12j）。

7.确保临时基台穿入热塑性模板中央窝的孔洞。然后，从模型上去除模板和临时基台。在临时基台低于热塑

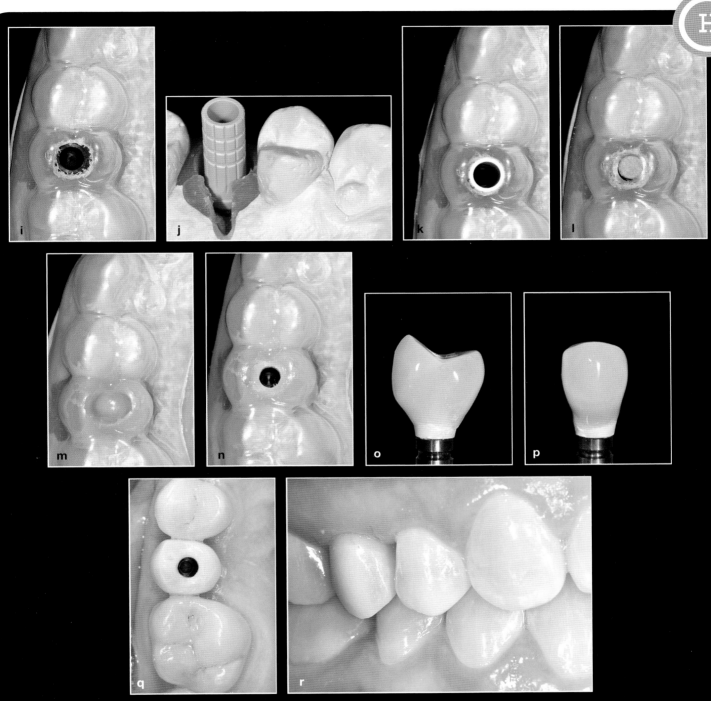

图3-12（续）（i）工作模型上已打孔热塑板就位情况视图。（j和k）安装临时基台到工作模型上，将热塑板在模型上就位，带着基台在热塑板上进行打孔，打至穿透热塑板。（l）放置棉签穿过螺丝孔，在热塑板上穿过所打的孔。（m和n）在热塑板内注满双丙烯酰基材料，然后在工作模型上就位，过量的材料从殆面孔中溢出。去除多余材料及棉签。（o和p）完成后螺丝固位修复体颊舌侧观。注意使用光固化复合树脂制作临界及亚临界轮廓。（q和r）完成后临时修复殆面及颊侧观。

板𬌗面中央窝部分，减去约2mm（图3-12k）。用棉签穿过热塑板的孔洞，然后再穿过临时基台（图3-12l）。这样能保护螺丝孔不被临时材料堵住。

8.棉签蘸上凡士林涂在模型的边缘区域，可以防止材料黏住模型。用蜡填堵模型上的邻面倒凹，然后在基台顶部填入棉花。

9.使用双丙烯酰基（Protemp Plus）材料填满热塑板上需修复牙的𬌗面、颊侧及舌侧，将热塑板放至与棉签相对应穿孔的工作模型上（图3-12m）。

10.双丙烯酰基材料在模型上至少放置5分钟。逐渐挑出及移除棉签，以获取基台螺丝通道（图3-12n）。移除热塑板，旋松基台螺丝，取下螺丝固位临时修复体。

11.评估邻接情况，根据需要增减光固化复合树脂材料。

12.应用邻间乳头的选择性压力及减少颊侧颈部轮廓线下压力，使用光固化复合树脂（Filtek Supreme）手工制作形成与完成临界及亚临界颈部轮廓（图3-12o和p）。最后，这个临时修复体以类似牙支持式临时修复体的方式完成与抛光。

病例H中患者返工了已戴入的临时修复体。在邻近接触点、咬合面、颈部及邻间轮廓进行小量调整，组织成熟2~3周再进行其他修改（图3-12q和r）。

小结

本章描述了一些制作治疗性临时修复体的概念和实践。对于不同的治疗方式使用不同的技术和材料。重点放在软组织管理和技术上，可以在修复口腔门诊以相对简单的方式应用。总而言之，必须遵循几个基本概念，以确保提供功能性、治疗性、诊断性和审美性的临时修复体，从而为后期顺利制作和完成一个美学与功能兼备的最终临床修复牙奠定基础。以下是成功设计和制作临时修复体的主要考虑因素：

- 当使用间接-直接联合技术时，在复杂临床案例中，咬合方案和/或咬合垂直高度将被修改。使用一个参照或指引来定位PRES时，这样就可以在已设计好的咬合平面及切缘位置下重衬，提供理想的咬合垂直高度。

- 用间接-直接组合技术来达到极度适合及边缘完整性，使用多种重衬技术及一次性注射器将重衬PMMA材料注射至预备牙终止线上。

- 对于消除临时修复体边缘所产生的任何悬凸来说，临时修复体的仔细修整是至关重要的。它还将有助于消除轮廓过大的区域，以确保创造充分开放的龈上间隙，该间隙往往因为担心会形成黑三角或连接体断裂而被关闭。

- 检查是否形成适当的穿龈轮廓及邻间轮廓。

- 高度抛光以减少牙菌斑附着及改善光泽与美学。

- 在临时修复过程中及临时修复体戴入之后，证实软组织损伤是最小的。确保患者能够充分地保持口腔卫生和牙龈健康，特别在那些预期的最终修复体是粘接固位的案例，例如瓷贴面。

- 检查期望的咬合方案的设计与执行情况。可以降低折裂、微渗漏和粘接剂溶解的可能性，这些以后都可能导致继发龋及粘接丧失。

- 确保清除剩余的粘接剂，以促进软组织健康。

- 对于种植体支持式临时修复体，目标是通过减小修复体的颈部轮廓来最小化唇侧游离龈缘处的压力。这个概念也使用于卵圆形桥体，直至达到预期的游离龈边缘水平。

- 使用临时修复体或个性化愈合基台与邻牙建立接触，对龈乳头起到支撑作用。这将维持理想的邻间轮廓（为即刻种植体植入情况），或推动并增强龈乳头向冠方（为延期种植体植入情况），取决于邻间骨位于相邻牙的高度及种植体与邻牙间的距离。根据相邻种植体的情况，调整临时修复设计。

参考文献

[1] The Glossary of Prosthodontic Terms. Eighth edition. J Prosthet Dent 2005;94:46.

[2] Patras M, Naka O, Doukoudakis S, Pissiotis A. Management of provisional restorations' deficiencies: A literature review. J Esthet Restor Dent 2012;24:26–38.

[3] Besimo CR, Rochner HP. Three-dimensional treatment planning

for prosthetic rehabilitation. Int J Periodontics Restorative Dent 2005;25:81–87.

[4] Gratton DG, Aquilino SA. Interim restorations. Dent Clin North Am 2004;48:487–497.

[5] Fradeani M, Barducci G. Creating and integrating the provisional restoration. In: Esthetic Rehabilitation in Fixed Prosthodontics, vol 2. Chicago: Quintessence, 2008:123–276.

[6] Federick DR. The provisional fixed partial denture. J Prosthet Dent 1975;34:520–526.

[7] Shavell HM. The periodontal-restorative interface in fixed prosthodontics: Tooth preparation, provisionalization, and biologic final impressions. Part I. Pract Periodontics Aesthet Dent 1994;6:33–44.

[8] Shavell HM. The periodontal-restorative interface in fixed prosthodontics: Tooth preparation, provisionalization, and biologic final impressions. Part II. Pract Periodontics Aesthet Dent 1994;6:49–60.

[9] Bichacho N. Achieving optimal gingival esthetics around restored natural teeth and implants. Rationale, concepts, and techniques. Dent Clin North Am 1998;42:763–780.

[10] Dylina TJ. Contour determination for ovate pontics. J Prosthet Dent 1999;82:136–142.

[11] Su H, Gonzalez-Martin O, Weisgold A, Lee E. Considerations of implant abutment and crown contour: Critical contour and subcritical contour. Int J Periodontics Restorative Dent 2010;30:335–343.

[12] Kan JY, Rungcharassaeng K, Lozada JL, Zimmerman G. Facial gingival tissue stability following immediate placement and provisionalization of maxillary anterior single implants: A 2- to 8-year follow-up. Int J Oral Maxillofac Implants 2011;26:179–187.

[13] Donovan TE, Cho GC. Diagnostic provisional restorations in restorative dentistry: The blueprint for success. J Can Dent Assoc 1999;65:272–275.

[14] Bral M. Periodontal considerations for provisional restorations. Dent Clin North Am 1989;33:457–477.

[15] Yuodelis RA, Faucher R. Provisional restorations: An integrated approach to periodontics and restorative dentistry. Dent Clin North Am 1980;24:285–303.

[16] Koumjian JH, Holmes JB. Marginal accuracy of provisional restorative materials. J Prosthet Dent 1990;63:639–642.

[17] Givens EJ Jr, Neiva G, Yaman P, Dennison JB. Marginal adaptation and color stability of four provisional materials. J Prosthodont 2008;17:97–101.

[18] Hernandez EP, Oshida Y, Platt JA, Andres CJ, Barco MT, Brown DT. Mechanical properties of four methylmethacrylate-based resins for provisional fixed restorations. Biomed Mater Eng 2004;1:107–122.

[19] Koumjian JH, Nimmo A. Evaluation of fracture resistance of resins used for provisional restorations. J Prosthet Dent 1990;64:654–657.

[20] Pfeiffer P, Grube L. In vitro resistance of reinforced interim fixed partial dentures. J Prosthet Dent 2003;89:170–174.

[21] Scherrer SS, Wiskott AH, Coto-Hunziker V, Belser UC. Monotonic flexure and fatigue strength of composites for provisional and definitive restorations. J Prosthet Dent 2003;89:579–588.

[22] Ogawa T, Tanaka M, Koyano K. Effect of water temperature during polymerization on strength of autopolymerizing resin. J Prosthet Dent 2000;84:222–224.

[23] Vahidi F. The provisional restoration. Dent Clin North Am 1987; 31:363–381.

[24] Magne P, Magne M, Belser U. The diagnostic template: A key element to the comprehensive esthetic treatment concept. Int J Periodontics Restorative Dent 1996;16:560–569.

[25] Small BW. Pretreatment wax-ups and provisionals for restorative dentistry. Gen Dent 2005;53:98–100.

[26] Becker CM, Kaldahl WB. Current theories of crown contour, margin placement, and pontic design. J Prosthet Dent 1981;45:268–277.

[27] Ackerman MB. The full coverage restoration in relation to the gingival sulcus. Compend Contin Educ Dent 1997;18:1131–1138.

[28] Bichacho N. Cervical contouring concepts: Enhancing the dentogingival complex. Pract Periodontics Aesthet Dent 1996;8:241–254.

[29] Edelhoff D, Spiekermann H, Yildirim M. A review of esthetic pontic design options. Quintessence Int 2002;33:736–746.

[30] Fürhauser R, Florescu D, Benesch T, Haas R, Mailath G, Watzek G. Evaluation of soft tissue around single-tooth implant crowns: The pink esthetic score. Clin Oral Implants Res 2005;16:639–644.

[31] Belser UC, Grütter L, Vailati F, et al. Outcome evaluation of early placed maxillary anterior single-tooth implants using objective esthetic criteria: A cross-sectional, retrospective study in 45 patients with a 2- to 4-year follow-up using pink and white esthetic scores. J Periodontol 2009;80:140–151.

[32] Skurow HM, Nevins M. The rationale of the preperiodontal provisional biologic trial restoration. Int J Periodontics Restorative Dent 1988;8:8–29.

[33] Sheets CG, Ono Y, Taniguchi T. Esthetic provisional restorations for porcelain veneer preparations. J Esthet Dent 1993;5:215–220.

[34] Raigrodski AJ, Sadan A, Mendez AJ. Use of a customized rigid clear matrix for fabricating provisional veneers. J Esthet Dent 1999; 11:16–22.

[35] Shavell HM. Mastering the art of tissue management during provisionalization and biologic final impressions. Int J Periodontics Restorative Dent 1988;8:24–43.

[36] Waerhaug J. Effect of rough surfaces upon gingival tissue. J Dent Res 1956;35:323–325.

[37] Magne P, Magne M, Belser U. The esthetic width in fixed prosthodontics. J Prosthodont 1999;8:106–118.

[38] Rieder CE. Use of provisional restorations to develop and achieve esthetic expectations. Int J Periodontics Restorative Dent 1989; 9:122–139.

[39] Spoor R. Predictable provisionalization: Achieving psychological satisfaction, form, and function. Pract Proced Aesthet Dent 2004; 16:433–440.

[40] Smalley WM. Clinical and laboratory procedures for implant anchorage in partially edentulous dentitions. In: Higuchi K (ed). Orthodontic Applications of Osseointegrated Implants. Chicago: Quintessence, 2000:33–70.

[41] Smalley WM. Comprehensive interdisciplinary management of patients with missing or abnormally proportioned teeth. In: Cohen M (ed). Interdisciplinary Treatment Planning: Principles, Design, Implementation. Chicago: Quintessence, 2008:343–382.

[42] Edelhoff D, Beuer F, Schweiger J, Brix O, Stimmelmayr M, Güth JF. CAD/CAM-generated high-density polymer restorations for the pretreatment of complex cases: A case report. Quintessence Int 2012; 43:457–467.

[43] Osman YI, Owen CP. Flexural strength of provisional restorative materials. J Prosthet Dent 1993;70:94–96.

[44] Scherrer SS, Wiskott AH, Coto-Hunziker V, Belser UC. Monotonic flexure and fatigue strength of composites for provisional and definitive restorations. J Prosthet Dent 2003;89:579–588.

[45] Koumjian JH, Firtell DN, Nimmo A. Color stability of provisional materials in vivo. J Prosthet Dent 1991;65:740–742.

[46] Ergün G, Mutlu-Sagesen L, Ozkan Y, Demirel E. In vitro color stability of provisional crown and bridge restoration materials. Dent Mater J 2005;24:342–350.

[47] Doray PG, Li D, Powers JM. Color stability of provisional restorative materials after accelerated aging. J Prosthodont 2001;10:212–216.

[48] Sham AS, Chu FC, Chai J, Chow TW. Color stability of provisional prosthodontic materials. J Prosthet Dent 2004;91:447–452.

[49] Driscoll CF, Woolsey G, Ferguson WM. Comparison of exothermic release during polymerization of four materials used to fabricate interim restorations. J Prosthet Dent 1991;65:504–506.

[50] Michalakis K, Pissiotis A, Hirayama H, Kang K, Kafantaris N. Comparison of temperature increase in the pulp chamber during the polymerization of materials used for the direct fabrication of provisional restorations. J Prosthet Dent 2006;96:418–423.

[51] Stungis TE, Fink JN. Hypersensitivity to acrylic resin. J Prosthet Dent 1969;22:425–428.

[52] Kanerva L, Estlander T, Jolanki R. Allergy caused by acrylics: Past, present and prevention. Curr Probl Dermatol 1996;25:86–96.

[53]Fan PL, Meyer DM. FDI report on adverse reactions to resin-based materials. Int Dent J 2007;57:9–12.

[54]Pfeiffer P, Grube L. In vitro resistance of reinforced interim fixed partial dentures. J Prosthet Dent 2003;89:170–174.

[55]Verri FR, Pellizzer EP, Mazaro JV, de Almeida EO, Antenucci RM. Esthetic interim acrylic resin prosthesis reinforced with metal casting. J Prosthodont 2009;18:541–544.

[56]Emtiaz S, Tarnow DP. Processed acrylic resin provisional restoration with lingual cast metal framework. J Prosthet Dent 1998;79:484–488.

[57]Waerhaug J. Tissue reactions around artificial crowns. J Periodontol 1953;24:172–185.

[58]Kurbad A. CAD/CAM-based polymer provisionals as treatment adjuncts. Int J Comput Dent 2013;16:327–346.

[59]Güth JF, Almeida E Silva JS, Ramberger M, Beuer F, Edelhoff D. Treatment concept with CAD/CAM-fabricated high-density polymer temporary restorations. J Esthet Restor Dent 2012;24:310–318.

[60]Duke ES. Provisional restorative materials: A technology update. Compend Contin Educ Dent 1999;20:497–500.

[61]Young HM, Smith CT, Morton D. Comparative in vitro evaluation of two provisional restorative materials. J Prosthet Dent 2001;85:129–132.

[62]Castelnuovo J, Tjan AH. Temperature rise in pulpal chamber during fabrication of provisional resinous crowns. J Prosthet Dent 1997;78:441–446.

[63]Strassler HE, Lowe RA. Chairside resin-based provisional restorative materials for fixed prosthodontics. Compend Contin Educ Dent 2011;32:10,12,14.

[64]Labban N, Song F, Al-Shibani N, Windsor LJ. Effects of provisional acrylic resins on gingival fibroblast cytokine/growth factor expression. J Prosthet Dent 2008;100:390–397.

[65]Hammond BD, Cooper JR 3rd, Lazarchik DA. Predictable repair of provisional restorations. J Esthet Restor Dent 2009;21:19–24.

[66]Lang R, Rosentritt M, Behr M, Handel G. Fracture resistance of PMMA and resin matrix composite-based interim FPD materials. Int J Prosthodont 2003;16:381–384.

[67]Luthardt RG, Stössel M, Hinz M, Vollandt R. Clinical performance and periodontal outcome of temporary crowns and fixed partial dentures: A randomized clinical trial. J Prosthet Dent 2000;83:32–39.

[68]Regish KM, Sharma D, Prithviraj DR. Techniques of fabrication of provisional restorations: An overview. Int J Dent 2011;12:1–5.

[69]Gürel G. Predictable, precise, and repeatable tooth preparation for porcelain laminate veneers. Pract Proced Aesthet Dent 2003;15:17–24.

[70]Magne P, Belser UC. Novel porcelain laminate preparation approach driven by a diagnostic mock-up. J Esthet Restor Dent 2004;16:7–16.

[71]Kois DE, Schmidt KK, Raigrodski AJ. Esthetic templates for complex restorative cases: Rationale and management. J Esthet Restor Dent 2008;20:239–248.

[72]Higginbottom FL. Quality provisional restorations: A must for successful restorative dentistry. Compend Contin Educ Dent 1995;16:442,444–447.

[73]Crispin BJ, Watson JF, Caputo AA. The marginal accuracy of treatment restorations: A comparative analysis. J Prosthet Dent 1980;44:283–290.

[74]Malone M. Smile design and advanced provisional fabrication. Gen Dent 2008;56:238–242.

[75]Lewis S, Parel S, Faulkner R. Provisional implant-supported fixed restorations. Int J Oral Maxillofac Implants 1995;10:319–325.

[76]Amsterdam M, Fox L. Provisional splinting—Principles and techniques. Dent Clin North Am 1959;4:73–99.

[77]Chiche G. Improving marginal adaptation of provisional restorations. Quintessence Int 1990;21:325–329.

[78]Harrison JD, Chiche GJ, Pinault A. Tissue management for the maxillary anterior region. In: Chiche GJ, Pinault A (eds). Esthetics of Anterior Fixed Prosthodontics. Chicago: Qunitessence, 1994:143–160.

[79]Aviv I, Himmel R, Assif D. A technique for improving the marginal fit of temporary acrylic resin crowns using injection of self-curing acrylic resin. Quintessence Int 1986;17:313–315.

[80]Kurtz KS. Constructing direct porcelain laminate veneer provisionals. J Am Dent Assoc 1995;126:653–656.

[81]Kano P, Xavier C, Ferencz JL, Van Dooren E, Silva RFA. The anatomical shell technique: An approach to improve the esthetic predictability of CAD/CAM restorations. Quintessence Dent Technol 2013;36:27–36.

[82]Chang SW, Cho BH, Lim RY, et al. Effects of blood contamination on microtensile bond strength to dentin of three self-etch adhesives. Oper Dent 2010;35:330–336.

[83]Magne P, Kim TH, Cascione D, Donovan TE. Immediate dentin sealing improves bond strength of indirect restorations. J Prosthet Dent 2005;94:511–519.

[84]Grajower R, Shaharbani S, Kaufman E. Temperature rise in pulp chamber during fabrication of temporary self-curing resin crowns. J Prosthet Dent 1979;41:535–540.

[85]Nealon FH. Acrylic restorations by the operative nonpressure procedure. J Prosthet Dent 1952;2:513–527.

[86]Kim TH, Cascione D, Knezevic A. Simulated tissue using a unique pontic design: A clinical report. J Prosthet Dent 2009;102:205–210.

[87]Rosenstiel SF, Gegauff AG. Effect of provisional cementing agents on provisional resins. J Prosthet Dent 1988;59:29–33.

[88]Fujisawa S, Kadoma Y. Action of eugenol as a retarder against polymerization of methyl methacrylate by benzoyl peroxide. Biomaterials 1997;18:701–703.

[89]Lewinstein I, Stoleru-Baron J, Block J, Kfir A, Matalon S, Ormianer Z. Antibacterial activity and tensile strength of provisional cements modified with fluoride containing varnish. Quintessence Int 2013;44:107–112.

[90]Lewinstein I, Block J, Melamed G, Dolev E, Matalon S, Ormianer Z. Fluoride ion release and solubility of fluoride enriched interim cements. J Prosthet Dent 2014;112:188–193.

[91]Featherstone JD, Singh S, Curtis DA. Caries risk assessment and management for the prosthodontic patient. J Prosthodont 2011;20:2–9.

[92]Alt V, Hannig M, Wöstmann B, Balkenhol M. Fracture strength of temporary fixed partial dentures: CAD/CAM versus directly fabricated restorations. Dent Mater 2011;27:339–347.

[93]Stawarczyk B, Ender A, Trottmann A, Özcan M, Fischer J, Hämmerle CH. Load-bearing capacity of CAD/CAM milled polymeric three-unit fixed dental prostheses: Effect of aging regimens. Clin Oral Investig 2012;16:1669–1677.

[94]Güth JF, Zuch T, Zwinge S, Engels J, Stimmelmayr M, Edelhoff D. Optical properties of manually and CAD/CAM-fabricated polymers. Dent Mater J 2013;32:865–871.

[95]Beuer F, Schweiger J, Edelhoff D, Sorensen JA. Reconstruction of esthetics with a digital approach. Int J Periodontics Restorative Dent 2011;31:185–193.

[96]Garber DA, Salama MA, Salama H. Immediate total tooth replacement. Compend Contin Educ Dent 2001;22:210–216,218.

[97]Chu SJ, Salama MA, Salama H, et al. The dual-zone therapeutic concept of managing immediate implant placement and provisional restoration in anterior extraction sockets. Compend Contin Educ Dent 2012;33:524–532,534.

[98]Rodriguez AM, Rosenstiel SF. Esthetic considerations related to bone and soft tissue maintenance and development around dental implants: Report of the Committee on Research in Fixed Prosthodontics of the American Academy of Fixed Prosthodontics. J Prosthet Dent 2012;108:259–267.

[99]De Rouck T, Collys K, Wyn I, Cosyn J. Instant provisionalization of immediate single-tooth implants is essential to optimize esthetic treatment outcome. Clin Oral Implants Res 2009;20:566–570.

[100]Block MS, Mercante DE, Lirette D, Mohamed W, Ryser M, Castellon P. Prospective evaluation of immediate and delayed provisional single tooth restorations. J Oral Maxillofac Surg 2009;67(11 suppl):89–107.

[101]Raigrodski AJ, Block MS. Clinical considerations for enhancing the

success of implant-supported restorations in the aesthetic zone with delayed implant placement. Pract Proced Aesthet Dent 2002; 14:21–28.

[102] Kois JC, Kan JY. Predictable peri-implant gingival aesthetics: Surgical and prosthodontic rationales. Pract Proced Aesthet Dent 2001; 13:691–698.

[103] Priest GF. The esthetic challenge of adjacent implants. J Oral Maxillofac Surg 2007;65(7 suppl 1):2–12.

[104] Garber DA. The esthetic dental implant: Letting restoration be the guide. J Am Dent Assoc 1995;126:319–325.

[105] Smith DE, Zarb GA. Criteria for success of osseointegrated endosseous implants. J Prosthet Dent 1989;62:567–572.

[106] Priest G. Esthetic potential of single-implant provisional restorations: Selection criteria of available alternatives. J Esthet Restor Dent 2006;18:326–338.

[107] Wittneben JG, Buser D, Belser UC, Brägger U. Peri-implant soft tissue conditioning with provisional restorations in the esthetic zone: The dynamic compression technique. Int J Periodontics Restorative Dent 2013;33:447–455.

[108] Pow EH, McMillan AS. A modified implant healing abutment to optimize soft tissue contours: A case report. Implant Dent 2004; 13:297–300.

[109] Santing HJ, Meijer HJ, Raghoebar GM, Özcan M. Fracture strength and failure mode of maxillary implant-supported provisional single crowns: A comparison of composite resin crowns fabricated directly over PEEK abutments and solid titanium abutments. Clin Implant Dent Relat Res 2012;14:882–889.

[110] Agustín-Panadero R, Serra-Pastor B, Roig-Vanaclocha A, Román-Rodriguez JL, Fons-Font A. Mechanical behavior of provisional implant prosthetic abutments. Med Oral Patol Oral Cir Bucal 2015;20:e94–e102.

[111] Hirayama H, Kang KH, Oishi Y. The modification of interim cylinders for the fabrication of cement-retained implant-supported provisional restorations. J Prosthet Dent 2003;90:406–409.

[112] Kourtis S, Psarri C, Andritsakis P, Doukoudakis A. Provisional restorations for optimizing esthetics in anterior maxillary implants: A case report. J Esthet Restor Dent 2007;19:6–17.

[113] Abrahamsson I, Berglundh T, Lindhe J. The mucosal barrier following abutment dis/reconnection. An experimental study in dogs. J Clin Periodontol 1997;24:568–572.

[114] Canullo L, Bignozzi I, Cocchetto R, Cristalli MP, Iannello G. Immediate positioning of a definitive abutment versus repeated abutment replacements in post-extractive implants: 3-year follow-up of a randomized multicentre clinical trial. Eur J Oral Implantol 2010;3:285–296.

[115] Koutouzis T, Koutouzis G, Gadalla H, Neiva R. The effect of healing abutment reconnection and disconnection on soft and hard peri-implant tissues: A short-term randomized controlled clinical trial. Int J Oral Maxillofac Implants 2013;28:807–814.

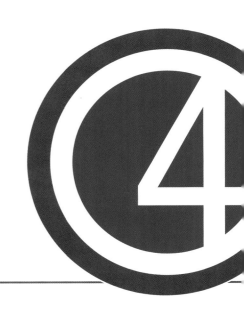

临床视角的
印模制取

Ariel J. Raigrodski | Sami Dogan

终印模不仅需要复制预备体及终止线，还需借助渗入龈沟内印模材料的飞边呈现终止线根方区域的形态（图4-1），这样能够让牙科技师在工作代型或CAD软件上较容易地确定并标记出终止线，再经过修复体设计，通过传统方法或CAD/CAM技术制作出具有良好被动就位及边缘密合性的修复体。高质量终印模的获取需要综合考虑到预备体形态的设计（尤其是终止线的设计，详见第2章）、牙体预备和临时修复时的软组织处理（详见第2章、第3章）、托盘的选择、排龈技术、印模材料以及印模技术等各方面。本章节将分享一些有助于获得成功

终印模的传统或数字化理念及流程，一定程度上能减小对软组织的创伤及不可逆损伤。

获得一个充分、精确的终印模并不是一个简单的命题，尤其在面对一些因为美学及生物力学需求或者因原有修复体边缘位于龈下，而需将终止线置于龈下的多单位修复（全冠以及固定桥）（图4-2）。对于这些临床状况，想获得一个成功的印模可能比较困难。因此在印模前获得健康的软组织，对精确复制预备体、终止线以及软组织形态（详见第5章）是至关重要的一步。

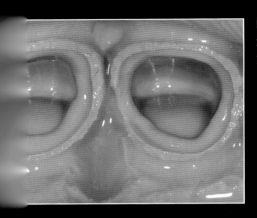

图4-1 全瓷冠预备体的终印模（Imprint 4，3M ESPE）。注意越过终止线进入龈沟内形成的飞边，确保能清晰地分辨出终止线复体获得一个完整清晰的边缘。

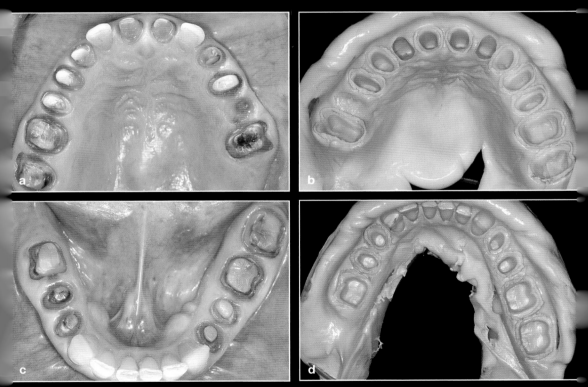

图4-2 （a和b）上颌牙列最终预备体殆面观，因先前佩戴过间接修复体，终止线大部分位于游离龈缘下；使用托盘材料及轻体材料采用双相一步法印模。（c和d）下颌牙列最终预备体殆面观，因先前佩戴过间接修复复体，终止线大部分位于游离龈缘下；同样采取双相一步法印模。

成功印模的若干考虑

软组织处理

软组织的健康是保证印模成功的关键因素。若通过先前的临床步骤（如良好的口腔卫生，终止线的设计及位置均令人满意的牙体预备，具备良好外形、封闭、抛光的临时修复体）获得了健康的软组织，那么获得成功终印模的可能性将大幅增加。而若在牙体预备时发现较深的颈部龋损、原有修复体边缘较深，或者存在延伸到牙槽嵴顶的裂纹，终止线就可能向下延伸越过上皮及结缔组织附着。对于这类病例，终印模前必须行临时修复；同时建议行牙冠延长术，进行骨修整以建立合适的生物学宽度；且在终印模前还需保证足够的愈合时间（详见第1章）。研究发现牙冠延长术后1.5~6个月有12%的位点发生了2~4mm的牙龈退缩[1]。因此，软组织美学的位点建议在生物学宽度重新建立、游离龈缘稳定后再行印模[2]。

印模过程中应尽量减少对软组织的损伤；因为软组织损伤不仅会影响印模的成功，更重要的在于，其不可逆性损伤会造成牙龈退缩以及游离龈缘高度的不一致，从而影响美学效果。当牙龈炎症未得到控制时，设计龈下终止线可能会进一步增加印模后发生牙龈退缩的风险[3-5]。而且炎症状态下牙龈的龈沟液渗出和出血可能使印模材料发生移位，从而出现空泡，干扰终止线的复制，导致不成功的终印模。如果发现牙龈炎，建议制取印模前2周开始使用抗菌漱口水（0.12%葡萄糖酸氯己定），作为改善软组织健康的辅助手段[6]。根据笔者临床经验，制取印模前日常使用簇状牙刷配合0.12%葡萄糖酸氯己定可能有助于减轻牙龈炎症，并减少氯己定着色等的副作用。但这一措施需要患者良好的依从性，刷牙时需轻轻加压，使刷毛成45°角进入龈沟内（图4-3）。

托盘的选择

下一个重要的步骤是选择相匹配的、大小合适的托盘，保证在口内不压迫软、硬组织的前提下印模材料仍有均匀的厚度。刚性的个性化托盘必须留有足够的空间以容纳至少3mm厚度的印模材料，这样才能抵抗从倒凹区脱位时过大的应力。印模材料中，加聚乙烯硅氧烷橡胶（PVS）脱位后能极快地从形变中复原[7]。尽管都建议使用个性化托盘以获得更精确的印模，但PVS卓越的物理特性使得临床中使用刚性的成品托盘更为方便，性价比更高[8-9]。

一副合适的托盘必须能限制印模材料从关键区域被挤走，并尽量避免引起拖痕，这通常在邻近缺牙区余留牙远中区域或较大的倒凹区更为常见[10]。托盘和印模材料的回弹可能导致印模存在一些微不可见的瑕疵，使得修复体在石膏模型上能顺利就位，而在口内基牙上则无法顺利就位。有资料表明非刚性的塑料成品托盘，配合油泥型托盘印模材料使用双相一步法进行印模，会导致托盘壁的变形或者印模材内残留应力。托盘从口内脱位后，托盘壁可能回弹，从而使模型颊舌径变小[11]；因此，托盘必须大小合适，同时具备足够的硬度以减少产生上述问题的可能性。

托盘和印模材料的回弹还可能导致脱模，使印模材料发生永久形变，进而使工作代型发生明显变形[12]。脱模一般发生在印模从口内脱位时，并且可能不被察觉。为防止其发生，可选择使用托盘粘接剂或者具有孔洞以及倒凹等合适固位特性的托盘[13-14]，这样可将印模材料牢牢锁住在托盘内。托盘粘接剂会在托盘跟印模材料之间形成化学性粘接；使用托盘粘接剂后建议等待7~15分钟再制取印模[15]。若托盘内表面在使用粘接剂后受到污染，其与印模材料之间的粘接强度会明显降低；因此，操作中应常规先试托盘，确定合适后再在托盘表面涂布托盘粘接剂[16]。目前，氨基甲酸乙酯合成的光固化托盘材料可用于个性化托盘的制作；相比聚甲基丙烯酸甲酯材料，其与PVS的粘接力更强、稳定性更好、更适合用来制作个性化托盘[17-18]。

印模材料

使用性能卓越的印模材料也十分重要；同时我们应结合每一个具体临床案例的特殊需求，并考虑到每一种材料的优缺点来选择合适的印模材料。印模材料的精确度受到聚合收缩、化学反应副产物、热变化以及不完全弹性形变的影响[19]。此外，印模的消毒、模型灌制的时间以及印

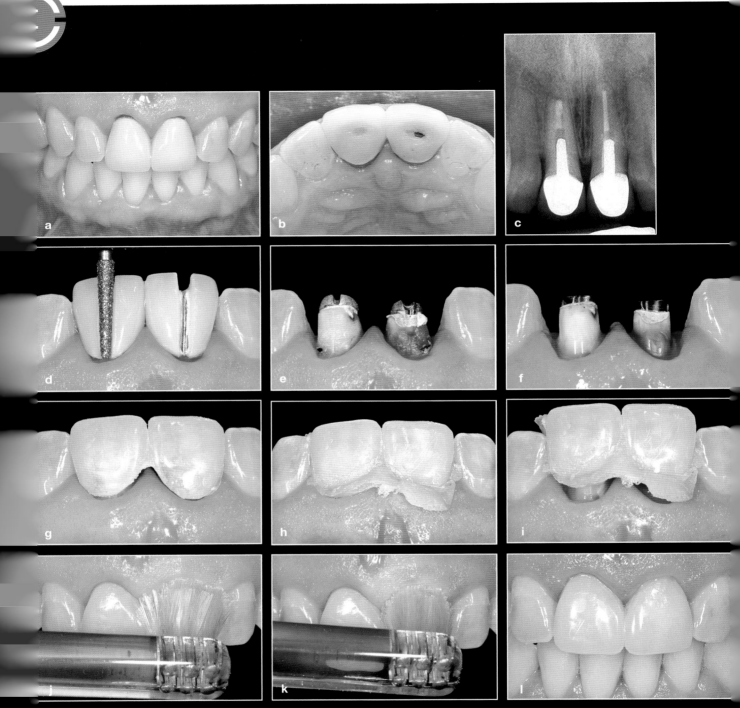

图4-3 （a和b）上颌中切牙烤瓷全冠修复后出现美学并发症（唇侧、殆面观）。（c）根尖片提示欠佳的根管治疗。（d和e）切割、拆除修复体；可见铸造桩核就位不佳，铸造桩核与牙体组织间存在较厚的粘接水门汀，同时右侧上颌中切牙存在变色。（f）重新修整过后的预备体唇面观。（g~i）按章节3所述步骤在口内试戴临时冠贴片，重新修整。建议患者行右侧上颌中切牙的根管再治疗。（j和k）患者使用簇状牙刷配合0.12%葡萄糖酸氯己定刷牙；注意刷毛成45°进入龈沟内。进行这一步骤时，患者必须轻轻加压保证刷毛进入龈沟内，并使牙龈略显发白（正确的方式k），而不是位于牙龈周围（错误的方式j），从而达到减轻牙龈炎症的目的。（l）制取印模前临时冠唇面观。

模技术同样影响到终印模的精确度[20-21]。

随着CAD/CAM系统的出现，数字化印模变得越来越常见，更为精确，价格也更加亲民[22-23]。然而，对于一些较大范围的复杂病例，传统印模仍然被认为是金标准；但不管是使用数字化印模还是传统印模，保证软组织的健康对精确的印模制取同样重要。

笔者临床中更倾向于使用PVS，但选择一种PVS之前，必须了解其物理化学性能。根据ADA19号技术规范，用于精确印模的弹性印模材料必须能清晰呈现小于等于25μm的细节；而PVS能呈现的细节可达到1~2μm大小。这类材料有极佳的蠕变柔量，能极快地从弹性形变中恢复过来[7]。

屈服强度、屈服应变以及断裂能是衡量弹性印模材料最为重要的临床、机械性能[24]。屈服强度决定了印模材料在不发生永久形变的情况下承受应力的能力；屈服应变指印模材料在不发生永久弹性形变前提下能克服的形变量；断裂能则代表着印模材料凝固后抵抗撕裂的能力。性能良好的印模材料应具有较高的撕裂能，以及足够的弹性恢复能力，需要较大的力量才能被撕裂。

加聚型硅橡胶具备足够的抗撕裂强度以及充分完全的弹性恢复能力[25]。PVS和聚醚在达到永久形变限度时均会发生撕裂；而聚醚的硬度更高。因此存在倒凹时，考虑到印模材料在其屈服强度内会发生形变，临床上使用PVS会更合适。尽管通过封闭楔状隙及倒凹能防止印模变形，但若存在邻牙倒凹、下颌隆突等解剖结构、桥体、敞开的牙龈间隙或者其他存在倒凹的空隙时，使用弹性较好的印模材料更为合适[25]。

印模材料的黏度同样对印模的精确度有着重要影响。轻体印模材料具有绝佳的流动性及细节的呈现能力，然而也较易被印模的区域挤掉；并且因其较低的填料含量，热收缩的线性系数变化比较明显，凝固时收缩较大[26]。因此为了更精确地制取印模，不同黏度印模材料之间的最佳配比应该是使用尽可能少量的轻体印模材料来呈现预备体的细节（尤其是终止线），配合较多的高黏度印模材料来减少收缩。使用不同黏度的PVS时一般采用以下印模技术，如双相一步法、单相一步法以及双相两步法。双相两步法的基本原则是将一种低黏度及一种高黏度的印模材料混合使用。

对于这些印模技术许多专家学者都提出了不同的观点。有学者表示双相一步法跟双相两步法印模的精确度并没有显著差异[27]，也有学者认为印模技术比材料本身对印模精确度的影响更大。而之所以结合中流型印模材料与低黏度托盘印模材料，使用两组分一步法进行印模主要顾虑在于承受压力后轻体材料（高流动性）的量更加难以控制[28]。

印模材料需具备合适的黏度以防止其在托盘内无法有效固定。一种简便可信的印模方法是使用刚性的金属或塑料托盘，以PVS油泥型配合一种相应的轻体材料采用双相一步法进行印模。当采用双相一步法并以油泥型作为托盘材料垫底时，应在其上压制一马蹄形沟槽，再填充轻体材料。这样可以限制轻体材料在预备体周围（尤其在终止线位置）的移位；同时也有助于邻牙表面特征的呈现，这对制作一个光学特性与天然牙相仿的修复体至关重要，也更有利于获得预期修复体与邻牙之间良好的邻接关系。使用油泥型材料能有目的性地创造一个稳定的托盘底座；而若使用重体型材料，托盘可能会移动很多，从而增加与牙齿或预备体牙尖接触的可能性（取决于具体临床病例类型），干扰在𬌗架上及预期咬合状态时工作模与对颌模的互相匹配。另外，托盘印模材料会将轻体材料推挤入龈沟内，从而有利于终止线及其根方（龈下飞边区域）形态的呈现（图4-1）。

当采用所谓的双相两步法制取印模时，是将油泥型（0类型）或重体型（1类型）印模材料与低黏度硅橡胶混合使用。但这种印模技术在精确度方面存在限制。如果倒凹未彻底去除，二次印模时轻体材料的压力可能导致初次印模的材料发生移位，使得印模不精确[10,29]。

最新的一些亲水型PVS具有良好的撕裂强度及韧性，这对终止线及龈下飞边区域的细节呈现至关重要。而这一点在对邻面接触区轻微打开的全瓷贴面预备体进行印模时显得尤为关键，它需要在预备体之间保持一薄层的轻体材料，以保证工作模型上牙齿被精准地分开，方便后期可卸代型的分割（图4-4）。

聚醚是被许多临床医生选用真正亲水的弹性印模材料[30]。当无法获得健康的软组织，制取印模过程中需要

接第86页图片

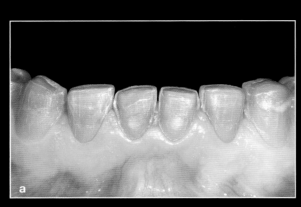
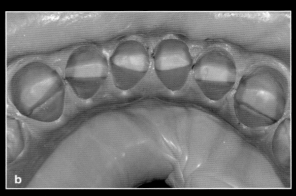

图4-4 （a）全瓷贴面预备体的唇面观。（b）6颗全瓷贴面预备体的印模。可以看到被金属条轻微打开破坏的邻接区以及相邻牙齿之间薄层的印模材料。这样允许对单个牙代型进行分割，以利于全瓷贴面的加工，获得预期修复体邻接区边缘良好的完整性。

考虑到龈沟液及出血的影响时，笔者通常会选用聚醚。然而相比一些新型的PVS，聚醚的撕裂强度更高。根据笔者经验，正如许多临床研究所揭示的那样，PVS印模材料具有绝佳的细节呈现、相对良好的亲水性以及较高的撕裂强度和韧性，是一种极佳的印模材料[4,31-33]。

为了获得最好的精确度及足够的抗撕裂能力，需要保留一薄层的轻体印模材料。一些使用双相两步法印模技术的研究表明，2mm左右厚度的轻体材料对石膏模型的精确灌制最为合适[34-35]。然而这些研究结果关联了特定品牌的印模材料及印模技术，因此不具备普遍适用性。一篇前瞻性临床研究结果表明，如果获得了健康的软组织，并且通过临时修复体得到了良好的维持，印模材料的品牌是次要的，这种情况下医生可根据个人喜好选择所使用的印模材料。

排龈技术

排龈技术及其临床应用是印模制取过程中需要考虑的另一重要因素。为了获得更精确的印模以利于固定修复体的制作，牙龈组织的处理显得非常重要[36-40]。尤其当终止线放置在龈沟内时，排龈能一定程度上暴露预备体终止线，使印模材料能越过终止线渗透到其根方。

为了保证游离龈下有足够量的轻体印模材料，至少需要0.2mm的龈沟宽度；只有这样，才能有保障，并且不会变形或撕裂[41-42]。同时排龈过程还需保证其排龈是可逆的，不会对牙龈造成永久性损伤。一些排龈技术推荐使用排龈线，而有些则使用注射型排龈材料。用于排龈的材料必须是有效的，并且不会造成明显的组织损伤。目前用于排龈的技术大致可分为机械法、化学药物法、外科技术法或者以上的组合[43-44]。

排龈线

当基牙数量较少，且牙龈健康、没有出血，龈沟较浅不足以容纳第二根排龈线时，推荐使用单线排龈技术[45]；这是最简单且损伤最小的排龈方法[46]。而若终止线位于游离龈根方较深的位置，龈沟内可容纳第二根排龈线时，双线排龈技术会更具优势。使用这项技术时，通常会在龈沟内先放置一根较细的排龈线，上方再放置一根较粗的浸透止血药物的排龈线；后面放入的排龈线将会在印模制取前取出，此处后续再详述；这是在设计龈下终止线时获得精确印模最可靠的方法[39]；同时它有助于控制龈沟内出血，克服因渗入龈沟内印模材料的量较少导致印模边缘撕裂的问题；还能减少牙龈袖口的回弹，以免造成印模材料的移位。单线排龈技术及双线排龈技术是制取天然牙列终印模时应用最广泛的排龈方法[38]；但这两种方法均会损伤精细的沟内上皮层，造成术后平均（0.2±0.1）mm的牙龈退缩[47]。因此在放置排龈线水平向推挤开软组织时，应使用持续可控制的力量。

临床上可以应用编织线或者针织线类型的排龈线。排龈时天然牙周围牙周复合体的纤维化程度越高，组织性越高，能够为牙龈组织提供的支持就越稳定，取出排龈线后软组织塌陷的可能性就越低。一篇关于狗的动物实验研究结果显示，排龈线在龈沟内存留的时间应在1~30分钟[48]；存留时间太久会损害牙龈健康，可能引起不可逆性退缩，但这也与所使用的止血药物种类相关[42,48-52]。另一篇前瞻性的临床试验研究揭示排龈线必须在龈沟内存留足够长的时间，才能达到充分的排龈；然而为了维持牙龈健康及轮廓，放置排龈线也不能超过其实际所需时间太久。要想获得充分排龈，排龈线放置时间至少要在4分钟左右，并且还取决于所使用排龈线的直径。Baharav等的研究表明排龈线放置超过4分钟并不会带来更明显的效果，而放置时间太短则达不到充分的排龈[51]。

文献中对于排龈工具的正确使用以及放置排龈线所要求的力量均未做客观的描述。放置排龈线会损伤龈沟内上皮及其根方的结缔组织[47]；因此排龈时需要使用尽可能轻的力量以保护Sharpey's纤维[53]。与此相反，使用过大的力可能会引起龈沟内出血、牙龈炎症[54]以及软组织边缘的收缩。小心谨慎地放置排龈线并不会对上皮附着带来长期的不利影响；而若放置干的排龈线，则可能撕裂沟内上皮，引起创伤愈合性退缩[3,55]。龈沟内组织的愈合通常需要7~10天的时间[48,56]。当使用双线排龈技术时，印模制取完成后需小心地取出第一根较细的排龈线；再用水仔细冲洗龈沟，以彻底清除排龈线在加工或包装过程[57]中可能残留的碎屑，以及与排龈线混合使用的止血药物。

止血药物

排龈可使用的止血药物有许多种类。肾上腺素可有效地收缩血管、止血，一般会用于浸润排龈线；但是它可能与一些较严重的局部或系统性并发症有关[58]。因此

临床医生应尽量避免在较大范围的牙龈撕裂伤或擦伤时使用高浓度的肾上腺素[59]。目前还有多种肾上腺素替代物在临床使用；模拟肾上腺素作用的合成拟交感药物比起肾上腺素似乎更加有效并且安全[60]。

硫酸铝和硫酸钾铝可造成细微血管的收缩，引起组织收缩而引发组织蛋白沉淀，并抑制血浆蛋白的过滤，从而防止毛细血管出血[61]。这两种血管收缩剂在有效浓度内均可起到止血收敛的作用，并使术中的炎性反应最小化。

氯化铝的作用跟硫酸铝相似，均可导致组织蛋白的沉淀，但其血管收缩能力较肾上腺素弱；而且它可能会干扰PVS的聚合，所以使用任何新品牌的印模材料时，应在制取印模前对其进行测试[42]。浓度高于0.33%的氯化铝溶液会引起严重的炎症反应和组织坏死[62]。

硫酸铁是另外一种浸透排龈线使用的止血药物；但使用硫酸铁作为止血药物时，其铁离子会使牙龈及牙体组织着色，在使用数天后呈现黄棕色，甚至黑色。印模中表面细节的精确度也会受到氯化铝的不利影响，甚至它还可能会影响PVS的聚合反应；因此制取印模前，医生应仔细将预备体及软组织表面可能残留的止血药物彻底去除[63]。

排龈线联合使用止血药物通常有两大主要弊端：一是排龈线取出后通常会发生软组织的回弹充血，这会影响终印模的有效性及精确度；二是化学药物引起的软组织炎症，会对上皮下结缔组织产生影响，进而造成牙龈退缩[64]。

注射型基质/糊剂

除了使用排龈线（联合止血药物）的机械排龈法外，不使用排龈线的无线排龈技术也是排龈的一种有效手段。文献表明，与传统使用排龈线的机械排龈法相比，无线排龈技术对龈沟区域造成的创伤性压力更小[65-67]。但请注意，无线排龈技术的无创使用对维持牙龈的健康至关重要，因其使用过程中可能造成暂时性的牙龈炎症[67]。

排龈膏（3M ESPN止血排龈膏；Expasyl, Kerr；Traxodent, Premier Dental）包含了用于排龈的高岭土以及15%用于止血的硫酸铝；其排龈过程耗时较少，不

会引起患者不适或者牙龈损伤。高岭土基质中混合15%的硫酸铝可敞开龈沟，获得显著的机械排龈效果[68]；同时它在减少龈沟内渗出液及出血方面的效果与浸透肾上腺素的排龈线相仿[69]；并且由于其亲水性，从牙龈沟内能较容易被水冲掉。与其他在口腔内使用的异质材料一样，它也有可能残留在龈沟内；注射型基质的黏度使其对较深的龈下牙预备体可能无法做到充分地排龈，并且若制取印模前临床医生不能正确地将排龈膏冲干净，硫酸铝会干扰聚醚和PVS的聚合[68-69]。

最近临床上有推荐使用一种硅氧烷聚合物类排龈材料（Magic FoamCord，Coltène/Whaledent）；它能较容易地深入到预备体终止线周围，且相比传统排龈线的放置其损伤更小、耗时更少。这是一种不含止血药物的两组分加聚型硅橡胶；聚合过程中，聚合反应会产生氢气；释放的氢气产生气泡，使材料转变为泡沫样结构。制取印模前常将材料注射到预备体终止线周围并使其在压力下维持完好。一项临床研究表明终止线放置在平龈或者龈下2mm以内的病例中，这种材料排龈造成的创伤更小。但若终止线放置在游离龈缘下超过2mm，且为斜面设计时，这项技术的效果弱于单线排龈技术。

激光

相比使用排龈线的机械排龈法和采用电外科技术法进行龈沟修整，波长980nm的二极管激光以及波长1064nm的钕：钇铝石榴石（Nd：YAG）激光的损伤更轻，出血更少，天然牙牙龈退缩更小[70]。但是由于Nd：YAG激光会作用于金属上，而种植体会吸收激光能量，致使自身温度升高并将热量传导至骨组织，因此Nd：YAG激光不能在种植体周围使用[71]。

铒：钇铝石榴石（Er：YAG）激光的波长为2940nm，它会被金属种植体表面反射，并且在软组织内的穿透距离较短，因此相对更安全。但它的止血效果不如CO_2激光。波长10600nm的CO_2激光也会被金属表面反射；当靠近金属种植体表面使用时，激光仅能吸收极少的能量，引起极其轻微的温度升高（<3℃）及附带损伤。同时CO_2激光不会造成种植体表面结构的改变[71]。

尽管使用CO_2激光在某些临床状况中更具优势，但它是有创的，不符合真正保守治疗的初衷。所以，若美学要求较高，使用CO_2激光来获得终止线周围软组织间隙可能并不合适，因为其会造成软组织缺损，而无法取得满意的美学效果[71]。

电外科技术

放置排龈线前，为了有效扩大天然牙周围龈沟间隙，临床医生可能选择使用电外科技术，并利用其电凝作用来止血[56,72]；但如果是在种植体周围则不建议使用；电极尖端高度集中的电流会过度产热，致使骨坏死或黏膜坏死。另外，有研究表明使用电外科手术进行排龈，相比使用浸透止血药物的排龈线会引起更严重的软组织退缩[47]。

旋转式切除法

旋转式切除法是指利用高速涡轮机沿着牙龈缘快速切除牙龈组织，创造一环形的软组织间隙。对于天然牙周围的健康软组织，若具备充足的角化龈，旋转式切除对牙龈缘高度的影响极小[73]。而若缺乏角化龈，这种方式会引起比较严重的术后反应，如龈沟的加深及软组织的退缩[74]等。一项狗的动物实验研究表明，相比电外科技术和使用排龈线的机械排龈法，牙龈旋转式切除会引起更严重的牙龈退缩[56]。

铜圈排龈法

几十年来铜圈排龈法一直是与相对应的印模技术一起使用。但因为这项技术目前并未得到广泛应用，在此不做详述。铜圈的使用摒弃了使用排龈线和止血药物进行排龈的要求；基于组织愈合以及牙龈退缩方面的考量，铜圈排龈法的效果还是令人满意的[47]。

小结

总之，临床上想要获得令人满意的印模依赖于临床专业知识、合适的材料以及技术方法等各方面的支持。但其中很重要的是印模前必须考虑如何正确地处理软组织并设计后续合适的治疗方案。印模前的软组织处理中排龈是必不可少的一步；各种排龈技术均有其缺陷，具体印模技术和印模材料的选择取决于医生对于临床案例的判断；相比无线排龈技术，使用排龈线的机械排龈法仍然被认为是操作标准。随着CAD/CAM系统的发展，数字化印模因其快速、高效以及患者接受度高将会被广泛采用；然而除非数字化印模能满足包含单颗牙贴面到常规或种植体支持的全口修复等所有临床案例的要求，传统印模技术仍然是口腔医生采用的金标准。

临床操作步骤详解

双线排龈技术的排龈线放置

病例J详细说明了使用双线法排龈技术制取终印模的步骤（图4-5）。取下临时冠后轻柔地清洁预备体、牙龈及龈沟（图4-5a~e），放置排龈线。排龈线的放置技术敏感性较强；因此应谨慎、轻柔地操作。在前牙区使用双线排龈技术时，第一根排龈线通常会选择3-0（Ultrapak，Ultradent），不联合使用止血药物以尽量减少发生牙龈退缩的可能性。排龈线首先在唇面放置，尽可能减少出血的情况下水平向推开牙龈，然后轻轻压迫排龈线（图4-5f和g）。使用平头的排龈器（N122PN Cord Packer PN，Brasseler USA）近远中向压迫排龈线的同时水平向推挤牙龈；因此排龈器常环绕预备体移动，以最小的压力给殆龈向加压，将牙龈侧向推开。

笔者偏好使用没有锯齿状结构的排龈器；因为这种锯齿状结构可能牵拉编织类排龈线的纤维而破坏其整体性。一些临床病例中，牙齿呈三角形，与扇贝形软组织紧密接触，并且牙龈较厚、纤维化程度较高，放置排龈线时使用平头的牙周探针（Goldman-Fox/Williams 探针，Hu-Friedy）造成的损伤会更小（图4-6）。如果在排龈过程中出现局部出血，可用蘸硫酸铝的小毛刷放置在损伤区域来止血。第一根排龈线要360°环绕牙齿一周，但不需要重叠或者有多余的部分位于龈沟外；其主要目的是水平向推开牙龈，防止龈沟内的渗出（图4-5h）。

将第一根排龈线完全压入龈沟内，保证没有多余的排龈线位于龈沟外；然后开始放置第二根浸透了25%硫酸铝（ViscoStat Clear，Ultradent）1-0的排龈线，

保证充分止血的情况下以同样的方式推开软组织（图4-5i）；并使一部分多余的排龈线位于预备体腭侧（图4-5i）。第二根冠方的排龈线放置完成后，从殆面观预备体终止线应该能完全暴露。如果此时发现软组织已经发生退缩（图4-5j），临床上必须仔细检查终止线的位置。一些医生会考虑将终止线降低置于重新调整后的游离龈缘根方来隐藏软组织–修复体界面；然而在做出如此关键的临床选择前，应当综合考虑许多关键因素，比如游离龈缘与牙槽嵴顶的距离、牙体预备后牙龈的健康状况、临时修复体的戴入、软组织的厚度和透明度以及从美学观点出发所需要的牙龈高度等（详见第1章）。在排龈线放置完成后，软组织被水平向、垂直向推开，从而暴露终止线。此时不禁会产生以下疑问：印模完成后软组织能否回弹至原来的位置？进一步降低终止线可能会侵犯生物学宽度并导致龈缘高度不一致，这些都会影响最终的临床修复效果。如果游离龈缘高度合适、牙龈健康，临床医生可以不需再降低终止线位置，直接按现有的终止线位置制取印模；然后用终印模灌制石膏模型；若2周后，软组织不能很好地冠向复位，考虑到可能存在美学风险，医生可约诊患者，把终止线位置根方迁移，重新制取印模；而另一方面，若软组织回弹至原位，工作模型则可用于最终修复体的制作。

采用双线排龈技术放置第二根冠方的排龈线或者使用单线排龈技术时，都需要在预备体舌腭侧保留足够长的一段排龈线；因为此处终止线一般位于龈上，对排龈的要求没那么严格。故建议将排龈线的末端朝向舌腭侧；相比唇侧和邻接区，舌腭侧更不需做那么充分地排龈（图4-7）。然而剩余过长的排龈线也会带来不利影响，它可能覆盖在预备体上或者其浸透的止血药物会污染预备体，从而影响印模的精确度，尤其是使用聚醚时。排龈线的长度及位置需与预备体相适应，这对于制取印模时取出排龈线是有利的，尤其在制取多单位修复的印模、操作时间有限的情况下显得更为重要。

还有一点我们需要意识到，制取印模时在取出冠方的排龈线后，软组织马上开始塌陷。因此，第一根排龈线是为了防止龈沟液及出血污染预备体，并保持龈沟间隙的敞开。在遇到薄而窄的软组织或者下颌切牙、上颌

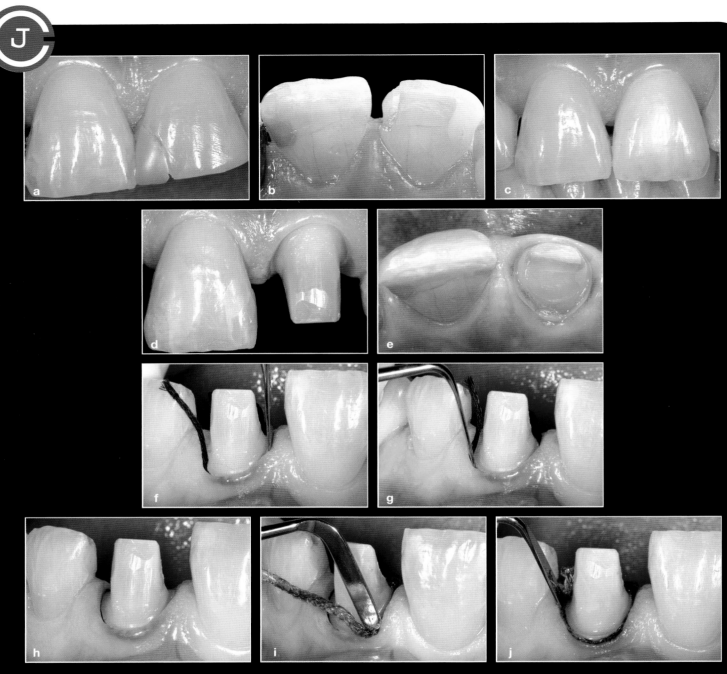

图4-5 （a和b）上颌中切牙唇面及殆面观。上颌左侧中切牙因龋病以及直接树脂修复失败拟行氧化锆全瓷冠修复。（c）牙齿已遵循第2章所述的理念和技术完成牙体预备，按第3章所述的理念制作临时修复体并戴入口内。可以注意到牙体预备后4周牙龈的健康状况。（d和e）取下临时修复体后预备体的唇面及殆面观。预备体及龈沟内所有残余的临时粘接剂均已清理干净。注意观察牙龈的健康状况。（f和g）为减少发生牙龈退缩的可能性，将第一根未浸染止血药物的3-0（Ultrapak #000）排龈线压入龈沟内。尽可能减少出血的情况下水平向推开牙龈，然后轻轻压迫排龈线。使用平头排龈器（N122PN Cord Packer PN）近远中向压迫排龈线的同时水平向推开牙龈。（h）第一根排龈线不能有多余的部分位于龈沟外。注意到它可以透过软组织显现出来。因此这类牙龈属于薄龈型、高透明度，后续发生牙龈退缩的风险较高。（i和j）放置第二根浸透了硫酸铝（ViscoStat Clear）1-0的排龈线，保证有一部分多余的排龈线位于腭侧。注意到牙龈似乎发生了退缩。

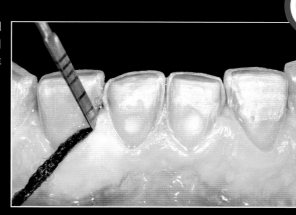

接第90页图片

图4-6 下颌切牙具有呈三角的外形、扇贝形牙龈覆盖相互紧邻的细小牙根以及较厚的纤维化的周围组织；制取印模前使用一扁平的牙周探针（Goldman-Fox/Williams Probe）而不是常规的排龈器进行排龈，损伤更小。

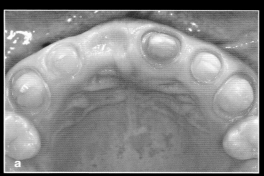

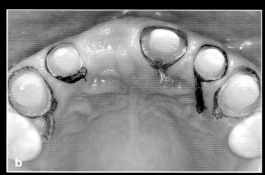

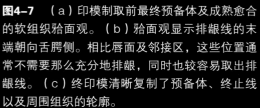

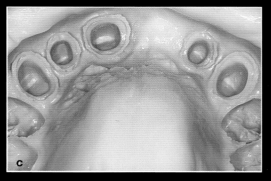

接第3章图片

图4-7 （a）印模制取前最终预备体及成熟愈合的软组织𬌗面观。（b）𬌗面观显示排龈线的末端朝向舌腭侧。相比唇面及邻接区，这些位置通常不需要那么充分地排龈，同时也较容易取出排龈线。（c）终印模清晰复制了预备体、终止线以及周围组织的轮廓。

侧切牙（软组织显得菲薄而脆弱）的全冠预备体时，依然会采用3-0作为第一根排龈线，而冠方的排龈线通常会选择2-0以减少软组织发生不可逆性退缩的风险。对于唇侧全瓷贴面，排龈的选择会更具争议性。通常会采用单线排龈法，并选择使用3-0排龈线；但是唇侧全瓷贴面的临床变数太多，医生必须根据完善的临床诊断，并在必要时改良操作步骤以尽可能地减少软组织损伤，从而获得合适的印模。

印模材料的使用/输送

对于常规印模中龈沟区域的精确度及稳定性，使用双相一步法和双相两步法都能获得终止线及龈沟区域满意的精确度[75]。ADA技术规范与标准表明这两种方法的精确度测量差距不到0.5%，而这一结果并无实际的临床意义[27]。对其有显著影响的是印模技术、印模时的出血状况以及探诊深度[76]。

影响印模精确度的一个关键因素是，使用双相两步法时托盘印模材料及注射用印模材料混合的质量。没有气泡、均匀的混合有利于获得最佳并且一致的操作、凝固时间。这样均匀的混合适用于绝大多数重体型、单次型及轻体印模材料；而使用油泥型印模材料时则不太适用。相对于目前市面上流通的一些印模材料（Imprint 3&Imprint 4 Penta Putty,3M ESPE），使用自混合的油泥型托盘材料会更具优势[77-78]。

另一个关键因素是如何将轻体印模材料输送到预备体上，尤其是终止线位置。单次使用、自混型的口内注射器对多数厂家的产品（3M ESPN Intra-oral Syringe；Extrude Intra-oral Syringe,Kerr）均有效（图4-8）。使用这种可以调整不同角度且不用担心混合过程中产生气泡的自混型注射器，将大大延长制取多单位印模时的工作时间，并有助于获得合适、细节丰富的印模[79]；这也同样大大简便了临床清洁程序，减少了印模材料的浪费，还节省了椅旁操作时间。

隔湿

卸下临时修复体后，不仅需要注意清洁预备体，还需注意清理多余的粘接剂和龈沟内的污染物。隔湿垫、棉卷、吸唾管和手术吸引管对实施印模前、印模中的有效隔湿均非常有效。在任何需要的位置，隔湿垫都可代替棉卷在颊侧前庭区使用，因棉卷放置在颊侧前庭会干扰印模材料的就位。使用吸唾管和手术吸引管时需远离龈沟以免使排龈线移位。印模过程中，放置颊牵开器有助于术者控制操作区域。

制取印模

本节将详细描述双相一步法印模技术。印模前，用蘸水的小棉球（水中浸湿）或者表面清洁剂（B4 Pre-Impression Surface Optimizer,Dentsply Caulk;Detail Pre-Impression Cleansing Gel,Clinician's Choice Dental）清洁预备体表面，清除可能影响印模完整性及精确度的止血药物（图4-9）。然后排龈线需在龈沟内放置5~7分钟；目的是让排龈线在龈沟内保留足够长的时间以达到充分的排龈，同时又不足以引起软组织退缩。如前所述，使用3-0和浸透硫酸铝（Hemodent Liquid, Premier Dental）的1-0排龈线，4分钟即可达到最充分的排龈效果[51]。单颗牙或者两颗牙时，排龈的时间比较容易控制。但多颗牙时要严格控制排龈的时间就不太可能了。因此，为了减少美学区牙龈退缩的风险，放置排龈线的顺序就显得非常关键；如果一个完整牙列需要制取印模，那么建议的排龈顺序是，首先磨牙区，再前磨牙区，接着尖牙和中切牙，最后才是更容易发生牙龈退缩的侧切牙；这样会使得前牙区的排龈时间远低于后牙区，从而减少美学区发生牙龈退缩的风险。

下一步是用水轻柔地冲洗牙齿及排龈线，保证排龈线的湿润；干燥的冠向排龈线在取出时会增加沟内上皮撕裂、出血的风险[80]。取出所有的冠向排龈线后，用气枪轻轻吹干预备体、龈沟以及周围的组织。

接着，助手将所选择的特定黏度（重体型或油泥型）托盘印模材料放入托盘（呈马蹄形）内；再在其上按压一个马蹄形的凹槽，将轻体材料注入其中。与此同时，保持口内注射器尖端位于终止线位置，环绕着预备体注入轻体印模材料。如前所述，自混型注射器在进行上述步骤时非常便利，多单位修复时更是；当印模材料注射到预备体上时已被自动均匀混合；注射器的尖端细小并可成任意角度，方便朝终止线位置输送印模材料（图4-10a和b）；但在后牙区以及开口度受限的病例中，时刻保持注射器尖端位于终止线位置（为了在印模中充分呈现终止线的细节）是临床操作的一大挑战；注

接第88页图片

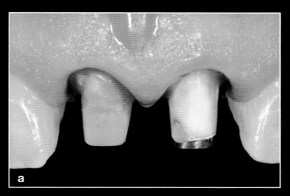

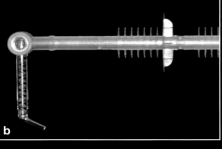

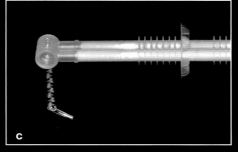

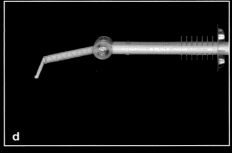

图4-8 （a）牙齿最终预备体的唇面观。上颌右侧中切牙进行内漂白后，分别戴入铸造桩和树脂核。然后重新修整预备体。（b～d）一次性使用的自混型口内注射器（3M ESPN Intra-oral Syringe），连接上轻体印模材料筒，然后分别填充印模材料的基质及催化剂。准备工作完成后，可以在90°范围内自由调整注射器尖端，印模材料在注射过程中自行混合。

图4-9 制取印模前，用蘸水的小棉球清洁预备体、邻牙和邻近的组织表面，彻底清除牙齿表面残留的可能影响印模完整性及精确度的止血药物。

接第94页图片

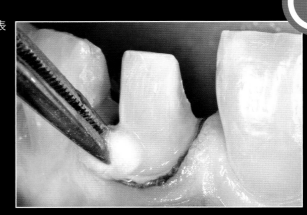

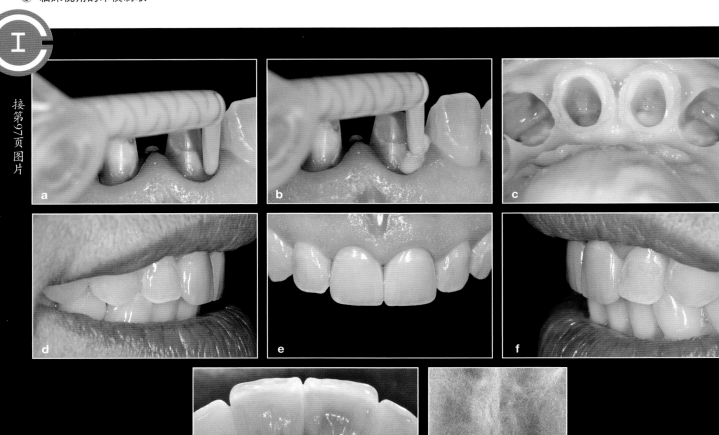

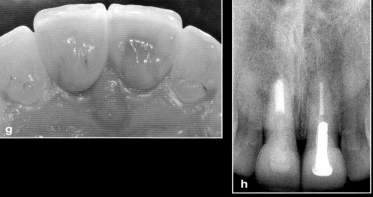

图4-10 （a和b）将自混型注射器尖端放置在终止线位置，轻体印模材料经过细致均匀的混合，环形注射到终止线上以保证充分的工作印模。（c）终印模照片观。（d~f）最终的二硅酸锂（e.max，Ivolar Vivadent）全瓷冠的唇面及侧面观。（g）终修复体殆面观。可以看到金属桩核从左侧上颌中切牙的腭侧隐隐透出。（h）终修复体根尖片。

射器将印模材料输送到龈沟内时应从最不易操作的区域（通常为远中舌侧区）开始，360°环绕终止线不间断地走行；根据预备体的数目或者操作时间允许的话，可以使用气枪将轻体印模材料轻轻吹入龈沟内，并在终止线位置重新环绕注射一圈；最后将其注射到预备体的殆面。然后，将托盘在口内就位，尽量少做水平向移动以免形

成气泡及拖痕（图4-10c~h）。

种植体支持上部修复的印模制取

在制取包含种植体的印模时，还需要考虑到其他因素；有时多种方式均可选择，比如闭口式或者开口式印模帽的使用。对于种植体支持的多单位联冠修复，比较

倾向于选用开口式印模帽，印模帽可以夹板固定或者不固定[81-83]，这将在第7章详细论述。若多颗种植体植入的角度不同，从口内脱模的过程中印模发生变形的可能性会增大；这种不利影响在种植体数目大于4颗的情况下，可能会进一步放大[84]。研究表明2~3颗种植体之间存在角度并不会影响印模的精确度[85-86]。当患者颌间隙受限时，对于单颗牙或者后牙的联冠修复，笔者一般会选用闭口式印模帽（图4-11a）；同样在一些同时存在种植体和天然牙修复的病例中，使用闭口式印模帽可以立刻进行二次印模以保证所有终止线和预备体都能被精确复制；这在多单位修复、全牙列修复以及种植体植入不会过深的情况下有其优势（图4-11b和c）。

另外，精确复制临时修复体所塑造的软组织轮廓也非常重要，它能帮助牙科技师精确设计修复体从种植体平台到游离龈缘之间的穿龈部分，这将在第5章详细论述。

印模的评估及软组织的恢复

印模制取完成后（图4-12a），临床医生应尽其所能促进牙龈的恢复。使用双线排龈时，关键在于及时取出第一根排龈线（图4-12b），同时冲洗龈沟以尽可能彻底去除残留的止血药物（图4-12c和d）。临时冠粘接后必须保证清除所有多余的粘接剂，以利于软组织进一步恢复（图4-12e和f）。需要仔细评估终印模是否存在拖痕、空隙、气泡或者撕裂的地方，尤其在终止线位置。而为了保证最终修复的成功，工作模型的评估要比终印模更加严谨（图4-12g和h）。研究显示石膏模型比印模中存在更多空隙、气泡和撕裂的地方[21,32,75,87]。

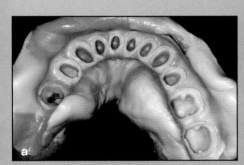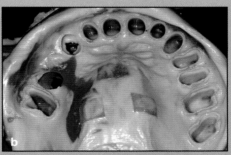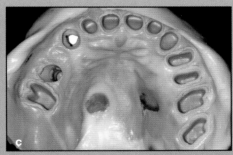

图4-11 （a）一个全口牙列的终印模，包含天然牙以及右侧下颌第一磨牙种植体支持的全冠修复。请注意因为有限的颌间隙，使用了闭口式印模帽。（b和c）全牙列修复的终印模。使用闭口式印模帽可以立刻进行二次印模以保证所有终止线和预备体能被精确复制。尽管使用了两种印模材料［Aquasil Ultra XLV, Medium Body and Light Body, Dentsply（b）；Imprint 3 Putty and Light Body（c）］，分别得益于健康的软组织和印模过程的良好控制，整体印模效果很相似（修复医生：Yen-Wei Chen和Ariel J. Raigrodski）。

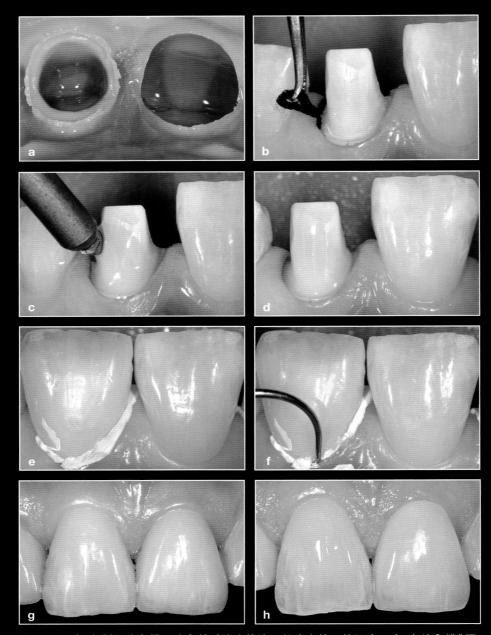

图4-12 （a）制取终印模。注意越过终止线渗入龈沟内的环状飞边。（b）终印模制取完成后，立刻取出第一根排龈线。（c和d）冲洗龈沟及牙齿以彻底去除可能残留的止血药物。取出第一根排龈线后，牙龈立刻开始回缩。制取印模前将终止线根向迁移可导致龈缘高度不一致。（e和f）粘接临时冠，用镰刀形探针及牙线彻底去除多余的粘接剂，以利于软组织的恢复。（g和h）最终修复体戴入后2周及5年后唇面观。印模完成后，牙龈与临时冠完美协调。最终修复体戴入后，软组织-修复体界面对接良好，5年后依然保持稳定。

参考文献

[1] Brägger U, Lauchenauer D, Lang NP. Surgical lengthening of the clinical crown. J Clin Periodontol 1992;19:58–63.

[2] Ingber FJS, Rose LF, Coslet JG. The "biologic width"—A concept in periodontics and restorative dentistry. Alpha Omegan 1977;10:62–65.

[3] Anneroth G, Nordenram A. Reaction of the gingiva to the application of threads in the gingival pocket for taking impressions with elastic material. An experimental histologic study. Odontol Revy 1969;20:301–310.

[4] Beier US, Grunert I, Kulmer S, Dumfahrt H. Quality of impressions using hydrophilic polyvinyl siloxane in a clinical study of 249 patients. Int J Prosthodont 2007;20:270–274.

[5] Beier US, Kranewitter R, Dumfahrt H. Quality of impressions after use of the Magic FoamCord gingival retraction system—A clinical study of 269 abutment teeth. Int J Prosthodont 2009;22:143–147.

[6] Van Strydonck DA, Slot DE, Van der Velden U, Van der Weijden F. Effect of a chlorhexidine mouthrinse on plaque, gingival inflammation and staining in gingivitis patients: A systematic review. J Clin Periodontol 2012;39:1042–1055.

[7] Blomberg PA, Mahmood S, Smales RJ, Makinson OF. Comparative elasticity tests for elastomeric (non-putty) impression materials. Aust Dent J 1992;37:346–352.

[8] Tjan AH, Nemetz H, Nguyen LT, Contino R. Effect of tray space on the accuracy of monophasic polyvinylsiloxane impressions. J Prosthet Dent 1992;68:19–28.

[9] Carrotte PV, Johnson A, Winstanley RB. The influence of the impression tray on the accuracy of impressions for crown and bridgework. Br Dent J 1998;185:580–585.

[10] Chai J, Pang IC. A study of the "thixotropic" property of elastomeric impression materials. Int J Prosthodont 1994;7:155–158.

[11] Abuasi HA, Wassell RW. Comparison of a range of addition silicone putty-wash impression materials used in the one-stage technique. Eur J Prosthodont Restor Dent 1994;2:117–122.

[12] Saunders WP, Sharkey SW, Smith GM, Taylor WG. Effect of impression tray design and impression technique upon the accuracy of stone casts produced from a putty-wash polyvinyl siloxane impression material. J Dent 1991;19:283–289.

[13] MacSween R, Price RB. Peel bond strengths of five impression material tray adhesives. J Can Dent Assoc 1991;57:654–657.

[14] Sulong MZ, Setchell DJ. Properties of the tray adhesive of an addition polymerizing silicone to impression tray materials. J Prosthet Dent 1991;66:743–747.

[15] Cho GC, Donovan TE, Chee WW, White SN. Tensile bond strength of polyvinyl siloxane impressions bonded to a custom tray as a function of drying time: Part I. J Prosthet Dent 1995;73:419–423.

[16] Chai JY, Jameson LM, Moser JB, Hesby RA. Adhesive properties of several impression material systems: Part II. J Prosthet Dent 1991;66:287–292.

[17] Payne JA, Pereira BP. Bond strength of three nonaqueous elastomeric impression materials to a light-activated resin tray. Int J Prosthodont 1992;5:55–58.

[18] Dixon DL, Breeding LC, Bosser MJ, Nafso AJ. The effect of custom tray material type and surface treatment on the tensile bond strength of an impression material/adhesive system. Int J Prosthodont 1993;6:303–306.

[19] Chee WW, Donovan TE. Polyvinyl siloxane impression materials: A review of properties and techniques. J Prosthet Dent 1992;68:728–732.

[20] Rios MP, Morgano SM, Stein RS, Rose L. Effects of chemical disinfectant solutions on the stability and accuracy of the dental impression complex. J Prosthet Dent 1996;76:356–362.

[21] Schelb E, Cavazos E, Troendle KB, Prihoda TJ. Surface detail reproduction of type IV dental stones with selected polyvinyl siloxane impression materials. Quintessence Int 1991;22:51–55.

[22] Lee SJ, Gallucci GO. Digital vs. conventional implant impressions: Efficiency outcomes. Clin Oral Implants Res 2013;24:111–115.

[23] Yuzbasioglu E, Kurt H, Turunc R, Bilir H. Comparison of digital and conventional impression techniques: Evaluation of patients' perception, treatment comfort, effectiveness and clinical outcomes. BMC Oral Health 2014;30;14:10.

[24] Chai J, Takahashi Y, Lautenschlager EP. Clinically relevant mechanical properties of elastomeric impression materials. Int J Prosthodont 1998;11:219–223.

[25] Hondrum SO. Tear and energy properties of three impression materials. Int J Prosthodont 1994;7:517–521.

[26] Anusavice KJ, Phillips RW, Shen C, Rawls HR (eds). Phillips' Science of Dental Materials, ed 12. St Louis: Elsevier/Saunders, 2013:151–181.

[27] Levartovsky S, Zalis M, Pilo R, Harel N, Ganor Y, Brosh T. The effect of one-step vs. two-step impression techniques on long-term accuracy and dimensional stability when the finish line is within the gingival sulcular area. J Prosthodont 2014;23:124–133.

[28] Caputi S, Varvara G. Dimensional accuracy of resultant casts made by a monophase, one-step and two-step, and a novel two-step putty/light-body impression technique: An in vitro study. J Prosthet Dent 2008;99:274–281.

[29] Wassell RW, Ibbetson RJ. The accuracy of polyvinyl siloxane impressions made with standard and reinforced stock trays. J Prosthet Dent 1991;65:748–757.

[30] Michalakis KX, Bakopoulou A, Hirayama H, Garefis DP, Garefis PD. Pre- and post-set hydrophilicity of elastomeric impression materials. J Prosthodont 2007;16:238–248.

[31] Blatz MB, Sadan A, Burgess JO, Mercante D, Hoist S. Selected characteristics of a new polyvinyl siloxane impression material—A randomized clinical trial. Quintessence Int 2005;36:97–104.

[32] Raigrodski AJ, Dogan S, Mancl LA, Heindl H. A clinical comparison of two vinyl polysiloxane impression materials using the one-step technique. J Prosthet Dent 2009;102:179–186.

[33] Dogan S, Schwedhelm ER, Mancl L, Heindl H. Comparison of new self-warming impression material to gold standard PVS [abstract]. Presented at the 43rd Annual Meeting of the AADR, Charlotte, NC, 19–22 March 2014.

[34] Nissan J, Laufer BZ, Brosh T, Assif D. Accuracy of three polyvinyl siloxane putty-wash impression techniques. J Prosthet Dent 2000;83:161–165.

[35] Nissan J, Rosner O, Bukhari MA, Ghelfan O, Pilo R. Effect of various putty-wash impression techniques on marginal fit of cast crowns. Int J Periodontics Restorative Dent 2013;33:e37–e42.

[36] Hansen PA, Tira DE, Barlow J. Current methods of finish-line exposure by practicing prosthodontists. J Prosthodont 1999;8:163–170.

[37] Goldberg PV, Higginbottom FL, Wilson TG. Periodontal considerations in restorative and implant therapy. Periodontol 2000 2001;25:100–109.

[38] Donovan TE, Chee WW. Current concepts in gingival displacement. Dent Clin North Am 2004;48:433–444.

[39] Perakis N, Belser UC, Magne P. Final impressions: A review of material properties and description of a current technique. Int J Periodontics Restorative Dent 2004;24:109–117.

[40] Rosenstiel SF, Land MF, Fujimoto J. Contemporary Fixed Prosthodontics, ed 4. St Louis: Mosby/Elsevier, 2006:431–465.

[41] Laufer BZ, Baharav H, Cardash HS. The linear accuracy of impressions and stone dies as affected by the thickness of the impression margin. Int J Prosthodont 1994;7:247–252.

[42] Laufer BZ, Baharav H, Langer Y, Cardash HS. The closure of the gingival crevice following gingival retraction for impression making. J Oral Rehabil 1997;24:629–635.

[43] Donovan TE, Gandara BK, Nemetz H. Review and survey of medicaments used with gingival retraction cords. J Prosthet Dent 1985;53:525–531.

[44] Wassell RW, Barker D, Walls AW. Crowns and other extra-coronal restorations: Impression materials and technique. Br Dent J 2002;

192:679–690.

[45]Baba NZ, Goodacre CJ, Jekki R, Won J. Gingival displacement for impression making in fixed prosthodontics: Contemporary principles, materials, and techniques. Dent Clin North Am 2014;58:45–68.

[46]Chiche G, Pinault A. Esthetics of Anterior Fixed Prosthodontics. Chicago: Quintessence, 1994:161–175.

[47]Ruel J, Schuessler PJ, Malament K, Mori D. Effect of retraction procedures on the periodontium in humans. J Prosthet Dent 1980;44:508–515.

[48]Harrison JD. Effect of retraction materials on the gingival sulcus epithelium. J Prosthet Dent 1961;11:514–521.

[49]Benson BW, Bomberg TJ, Hatch RA, Hoffman W Jr. Tissue displacement methods in fixed prosthodontics. J Prosthet Dent 1986;55:175–181.

[50]Fischer DE. Tissue management: A new solution to an old problem. Gen Dent 1987;35:178–182.

[51]Baharav H, Laufer BZ, Langer Y, Cardash HS. The effect of displacement time on gingival crevice width. Int J Prosthodont 1997;10:248–253.

[52]Baharav H, Kupershmidt I, Laufer BZ, Cardash HS. The effect of sulcular width on the accuracy of impression materials in the presence of an undercut. Int J Prosthodont 2004;17:585–589.

[53]Löe H, Silness J. Tissue reactions to a new gingivectomy pack. Oral Surg Oral Med Oral Pathol 1961;14:1305–1314.

[54]de Gennaro GG, Landesman HM, Calhoun JE, Martinoff JT. A comparison of gingival inflammation related to retraction cords. J Prosthet Dent 1982;47:384–386.

[55]Parker S. The use of lasers in fixed prosthodontics. Dent Clin North Am 2004;48:971–998.

[56]Azzi R, Tsao TF, Carranza FA Jr, Kenney EB. Comparative study of gingival retraction methods. J Prosthet Dent 1983;50:561–565.

[57]Ferrari M, Cagidiaco MC, Ercoli C. Tissue management with a new gingival retraction material: A preliminary clinical report. J Prosthet Dent 1996;75:242–247.

[58]Weir DJ, Williams BH. Clinical effectiveness of mechanical-chemical tissue displacement methods. J Prosthet Dent 1984;51:326–329.

[59]Woycheshin FF. An evaluation of the drugs used for gingival retraction. J Prosthet Dent 1964;14:769–776.

[60]Bowles WH, Tardy SJ, Vahadi A. Evaluation of new gingival retraction agents. J Dent Res 1991;70:1447–1449.

[61]Jokstad A. Clinical trial of gingival retraction cords. J Prosthet Dent 1999;81:258–261.

[62]Shaw DH, Krejci RF, Cohen DM. Retraction cords with aluminum chloride: Effect on the gingiva. Oper Dent 1980;5:138–141.

[63]Nowakowska D, Raszewski Z, Saczko J, Kulbacka J, Więckiewicz W. Polymerization time compatibility index of polyvinyl siloxane impression materials with conventional and experimental gingival margin displacement agents. J Prosthet Dent 2014;112:168–175.

[64]Csillag M, Nyiri G, Vag J, Fazekas A. Dose-related effects of epinephrine on human gingival blood flow and crevicular fluid production used as a soaking solution for chemo-mechanical tissue retraction. J Prosthet Dent 2007;97:6–11.

[65]Bennani V, Aarts JM, He LH. A comparison of pressure generated by cordless gingival displacement techniques. J Prosthet Dent 2012;107:388–392.

[66]Bennani V, Inger M, Aarts JM. Comparison of pressure generated by cordless gingival displacement materials. J Prosthet Dent 2014;112:163–167.

[67]Al Hamad KQ, Azar WZ, Alwaeli HA, Said KN. A clinical study on the effects of cordless and conventional retraction techniques on the gingival and periodontal health. J Clin Periodontol 2008;35:1053–1058.

[68]Poss S. An innovative tissue-retraction material. Compend Contin Educ Dent 2002;23(1 suppl):13–17.

[69]Shannon A. Expanded clinical uses of a novel tissue-retraction material. Compend Contin Educ Dent 2002;23(1 suppl):3–6.

[70]Gherlone EF, Maiorana C, Grassi RF, Ciancaglini R, Cattoni F. The use of 980-nm diode and 1064-nm Nd:YAG laser for gingival retraction in fixed prostheses. J Oral Laser Applications 2004;4:183–190.

[71]Martin E. Lasers in dental implantology. Dent Clin North Am 2004;48:999–1015.

[72]Wilhelmsen NR, Ramfjord SP, Blankenship JR. Effects of electrosurgery on the gingival attachment in rhesus monkeys. J Periodontol 1976;47:160–170.

[73]Brady WF. Periodontal and restorative considerations in rotary gingival curettage. J Am Dent Assoc 1982;105:231–236.

[74]Kamansky FW, Tempel TR, Post AC. Gingival tissue response to rotary curettage. J Prosthet Dent 1984;52:380–383.

[75]Thongthammachat S, Moore BK, Barco MT 2nd, Hovijitra S, Brown DT, Andres CJ. Dimensional accuracy of dental casts: Influence of tray material, impression material, and time. J Prosthodont 2002;11:98–108.

[76]Luthardt RG, Walter MH, Weber A, Koch R, Rudolph H. Clinical parameters influencing the accuracy of 1- and 2-stage impressions: A randomized controlled trial. Int J Prosthodont 2008;21:322–327.

[77]Nam J, Raigrodski AJ, Townsend J, Lepe X, Mancl LA. Assessment of preference of mixing techniques and duration of mixing and tray loading for two viscosities of vinyl polysiloxane material. J Prosthet Dent 2007;97:12–17.

[78]Dogan S, Raigrodski AJ, Mancl L. Assessing tray filling with various mixing techniques and impression materials [abstract 3207]. Presented at the 86th General Session of the International Association for Dental Research, Toronto, 2–5 July 2008.

[79]Dogan S, Raigrodski AJ, Spiekerman C. Comparison of new intra-oral syringe versus automatic handgun cartridge dispenser [673]. Presented at the Sixth International Assocation for Dental Research Pan European Regional Meeting, Helsinki, 12–15 September 2012.

[80]Pelzner RB, Kempler D, Stark MM, Lum LB, Nicholson RJ, Soelberg KB. Human blood pressure and pulse rate response to racemic epinephrine retraction cord. J Prosthet Dent 1978;39:287–292.

[81]Naconecy MM, Teixeira ER, Shinkai RS, Frasca LC, Cervieri A. Evaluation of the accuracy of 3 transfer techniques for implant-supported prostheses with multiple abutments. Int J Oral Maxillofac Implants 2004;19:192–198.

[82]Vigolo P, Fonzi F, Majzoub Z, Cordioli G. An evaluation of impression techniques for multiple internal connection implant prostheses. J Prosthet Dent 2004;92:470–476.

[83]Kim S, Nicholls JI, Han CH, Lee KW. Displacement of implant components from impressions to definitive casts. Int J Oral Maxillofac Implants 2006;21:747–755.

[84]Assuncao WG, Filho HG, Zaniquelli O. Evaluation of transfer impressions for osseointegrated implants at various angulations. Implant Dent 2004;13:358–366.

[85]Conrad HJ, Pesun IJ, DeLong R, Hodges JS. Accuracy of two impression techniques with angulated implants. J Prosthet Dent 2007;97:349–356.

[86]Choi JH, Lim YJ, Yim SH, Kim CW. Evaluation of the accuracy of implant-level impression techniques for internal-connection implant prostheses in parallel and divergent models. Int J Oral Maxillofac Implants 2007;22:761–768.

[87]Brosky ME, Pesun IJ, Lowder PD, Delong R, Hodges JS. Laser digitization of casts to determine the effect of tray selection and cast formation technique on accuracy. J Prosthet Dent 2002;87:204–209.

软组织轮廓的
精确转移

Ariel J. Raigrodski | Motoaki Ishibe

如第4章所述，终印模的首要目标是精确获得预备体和边缘终止线以及它在牙弓中的位置。当要制作种植体支持式的修复体时，终印模必须要能获取种植体在牙弓中的三维位置。无论如何，牙科技师作为牙支持式和种植体支持式修复体的制作者，提升满足组织健康、兼顾功能与美观的制作能力是非常必要的。一旦所有的外科程序（例如：种植体植入，涉及牙槽骨的牙冠延长术，软硬组织的增量）被完成并且支持组织已经愈合和成熟，软组织的塑形将由临时修复体来实现，如冠、固定修复的固位体[1-5]、卵圆形桥体[6-9]、种植体支持式的修复体[10-13]，这些临时修复体是实现与支持组织达到理想整合的前提。

在软组织美学方面，有研究已经明确了前牙区的牙龈顶点的位置和水平以及龈乳头的平均高度。这些客观数据会影响术者在外科程序中对唇侧及邻间处的骨形态和软组织外形的设计，从而获得理想的软组织轮廓以及与相应修复体的颈部和邻间相匹配的软组织外形设计。在一项研究中，研究者评估了上颌前牙区正中唇面牙龈顶点相对于牙齿纵轴的位置。牙龈顶点位置的测量是依

据每颗上颌前牙沿牙长轴的唇面中线获得的。上颌中切牙牙龈顶点位置是中线偏远中平均1.1mm，上颌侧切牙牙龈顶点位置是中线偏远中平均0.4mm，上颌尖牙牙龈顶点的位置几乎刚好落在中线上。侧切牙牙龈顶点的高度相较于相邻中切牙和尖牙的位置位于冠方大约1mm处。在另一项研究中，研究者测量了牙间龈乳头的长度，该长度是从牙龈顶点的水平位置到龈乳头冠方顶点的水平位置的距离。上颌前牙区的龈乳头长度平均值为近中4.0mm，远中4.1mm。平均近中龈乳头比为42%（近中龈乳头长度/牙冠长度×100%），平均远中龈乳头比为43%（远中龈乳头长度/牙冠长度×100%），上颌切牙之间无显著性差异，尖牙的龈乳头长度显示远中的龈乳头趋向于更长，所有测量牙的龈乳头比约为40%。

一些研究已经评估了不同人群牙列不同区域的牙龈显露情况。一项有420人参与的研究表明，有380人（91%）在大笑时可见牙间龈乳头[16]。需要注意的是，87%的参与者被诊断为低位牙龈笑线。另有一项研究评估了白人人群微笑时的软组织显露情况[17]，还有一项研

究关注的是中国人群微笑时软组织的显露情况[18]。第一项研究是评估了66位参与者的照片并测量牙齿牙龈和龈乳头的显露情况，研究显示不记性别，超过90%的参与者在最大微笑时显露前牙和第一前磨牙处的龈乳头[17]。后一项研究表明，在62名中国受试者中，43.5%的人（n=27）从中切牙到第一磨牙均显露出龈乳头[18]。另有一项评价了203名参与者微笑时前磨牙区牙龈显露情况的研究。这些参与者中显露第一和第二前磨龈乳头的比例分别为44%和49%，而且女性和年轻参与者牙龈显露更为显著[19]。

这些关于龈曲线、牙龈唇侧及邻间轮廓、牙龈显露情况的数据可以和其他的主客观美学参数一起用于各阶段的治疗。其中的一个治疗阶段包括修复体理想的颈部和邻间区轮廓的设计，以及随后产生的软组织外形，因为在微笑时，这些区域通常会露出来。

许多学者已经概述了种植体支持式修复体周围的软组织美学客观评价参数，一些描述性指标已被引入到种植体支持式修复体周围的软组织评价中。牙冠美学指数评价了牙冠以及种植体周黏膜唇侧边缘、黏膜位置、邻间隙、黏膜唇侧的外形、颜色、质地为指标的周围软组织[20]。另一个指标仅是粉色美学评分（Pink Esthetic Score，PES），这一指标专注于软组织美学，评价近远中龈乳头、软组织水平和轮廓、软组织颜色和质地，以及牙槽突表面有无类似接近牙根形态的轮廓。一些临床研究已经证实了使用粉色美学评分作为种植体支持式修复软组织评估工具的可行性[22-23]，另一项研究证实了粉色美学评分的数据，也反映了患者对于临床软组织效果的满意程度[24]。笔者认为，粉色美学评分也可作为冠、固定义齿固位体及卵圆形桥体周围软组织的美学评价工具。

遵循上述的评价参数，为了提高软组织美学的可能性，一旦通过临时修复体获得并维持了理想的软组织轮廓，则应采取相应临床和技工手段，确保将软组织形态从患者的口内转移到牙科模型上。一个能精确再现临床软组织形态的工作模型将有助于制造出理想的颈部和邻间外形轮廓的修复体。将软组织轮廓从患者口内精确地转移到模型上将提高技师根据其凹面形态和颈部、邻间隙外形设计最终修复体轮廓的能力。一个恰当的设计有

利于获得最终修复体的软组织美学、可清洁性和周围软组织健康。这些年来，针对不同的治疗方式，如传统冠修复、FDP固位体、卵圆形桥体、种植体支持冠和种植体支持卵圆形桥体，已经描述了各种不同的软组织转移方法和程序。以下针对每一种修复类型有关软组织轮廓的系统和精确转移的概念进行讨论。

传统全冠和固定义齿固位体

当邻间龈乳头有轻度缺损时，为了避免在邻间区出现黑三角并尽量获得美学整合，会在最终修复体的邻间区适度增加一些更高明度（视觉上小化实际宽度）的凸形外展（微翼状或微卵圆形）以延长邻接触区。这些也可以通过临时修复体来实现[25-26]。因此，获得一个具备冠预备体周围精确的颈部、邻间软组织轮廓以及邻接牙外形的模型是帮助技师上瓷时把握修复体轮廓的关键。这些轮廓应该是软组织轮廓在模型上的体现。然而，在制取印模过程中会因为软组织的收缩而导致轮廓的变形。

由于（取模时使用了）排龈线的关系，在被切削的工作代模与未切削的工作代模的邻接处，预备处的软组织因受到挤压导致变形。而软组织的形态，决定了最终修复体颈部与邻接点的形态。由于制备最终修复体时，希望尽可能地模仿临时修复的形态，这就导致由这个方法制作出的最终修复体（也就是用了排龈线、取模、在代模上制作出的修复体）颈部与邻接点的形态不是太大就是太小。因此，为了克服这个牙冠或者固位体这个形态上的问题，有以下几种技术。

一个较普遍的方法是在试戴支架的时候制取一个拾取转移印模。在底层冠或桥支架的内表面使用少量的临时冠粘接剂或轻体硅橡胶有助于在取模过程中最大限度地提供稳定性[27-28]（图5-1a～d）。这种技术已被用于铸造修复体制作当中，现在也用于CAD/CAM制作的全瓷底层冠和FDP桥支架（图5-1e和f），因为CAD/CAM的匹配性得到了改进[29-32]。

已往的铜带印模技术使临床医生能够利用树脂拾取内冠的拾取印模来获取软组织轮廓；在这种技术中，可以通过将多个树脂拾取帽夹板式固定在一起，以进一步

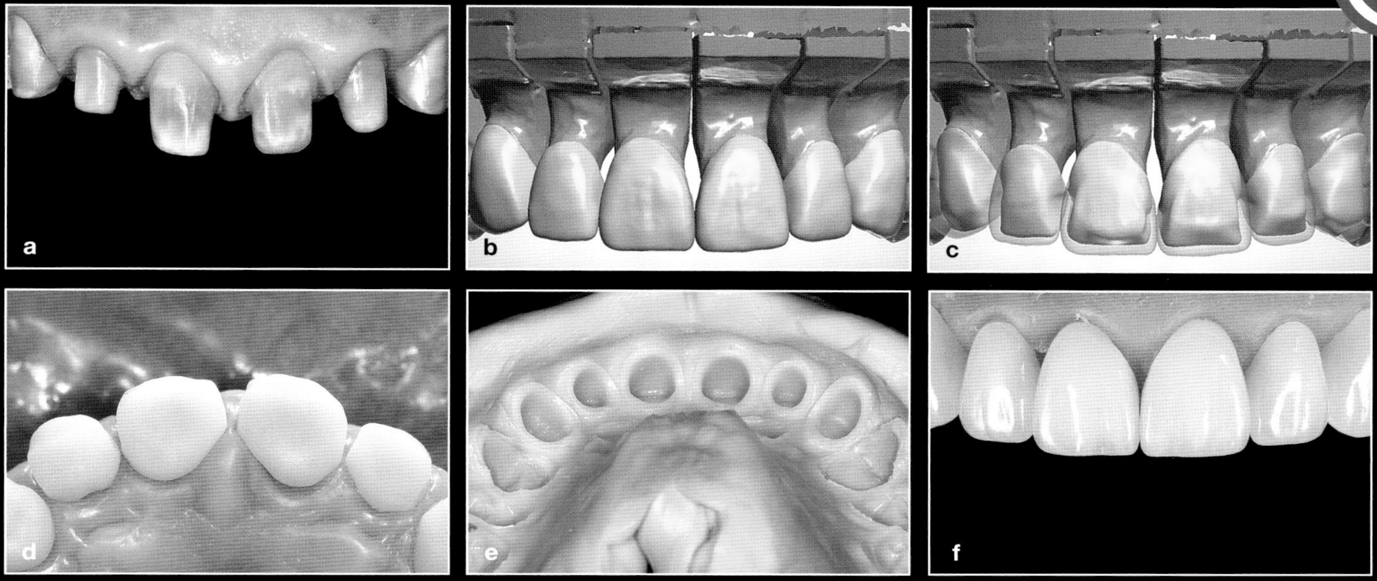

图5-1 （a）上颌前牙区氧化锆全瓷底层冠修复设计，完成最终牙体预备的唇面观。（b和c）最终虚拟蜡型和氧化锆基底全瓷修复设计的虚拟底层冠的正面观。注意底层冠的设计在唇面和切端位置已为饰面瓷预留充足的空间，这类似于唇侧贴面的预备。（d）底层冠在患者口内试戴的殆面观。可见全部的底层冠腭侧外形，底层冠为氧化锆整块切削制作。（e）带有底层冠的拾取印模，取这个印模是为了对最终修复体颈部轮廓的设计和制作进一步优化。（f）在新的软组织石膏模型上完成最终修复体的唇面观，可以看到，修复体的颈部轮廓与位于自然位置的人工牙龈匹配良好，因为在取拾取印模的过程中并没有使用排龈线。

增加其在印模制取过程中的稳定性[33-35]。其他也有报道用硅橡胶材料再次灌制印模（即将修整后的最终石膏模型复位至注射了硅橡胶印模材料的终印模内）的方法以减少收缩的可能。然而，无论这些程序如何保守，这种技术无法在排龈技术前精确地复制软组织轮廓[36]。

还有人提倡在不排龈的情况下先制取一个印模，以准确地转移软组织轮廓，然后在排龈后制取终印模，以终印模灌制最终的石膏模型。之后，利用不排龈的印模和修整后的最终石膏模型，整合制作出在相应软组织区域处可取下的人工牙龈石膏模型[37]。这种改良技术的目的是在基牙预备边缘终止线于龈下之前，对软组织轮廓和初备后的牙齿制取印模。随后，根据需要将终止线放置在游离龈缘的下方，排龈后再制取终印模。然后将终印模灌制石膏，并对工作模型进行切割和修整。第一个软组织印模需做适当的修剪，以允许经切割和修整的终印模石膏模型能准确地复位到印模中。将石膏模型插入第一个未排龈制取的印模中，在石膏和印模之间的空隙处注射人工牙龈硅橡胶，即

获得可活动的软组织模型[38]。Noh等[39]使用改进的Geller模式和临时修复体来记录单冠修复时的软组织轮廓。然而，在终印模石膏模型上就位临时修复体的方法被证明，可能不如就位最终底层冠或最终修复体那么精确，它可能会降低将软组织转移到石膏上的准确性。

种植体支持式冠

精心设计并塑形的种植体支持式修复体必须要有龈下及齐龈处的轮廓设计，这个设计体现的是从种植体平台水平上的圆形形态到预期的游离龈边缘处修复体横断面上理想形态的过渡。在临时修复阶段成形并确定穿龈轮廓，有利于为最终修复体的制作充分复制颈部及邻间隙处软组织外形[40]。所以，种植体支持式修复体终印模所起的作用不仅仅是获取种植体在牙列上的三维位置，而且要精确地获取并转移齐龈及龈下软组织的外部形态及穿龈轮廓。因此，精确转移临时修复体与牙龈交接处

及其深部的轮廓，必须要结合运用制取从龈缘到根方的种植体平台的印模技术。

然而，一旦临时修复体被移除，软组织将因缺乏支撑而塌陷。因此，由临时修复体塑形而来的穿出外形和软组织轮廓也随即消失。所以，使用固定在种植体平台上的市售印模帽对软组织轮廓缺乏足够的支撑，这将使终印模上复制的软组织外形不够精确。由此而来的最终石膏模型将导致所设计最终修复体与临床牙龈边缘轮廓不一致，相应地也就造成颈部和邻间隙区域的软组织外形欠佳，进一步导致最终软组织美学效果受影响。

直接法

有若干种技术可以用来将患者口内龈下和齐龈处的软组织轮廓记录并转移到最终的石膏模型上。通常，直接法是在取下临时修复体之后，立即将印模帽连接到口内种植体平台上，穿龈处软组织与印模帽之间的间隙内填充高弹性的轻体印模材料或是自固化丙烯酸树脂（PMMA）或双固化（光固化、自固化）复合树脂材料[41-42]。

直接法程序步骤如下（图5-2）：

1.在患者就诊前，准备好合适的印模帽，并在其颈部用高速金刚砂车针做一些水平锯齿状刻痕（图5-2a），这个锯齿状刻痕将有助于在后续程序中提高树脂的机械固位力。如果是使用高弹性轻体印模材料而非树脂，则应使用相应的有机硅粘接剂以增加硅橡胶材料和印模帽的机械固位力。此外，采用另一种硅橡胶材料（例如，聚乙烯类硅橡胶，如果聚醚类硅橡胶被用于注射，反之，当聚乙烯类硅橡胶被用于注射，聚醚类硅橡胶则用来取终印模）制取终印模（图5-2b）。

2.移除临时修复体或个性化解剖愈合基台（图5-2c~e），随即将印模帽安装至口内种植体平台上。

3.确定印模帽完全就位，并拍X线片确认。

4.立刻混合自固化丙烯酸树脂或光固化复合树脂（以采用低固化收缩率的树脂为宜），并用一次性弯头注射器将树脂注射到印模帽和软组织缝隙之间（Monoject，Tyco/Healthcare-Kendall；1.2mL Syringe，Ultradent）。此外，也可选用高弹性的轻体材料。

5.在材料仍有流动性的时候，将其注射进印模帽与

软组织之间的"袋"中，从种植体平台到游离龈缘的空间均被注满。如果使用的是自固化的丙烯酸树脂，注意在固化放热的过程中在材料表面进行喷洒冷却水以降低温度。如果使用的是光固化复合树脂，则直接从原装盒/注射器中逐渐注入材料并光固化。如果使用的是高弹性的印模材料，宜选择一种速凝的亲水轻体材料（图5-2f~h）。

6.取终印模，然后灌制最终石膏模型，同时在替代体边缘软组织的位置处灌制仿软组织的软体硅橡胶。最终的石膏模型上的齐龈临界处和下方亚临界区域需能良好复制出患者口内相应区域的轮廓外形。

虽然直接法的椅旁时间相对更短，但这种方法的弊端在于卸下临时修复体之后，在安装印模帽并拍片确认这段时间里，软组织已经发生部分塌陷了，所以即使材料注射到整个空间内也无法精确地捕捉到临时修复体所支撑的空间。因此，最终的石膏模型上所复制出的外形轮廓的精确度受影响。

间接法

间接法需要更多的临床时间，因为它需要在牙科技工室使用临时修复体，而这期间患者需要椅旁等待。然而，间接法能将患者临床的真实情况更加精确地复制并转移到最终石膏模型上。许多文献的作者都提倡此类方法，患者口内戴临时修复体取印模，即可以是闭窗式印模[43-44]也可以是开窗式Pick-Up印模[45-46]。取好印模后再将临时修复体与种植替代体连接，用仿软组织硅橡胶包绕临时修复体的颈部区域，其他部位均灌牙科用灌模石膏，这样最终的石膏模型上就有了精确的轮廓外形。Elian等[44]建议灌制一个全部是仿软组织硅橡胶材料的模型以记录软组织轮廓的印模，同时，使用转移杆制取一个标准种植体水平的印模，并灌制最终石膏模型。另外也有学者主张取标准种植体水平印模并灌制石膏模型，然后修剪掉替代体周围的石膏，再将临时修复体与模型上的替代体连接，在临时修复体的颈部周围注射轻体硅橡胶。待这种仿软组织的硅橡胶凝固，移除临时修复体就可以得到一个带有软组织轮廓外形的最终石膏模型了[47]。另外还有学者描述了一种依靠CAD/CAM近距离扫描的印模技术。一旦软组织和临时修

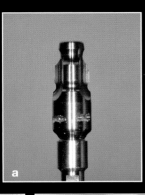
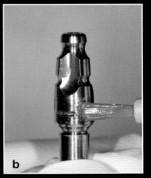

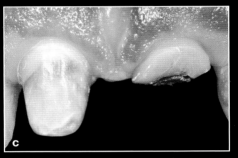
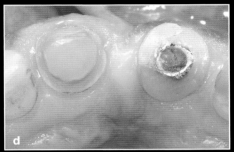
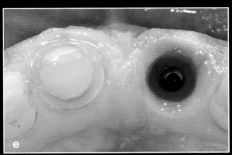

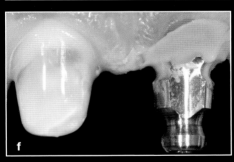
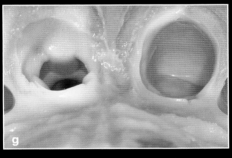
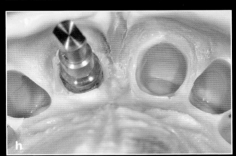

图5-2 （a）闭窗式印模帽（NobelActive RP，Nobel Biocare），注意印模杆上有高速车针制作出的水平锯齿状刻痕，这些刻痕能使印模帽修改材料获得固位。（b）应用聚醚黏合剂（3M ESPE）以增强在修改印模帽的过程中使用的轻体聚醚的固位力。（c和d）左侧上颌中切牙位置种植体上的个性化解剖愈合基台在愈合3个月后的𬌗面和唇面观。（e）在解剖愈合基台被移除后，种植体和上颌中切牙区域的软组织的𬌗面观。（f）将印模帽固定到种植体平台上，并将轻体聚醚印模材料（Permadyne，3M ESPE）注射到袖口与印模帽之间的沟内。选择这种材料是因为它的亲水性，并且因为后续可能使用PVS来制作终印模（这些材料不会相互黏合）。至此个性化印模帽制作完成。（g和h）插入或不插入个性化印模杆的种植体支持的临时修复体印模（Imprint 3，3M ESPE）视图。注意在种植位点处的个性化印模帽横截面，它类似于相邻的上颌中切牙颈部区域的横截面。

复体的轮廓已经获得认可，从患者口内移除粘接在一起的临时修复体和临时基台，立即使用CAD/CAM单元进行扫描，以复制其设计，并用所选材料制作出带有临时修复体穿龈轮廓的个性化修复基台[48]。目前，随着数字化获取种植体印模技术的兴起，有学者已经开始用种植体扫描杆取种植体水平的终印模。现在已有多种设备和软件能满足多种不同扫描系统[49-50]。这些扫描杆通常呈圆柱形，使用它

们的过程中软组织可能会有塌陷，最终导致所记录的软组织形态不够精确。为处理这类问题，一些学者提出在获得的数字化模型上移除替代体周围的软组织区域部分。将临时修复体从患者口内取下，消毒后在计算机辅助设计和制作出来的模型上与替代体连接，再用人工牙龈注射充填到种植体支持的临时修复体颈部周围，这样所获得的软组织轮廓外形就精确地复制出患者口内的真实情况[51]。

间接直接法

一些学者描述了一种间接直接法来转移和复制临时修复体颈部轮廓到一个改良的印模帽上，后用这个改良的印模帽取口内印模便可获得既有软组织轮廓信息，又有种植体在牙弓中的位置信息的印模[52-53]。为将患者口内工作区域的外形轮廓精确地转移到最终石膏印模上，需要将临时修复体从种植体平台水平到其冠方游离龈缘水平这段空间的整体三维轮廓转移到印模帽上。有了这个改良的印模帽（无论是开窗式的还是闭窗式的印模帽），软组织在取终印模时就能获得和临时修复体一样的支持作用。以下是用个性化印模帽间接直接法技术印模，该方法也方便于在同一牙弓中既有牙支持式，又有种植体支持式修复的印模取模。

间接直接法技术印模详细程序如下所述（图5-3和图5-4）。

在约诊患者前

1.先混合一些牙科用石膏并放入一个医用的塑料杯当中，取与患者口内一致的种植系统的替代体，将其根方的2/3插入石膏中。在石膏完全凝固前先做一些固位沟槽，待石膏凝固时确保替代体在石膏中牢固稳定（图5-3a；图5-4a）。

2.取相应的印模帽并用高速金刚砂车针在印模帽上做水平型锯齿状刻痕（图5-3b和c；图5-4b和c）。

患者就诊期间

1.将临时修复体从种植体上卸下（图5-3d~f；图5-4d）。

2.为防止因移除临时修复体而造成的软组织塌陷，在移除的同时立刻注射快速凝固的轻体PVS或是轻体聚醚材料到种植体平台水平至游离龈缘水平之间，以稳定临时修复体塑形而成的软组织穿龈轮廓[54-55]。另一个方案是将浸渍了葡萄糖酸氯己定的棉球安放至穿龈轮廓处（图5-3g）。

3.消毒临时修复体，将其与医用塑料杯中的替代体连接（图5-3h和i；图5-4e）。

4.在医用塑料杯和连接在替代体上的修复体之间注射高弹性的轻体印模材料，直到将临时修复体根方的1/3区域完全浸没（图5-3j和k；图5-4f和g）。

5.待高弹性的轻体印模材料凝固后移除临时修复体（图5-3l和m；图5-4h）。移除后可见在轻体高弹性印模材料和替代体平台之间所留下的空间。这个空间就是软组织的轮廓外形，是临时修复体颈部和近远中邻间隙的临界与亚临界轮廓的阴模。

6.将印模帽连接到塑料杯中的替代体上（图5-3n和图5-4i）。印模帽上的锯齿状刻痕将在下一步使用的自固化丙烯酸树脂或光固化或自固化的复合树脂和印模帽之间获得机械固位力中发挥作用。

7.混合自固化丙烯酸树脂或者光固化复合树脂或自固化复合树脂（使用低固化收缩率的树脂），并将其装入一次性使用的塑料注射器中，在其流动性良好时，将其注射到轻体高弹性印模材料和印模帽之间的空隙当中（图5-3o和p；图5-4j）。

8.一旦树脂固化完成，从替代体上取下印模帽，可以观察到粘接在印模帽上的树脂形态，即是临时修复体颈部及邻间隙区域的轮廓外形，这些树脂已经成为个性化印模帽的一部分了。

9.修整掉改良印模帽冠方多余的树脂。如果将其用作制取开窗式Pick-Up印模，这种修剪可以确保多余的树脂不影响改良印模帽与印模材料之间的固位力。如果是用作制取闭窗式印模，修剪多余的树脂可以防止在灌模前用于引导印模帽准确复位到终印模内的标志形态不清晰（图5-3q和图5-4k）。

10.回到患者的口内，取掉穿龈袖口处的速凝轻体弹性印模材料或是浸满葡萄糖酸氯己定溶液的小棉团。迅速将制作好的个性化印模帽安装到种植体上，评估软组织轮廓情况，根据需要对树脂进行一些必要的调整（图5-3r），并拍摄根尖片确保印模帽完全就位（图5-3s~v；图5-4l和m）。

11.制取终印模，灌制石膏，在石膏模型的个性化印模帽周围软组织的区域灌制仿软组织硅橡胶（人工牙龈）。这样最终工作模型上种植体替代体周围的临界和亚临界轮廓的形态，即是患者口内相应区域形态的再现了。

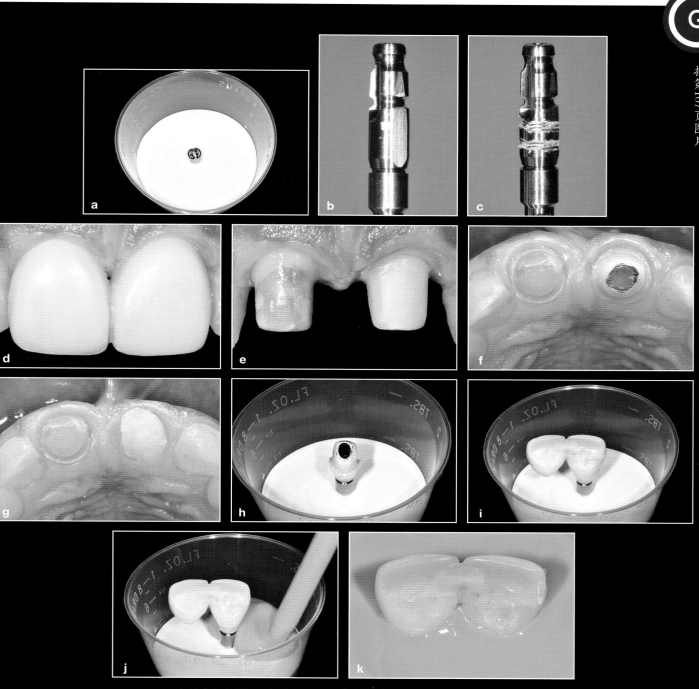

图5-3 （a）替代体根端2/3部分插入医用塑料杯内的牙科用石膏中。（b和c）用高速车针在闭窗式印模表面刻出水平锯齿状粗糙面前后，刻痕有助于提高材料和印模帽之间的机械固位力。（d）种植体支持粘接固位的临时修复体戴入数月后的唇面观。（e和f）改良的临时解剖基台的唇面观和殆面观。可见其与拟行氧化锆基底全瓷冠修复的相邻上颌中切牙预备后的形态相似，包括牙龈轮廓外形和健康情况。（g）一旦将临时个性化解剖基台从种植体平台上卸下，立刻用浸过葡萄糖酸氯己定溶液的小棉团放入穿龈处以维持轮廓防止其塌陷。（h）个性化解剖基台经消毒后连接至塑料杯里的替代体上。（i）随后，将临时FDP（包括邻近的临时单端桥）就位于个性化临时修复基台上。（j和k）将轻体PVS（Aquasil Ultra，Dentsply）注入临时修复体根方1/3区域周围。

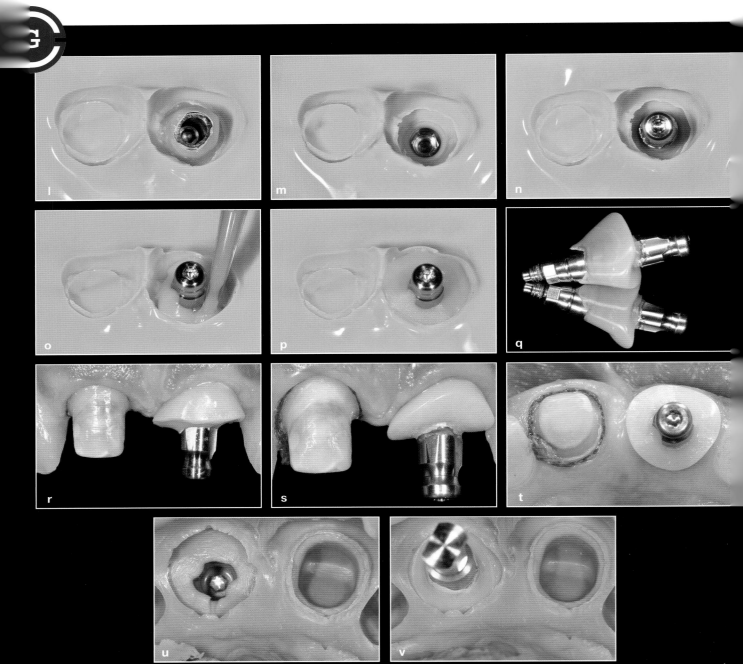

图5-3（续） （l和m）待轻体弹性印模材料凝固后，从替代体上取下临时固定修复体和个性化临时修复基台。（n）将印模帽与塑料杯中的替代体连接。可见在轻体弹性印模材料和印模帽之间存留的空间。（o和p）将自固化丙烯酸树脂（Jet，Lang）注入上述空间。（q）检查个性化印模帽视图。（r）将个性化印模帽在患者口内试戴，可见个性化印模帽上的树脂材料边缘在游离龈缘的冠方，这些多余的树脂并无支撑软组织的作用，相反，它会影响个性化印模帽在终印模中最终就位的准确性。（s和t）取终印模前制作好的个性化印模帽的唇面观和𬌗面观。（u和v）插入个性化印模帽后的终印模（Imprint 4，3M ESPE）和没有插入印模帽的终印模视图。可见在种植位点处个性化印模帽的穿龈部分与邻近上颌中切牙的颈部区域轮廓基本一致。

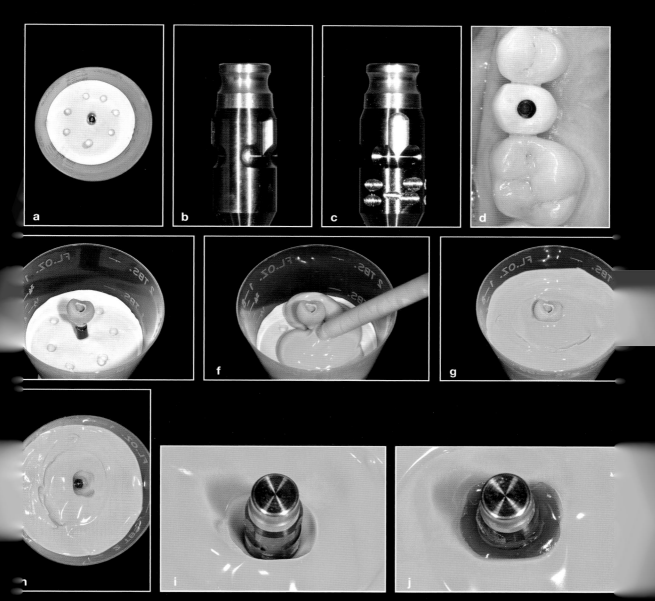

a）替代体（Certain Prevail，Biomet 3i）底部2/3部分插入医用塑料杯中牙科石膏中。（b和c）高速车针在闭窗
齿状刻痕前后视图，刻痕有助于提高制作个性化印模帽的树脂与印模帽之间的机械固位力。（d）螺丝固位的种
复体在取下前口内殆面观。（e）卸下临时修复体并消毒处理，将临时修复体与医用杯中的替代体连接。（f和g）
Ultra）注射到临时修复体根部1/3的周围区域。（h）待轻体弹性印模材凝固后，卸下临时修复体，可见截面"窝
就是复制出的软组织外形轮廓。（i）将准备好的印模帽与塑料杯中的替代体相连。可见在轻体弹性印模材料表面
的空隙。（j）将自固化的丙烯酸树脂（GC Pattern Resin，GC America）注射到上述空隙内。

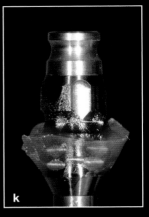
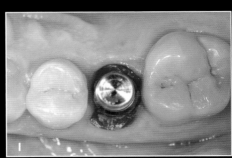
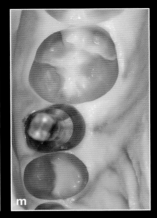

图5-4（续） （k）制作完成的个性化印模帽。（l）个性化印模帽就位到患者口内后𬌗面观。（m）闭合式个性化印模帽就位至终印模（Imprint 3）后视图。

牙支持式固定修复义齿的卵圆形桥体

桥体位点的卵圆形轮廓由外科和修复的方式来获得，以便于建立一种可清洁的修复体，该桥体以美学和健康的方式与软组织结合，并模拟天然牙的颈部轮廓[56-59]。卵圆形凸起的表面要求高度光滑[60]并向软组织有轻度压迫，但不影响软组织血供。如果患者能够用牙线和冲牙器有效控制菌斑，其下方支持的组织面不会有炎症表现[62-63]。卵圆形桥体施加的轻度压迫也可以在桥体位置获得一薄层角化上皮组织[62]。用外科和/或修复体的方式引导卵圆形桥体位点的形成需要一定的时间。这类桥体位点的最终轮廓既由可获得的软组织的量所决定，又由临时修复体龈端的塑形情况及颈部和近远中轮廓所决定，正是修复体的龈端结构支持着桥体龈端软组织的外形[6-7,59]。

一般情况下，当给带有桥体的固定修复义齿取终印模时，在临时修复体被移除，基牙完成清洁后，软组织已发生收缩了，桥体位置的软组织塌陷，最终桥体位置处由软组织形成的"假"龈乳头也就消失。因此，如果临床医生没有采取相应的措施将患者口内桥体位置的轮廓精确记录并转移至最终石膏模型上，技师将只能在石膏模型的桥体位置做主观臆想的修整，这种在最终石膏模型上桥体龈端处凭想象而恢复外形，最终的结果是使桥体龈端组织面的诸多设计沦为随意武断，而且和患者口内桥体位置的组织面真实情况不符，由此导致最终修复体桥体龈端的外形轮廓和临时修复体桥体轮廓不一样，但临时修复体的桥体龈端形态代表了最终修复目标的蓝图。

笔者提出了将临床上的卵圆形桥体位点精确记录并转移到最终的石膏模型上的多种不同方法。Dylina[59]提出一种卵圆形桥体周围指数，它是通过用PVS印模材料对临时固定修复体的固位体和桥体的形态取印模作为指标的方法[64-65]（图5-5）。技师将以这个硅橡胶印模的指数为指导去制作最终修复体上桥体的凹度，颈部和邻间处的轮廓。Chee等[66]提出不用托盘的PVS印模材料取临时修复体及其邻牙的拾取印模作引导的方法。即当终印模取好并灌制出最终石膏模型后，桥体部位的石膏模型做适当修整，将工作模型制作成可拆卸式工作模型。在患者下次约诊时，将临时修复体从患者口内取出并以切端和唇面为引导插入到无托盘硅橡胶引导印模中。将轻体聚醚硅橡胶印模材料注射到暴露出来的临时修复体桥体龈端的凸面上，再将这个无托盘硅橡胶引导印模整体就位到最终的石膏模型上，从而复制出桥体部位的轮廓。

其他一些学者描述了通过使用自固化丙烯酸树脂和轻体硅橡胶在固定桥支架或是在修复体的陶瓷烧坯阶段

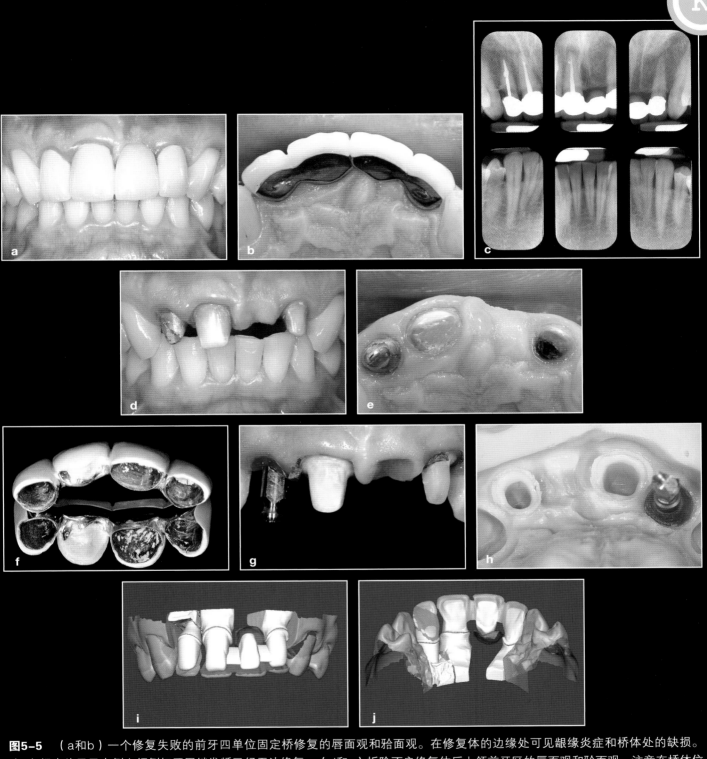

图5-5 （a和b）一个修复失败的前牙四单位固定桥修复的唇面观和殆面观。在修复体的边缘处可见龈缘炎症和桥体处的缺损。
（c）根尖片显示右侧上颌侧切牙因继发龋已经无法修复。（d和e）拆除不良修复体后上颌前牙区的唇面观和殆面观。注意在桥体位
点处水平向牙槽嵴缺损。（f）拆除的修复体视图，可见桥体处为盖嵴式设计。（g）一个三单元的全瓷固定修复和一个安装好特制印
模帽即将取模的种植体支持的冠修复（NobleReplace NP，Nobel Biocare）在印模前唇面观。（h）已就位好个性化印模帽的终印
模，转移了理想的软组织外形轮廓。（i和j）基于临时修复体外形轮廓在CAD软件上的桥架结构和氧化锆基底冠（Lava，3M ESPE）
虚拟设计视图。

K

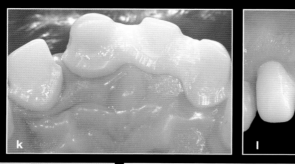

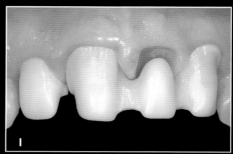

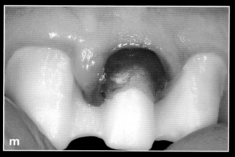

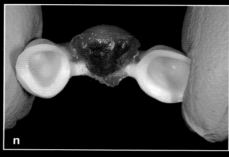

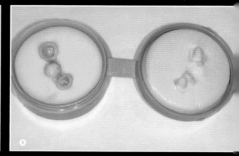

图5-5（续） （k和l）试戴桥基底检查合适度并评价桥体位点的软组织，可见桥体下方软组织的特定形态及其与桥体间存在间隙。桥体下方软组织形态与邻近上颌中切牙的软组织轮廓接近。（m和n）用桥支架作托盘，用自固化丙烯酸树脂（GC Parttern Resin）和轻体聚醚硅橡胶（Permadyne）对桥体位点轮廓取印模。（o）因为桥体位点形态的唯一性，在上述步骤完成后，还要用临时修复体制作一个包括卵圆形桥体周围全部外形的硅橡胶导板，它将在未来被技师用来复制临时桥体的龈端形态。

C

接第4章图片

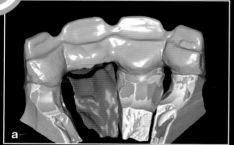

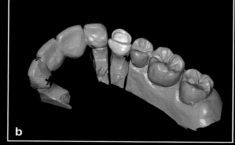

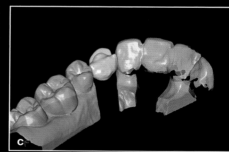

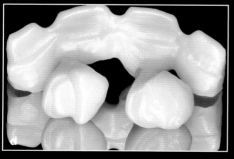

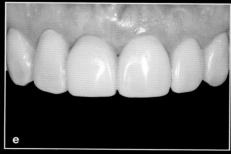

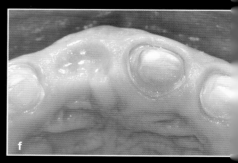

图5-6 （a）虚拟设计前牙四单位氧化锆基底固定修复（Lava）的腭侧面观，可见广泛的腭侧支柱旨在为饰面瓷提供支持。由于这种类型的氧化锆专门用于设计底冠和桥支架，所以咬合接触区域是由饰面瓷构成，以避免对颌牙列与此相关的磨损。（b和c）虚拟设计上颌尖牙氧化锆基底冠（Lava）的腭侧视图。出于与桥支架同样的考量，基底冠也做同样的设计。（d）根据虚拟设计制作出来的固定桥支架和内冠。（e）桥支架试戴前临时修复体的唇面观。（f）桥体位点𬌗面观。

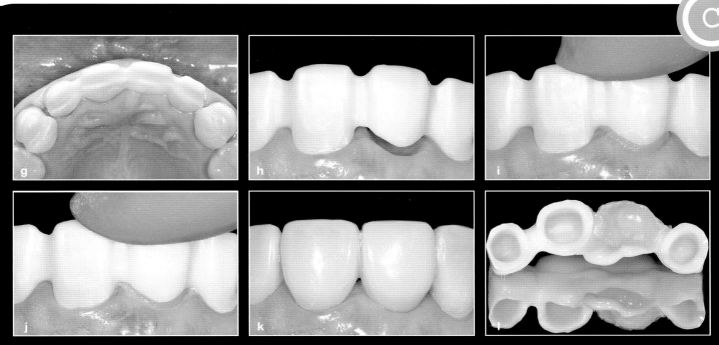

图5-6（续）（g和h）试戴桥支架评价合适度并评估桥体位置的软组织的殆面观和唇面观。可见桥体和下方软组织存在间隙。（i）光固化复合树脂加衬到桥底下，凸面处并光固化。此过程在桥支架试戴在患者口内进行，以记录桥体的轮廓。（j）再将轻体印模材料加到桥体凸面处，并戴入患者口内以进一步修整光固化树脂形态。（k和l）待印模材料凝固后，将复制有桥体轮廓的桥架基底取下并观察，确保其与临时修复体上的颈部和近远中邻接处的外形轮廓一致。一旦获得了理想的外形轮廓，桥支架就可送到牙科工作室，技师将以之为模板来完成最终桥体处的颈缘，近远中邻间和凸面的外形轮廓。

来对桥体处软组织轮廓进行印模[7,67-68]（图5-6）。这种技术是将FDP支架作为托盘来获取卵圆形桥体部位的轮廓，再对经上一步而获得修正的卵圆形桥支架取拾取印模，从而灌制出带有桥体部位软组织轮廓的模型。这里通过两个不同病例（图5-7和图5-8）加以展示。一旦FDP和它的桥支架设计完成（图5-7j~m和图5-8f~j）并制作出来（图5-7n和o；图5-8k和l），即可约患者试戴桥支架和记录桥体软组织形态。具体操作步骤如下：

1.移除临时固定桥修复体并清理固位体上的临时粘接剂。用抛光杯和抛光剂（浮石粉与水混合）对基牙进行抛光。

2.口内就位固定桥修复体的桥架基底，用传统方法确认完全就位并确保内冠边缘充分密合。评价并确认桥架基底和桥位点处组织面之间的空隙（图5-7p和q）。如果修复体的设计是整体式的设计（不分基底和饰面瓷），还要评价邻接触区和咬合接触情况（图5-8m）。要注意在这

个过程中，桥体位置处的软组织会因为缺乏支持（因临时修复体的移除）而导致塌陷。

3.移除患者口内的桥支架，戴入临时修复体重新就位稳定（不要用粘接剂）以再次获得桥体位置先前的凹面，颈缘和近远中邻面软组织轮廓外形（图5-7r）。

4.在桥支架的桥体堆塑面上涂抹上自凝的丙烯酸树脂（PMMA）单体（GC Pattern Resin）。用一个小直径的刷子蘸PMMA单体和粉末，涂刷到桥体堆塑面上使其成为一个凸面形轮廓（图5-7s~v）。

5.移除患者口内的临时修复体并立刻将桥架支架就位，且在有丙烯酸树脂的桥体处施加压力，用水对丙烯酸树脂固化反应中的产热进行适当冷却。这个过程的初始阶段可能出现因桥体轮廓过大而造成的一些软组织发白，等待5~10分钟黏膜发白褪去，同时用水持续冷却以免产热使组织损伤和造成邻近基牙损伤。评价桥支架的桥体轮廓复制是否满意（图5-7w和图5-8n）。

6.移除患者口内桥支架，立刻再次就位临时修复体到患者口内，使桥体位点的轮廓形状恢复如前，注意不要使用粘接剂（图5-7x）。

7.使用低速手机安装树脂抛光磨头钻或砂纸盘（图5-7y）对桥支架轮廓进行选择性的修整，如果有必要修整的话。同样，可以在需要的位置添加树脂。反复将其在患者口内观察评价，并相应如上处理，直到它的形态与临时修复体的轮廓外形一模一样（图5-7z）。

8.将聚醚材料或PVS托盘粘接剂应用于支架桥体复制品的凹面（现在由丙烯酸树脂制成），混合轻体弹性印模材料（聚醚，Permadyne）并将它放置在处理后的堆塑面上（图5-7aa）。

9.移除患者口内的临时修复体，就位桥支架，待轻体印模材料凝固（图5-7bb），这个步骤将有助于桥龈端外形的进一步精确，提高了桥体位置三维形态记录的精确度。等硅橡胶固化后，从患者口内取出桥支架并戴入临时修复体（图5-7cc）。

10.将修整好的有桥体龈端形态的桥支架送至牙科技工室，技师会在最终石膏模型上的桥体位置做适当的石膏修整，石膏将会被刻除一小部分，使得石膏和制作好的桥支架之间在桥支架就位后有一定的空间，这个空间将会被另一种类型的硅橡胶或牙科石膏充填。一旦硅橡胶固化后，桥体龈端的软组织轮廓就被复制到最终的石膏模型上了，由此制作出一个全新的桥位点复制品。

11.另一个方法是用少量临时冠粘接剂或轻体弹性印模材料，将修整后的桥支架稳定在患者口内，然后对桥支架制取一个拾取印模（图5-7dd和图5-8o~r）。技师将会在桥支架的凹面涂上分离剂，并在固位体凹面注射树脂材料，同时在软组织区域灌注硅橡胶。待灌注完毕后，就获得一个带有固态软组织的石膏印模。这个石膏模型上所需要的桥体位点的软组织形态轮廓已用软组织模拟硅橡胶（人工牙龈）精确生成（图5-7ee）。随后，技师将依照这个临时修复体塑造的轮廓设计出固定桥桥体的曲面、颈部和近远中邻间处的轮廓外形（图5-8s~bb）。

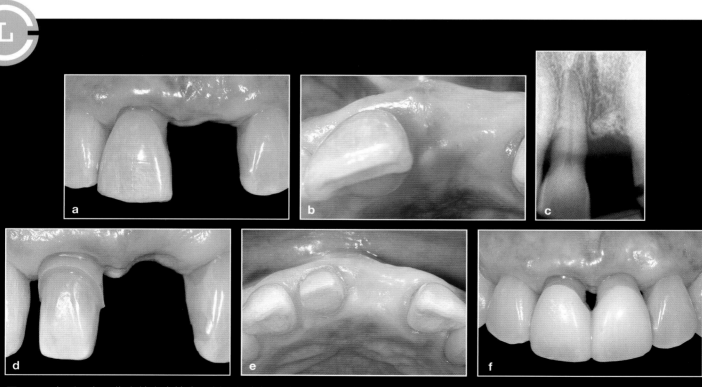

图5-7　（a和b）一位女性患者缺失左侧上颌中切牙的唇面和𬌗面视图。可以观察到近中龈乳头缺如。（c）根尖片显示该区域有中等程度的水平向骨丧失。选择以右侧上颌中切牙作为基牙的带悬臂的两单位固定桥修复。（d和e）上颌中切牙以相对保守的方式预备以作为固定桥的基牙，边缘终止线设计在龈上牙釉质的位置。（f）戴上临时修复体，模拟右侧上颌中切牙根方牙根部的形状和轮廓。

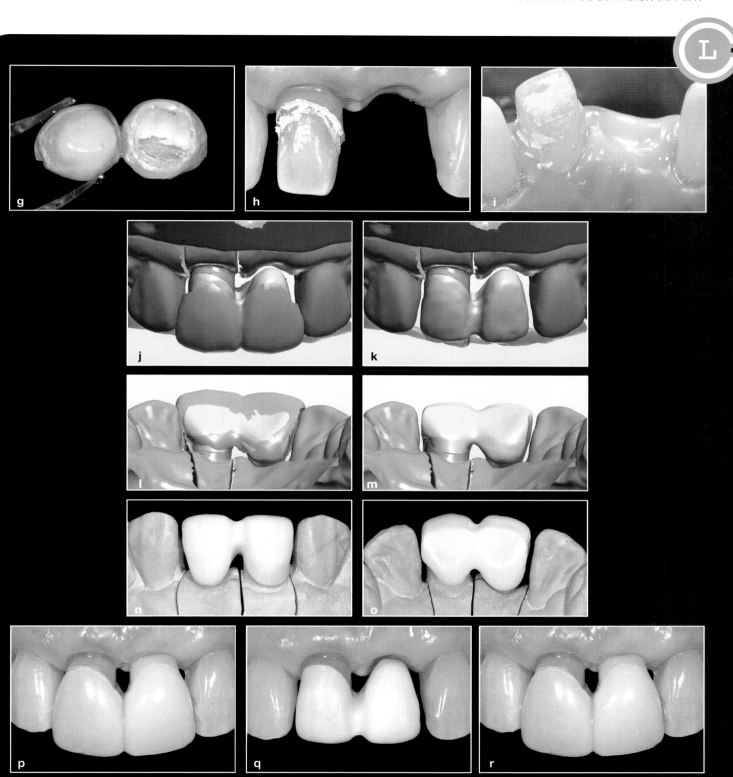

图5-7（续） （g）当临时修复体的形态得到患者美学上的认可，则可以将其取下以便终印模的制取。取下临时修复体检查并确认没有临时粘接剂多余。（h和i）唇面和咬合面视图可见在预备的基牙表面有临时冠粘接剂残留。（j和k）基于临时修复体外形设计的虚拟蜡型唇面观。桥支架的设计确保对饰面瓷有足够的支持。（l和m）虚拟蜡型的腭侧面观。支架的设计为混合型支架，腭侧面除切端外为整体成形支架。切端因美学考量将用饰面瓷。（n和o）最终成形的氧化锆支架唇面观和腭侧面观（Katana，Kuraray Noritake）。（p和q）临时修复体戴入几个月后的唇面观，可见其颈部的外染色已有褪色（p）。桥支架戴入后显示在桥支架的卵圆形桥体和桥体下软组织存在间隙（q）。（r）桥支架取下后即刻将临时修复体再戴回口内以维持桥体下方软组织外形轮廓，戴回口内无须用粘接剂。

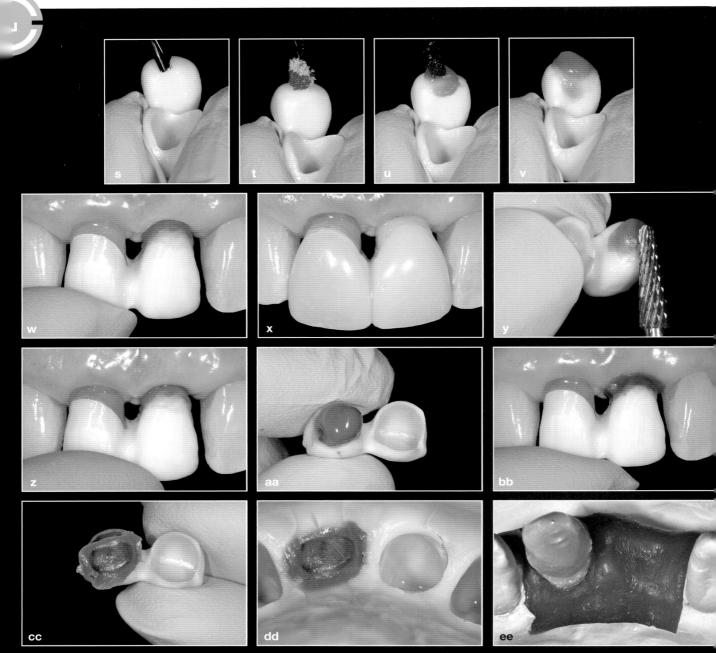

图5-7（续）（s~v）用自固化丙烯酸树脂（GC Pattern Resin）建立起桥体凸面结构。（w）当自固化丙烯酸树脂处于面团期，将临时修复体取下并立即将桥支架戴入患者口内。（x）改良的桥体复制品框架移除之后立即在患者口内重新就位的临时修复体视图。（y）必要的时候用小钨钢钻轻柔地修整掉多余的自固化丙烯酸树脂。（z）具备更加理想的颈部及近远中邻接外形的桥支架再次戴入患者口内。（aa）桥体龈端表面添加轻体聚醚硅橡胶（Permadyne）。（bb）用树脂修整后的桥支架和轻体聚醚硅橡胶对桥体位点取模。（cc）更精致成形的卵圆形桥体轮廓。（dd）将最终获得的具备精致桥体轮廓的桥支架就位到患者口内，取模获得桥支架连带在内的桥体位点印模（Imprint 3）。（ee）桥支架在内的印模灌制出的石膏模型骀面观。可见桥体位点处酒窝状的凹面。

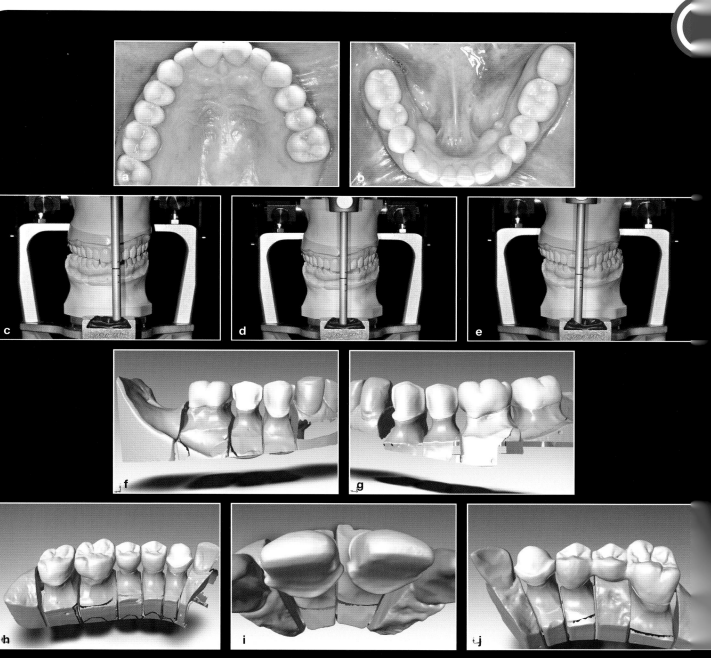

图5-8　（a和b）上下颌临时修复体的殆面观。该患者使用临时修复体数月且功能良好舒适。（c~e）上下颌临时修复体的石膏模型安装在半可调殆架上。在模仿侧方和前伸运动中获得个性化的切导，并使最终修复体能获得和临时修复体一样的功能外形。（f和g）基于临时修复体而虚拟设计的下颌氧化锆基底全瓷修复体（Lava Plus，3M ESPE）视图。磨牙做整体氧化锆冠设计，前磨牙做氧化锆基底的混合瓷设计。（h~j）基于临时修复体而虚拟设计的上颌氧化锆基底全瓷修复体（Lava Plus）视图。磨牙做整体氧化锆冠设计，前磨牙做氧化锆基底的混合瓷设计，中切牙和尖牙做双层的氧化锆基底冠。

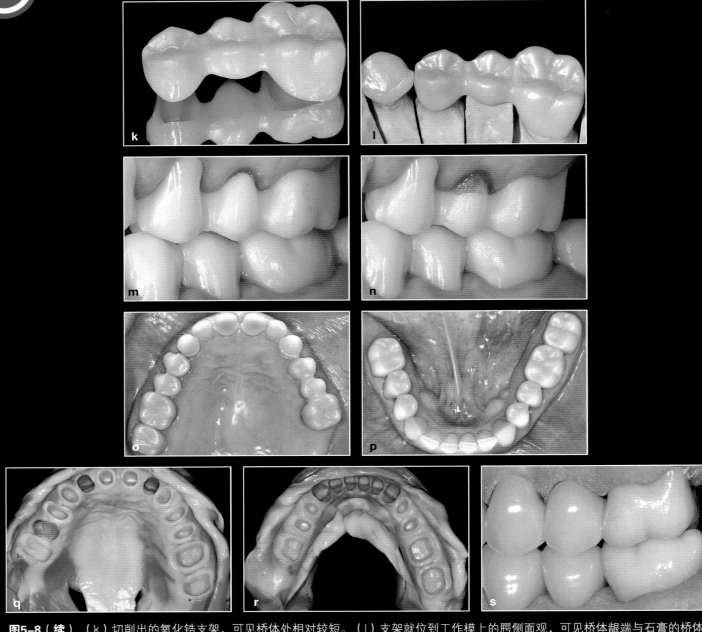

图5-8（续） （k）切削出的氧化锆支架，可见桥体处相对较短。（l）支架就位到工作模上的腭侧面观，可见桥体龈端与石膏的桥体位点处并无空隙。（m）然而，临床上将支架在患者口内试戴可见在支架的桥体龈端处与下方存在间隙。固定修复体支架和基底冠可用来评估近远中邻接、咬合接触以及冠内部的密合性。（n）借桥支架和内层冠用自固化丙烯酸树脂（GC Pattern Resin）对桥体位点印模。（o和p）取印模前就位并稳定上下颌所有的冠修复体、支架和内层冠的殆面观。（q和r）转移了内层冠、支架和预备后基牙周围天然的软组织轮廓及卵圆形桥体的上下颌印模的殆面观。（s）由所得印模灌制而得的新石膏模型，模型上显示良好的软组织轮廓形态。这样的模型能提高技师所做修复体并使其颈部、近远中邻间隙处以及卵圆形桥体处具备充足轮廓形态的能力。

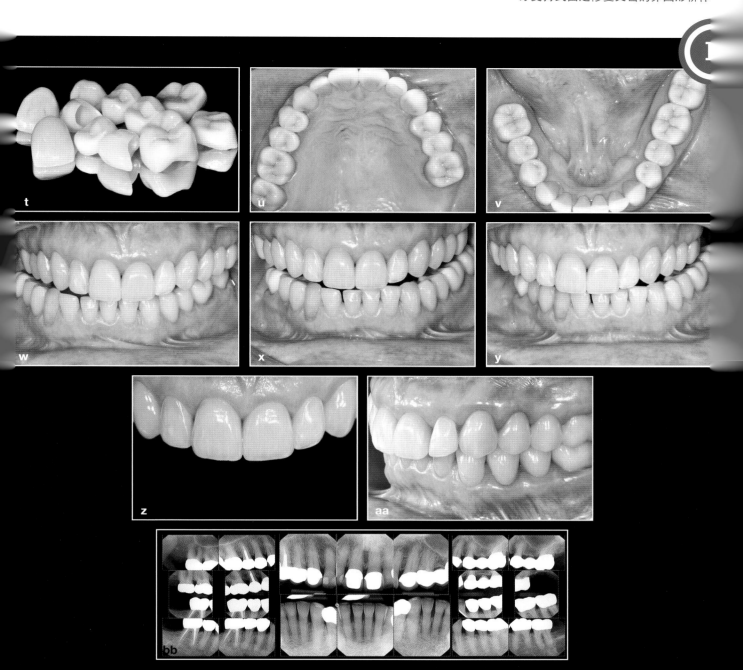

图5-8（续）（t）为患者提供的3种类型的氧化锆基底全瓷修复体：整体成形的磨牙，混合的前磨牙，双层的前牙修复体。（u和v）最终修复体戴入患者口内的殆面观。（w~y）最终修复后右侧侧方颌运动、左侧侧方颌运动和前伸颌运动视图，实现了对临时修复体上的咬合设计的效仿。（z）上颌切牙和尖牙最终冠修复后的正面观。可见修复体龈缘轮廓形态理想并与软组织整体协调。（aa）修复后最大牙尖交错位左侧面观。可见上颌桥体位点第二前磨牙处卵圆形桥体形态协调美观。（bb）最终修复后全口的X线片，显示边缘密合性良好。

种植体支持式卵圆形桥体

对于种植体支持的卵圆形桥体，临床医生必须要获取与未来种植体相连的基台和FDP固位体周围的软组织轮廓形态，以及桥体位点周围包括颈部和近远中邻间区域的软组织轮廓。很少有文献描述获取周围软组织区域的不同技术。有一篇文献描述了口内直接获取软组织轮廓的方法，具体操作是在印模帽和桥体位点周围注射低黏度的双固化复合树脂，使其进入转移杆和软组织之间的缝隙，树脂材料需覆盖颈部及近远中邻接区并达到龈乳头顶点的冠方[69]。作为种植体支持的冠修复体，直接法的局限在于当把若干个印模帽安装到口内种植体上时，软组织已经发生一定程度的塌陷。其他一些学者描述了用间接法可以获得种植体周和桥体龈端更加精确的软组织轮廓外形（虽然这些方法会更加费时）。一种方法是类似于之前描述过的用于种植体支持冠修复的个性化印模杆技术，在其基础上增加了用临时修复体和硅橡胶材料获取桥体部分的轮廓外形[70]。另外一种获取软组织形态的方法可分为两个阶段：第一阶段，用前文所述的间接直接法改良印模帽技术获得种植体基台周围软组织轮廓。然后，设计并制作种植修复的个性化基台，接着设计制作种植体支持的桥支架。第二阶段，临床医生记录和转移桥体位点的颈部，近远中邻接区和桥体龈端的软组织轮廓外形[71]。第二阶段一步一步的程序如下所述：

1.在患者约诊试戴FDP支架期间，移除口内种植体支持的临时修复体（图5-9a）。评价卵圆形桥体位点的形态，将速凝型PVS或浸有葡萄糖酸氯己定溶液的小棉团放置于种植体平台与游离龈缘之间的空间以维持软组织的轮廓。

2.从最终的工作模型上移除先前用于制作个性化印模杆的软组织模拟材料。

3.在最终工作模型上的桥体位点区域注射任一种轻体弹性印模材料或是软组织模拟材料（图5-9b）。

4.立刻将种植体支持的临时修复体就位到石膏模型中的替代体上，接着用轻体弹性印模材对临时修复体桥体龈端进行复制使模型上获取临床上桥体位点的轮廓外形（图5-9c）。

5.等轻体弹性印模材料固化后，从替代体上移除临时的种植体支持的FDP，新的桥体位点复制品即在石膏模型上了（图5-9d）。

6.将最终的改良基台安装到石膏模型中的替代体上（图5-9e），并将FDP支架放置在弹性桥体复制品上进行评价（图5-9f）。

7.将自固化型丙烯酸树脂单体（GC Pattern Resin）涂布在支架桥体部位的凸面上以塑造龈端圆凸的轮廓，如之前描述的取牙支持式FDPs桥体的程序。

8.将FDP支架就位到基台上，用自固化丙烯酸树脂在桥体支架龈端复制出临时修复体的卵圆形龈端形态（图5-9g）。等材料固化，用小钨钢钻或粗砂纸轮（Sol-Lex，3M ESPE）（图5-9h）修整多余的自固化丙烯酸树脂材料，移除工作模型上的改良基台。

9.为在患者的口内确定桥体未来的轮廓外形，将种植体处先前放置的硅橡胶或小棉团取下，将改良基台就位于植体，然后将支架在口内试戴，评价卵圆形桥体轮廓外形复制品和桥体位点的关系（图5-9i）。

10.从患者口内取下最终的支架和种植体基台，将临时FDP戴入口内。将这些精细的结构提供给技师制作最终修复体，强调其在桥体组织面处堆瓷时用最终石膏模型上的桥体位点所复制的轮廓作为最终修复体颈部、近远中邻间隙区和最终的桥体轮廓的指导。

这种技术稍经改良可以用于获取种植体支持螺丝固位的固定桥修复体桥体轮廓外形（详见第7章）。

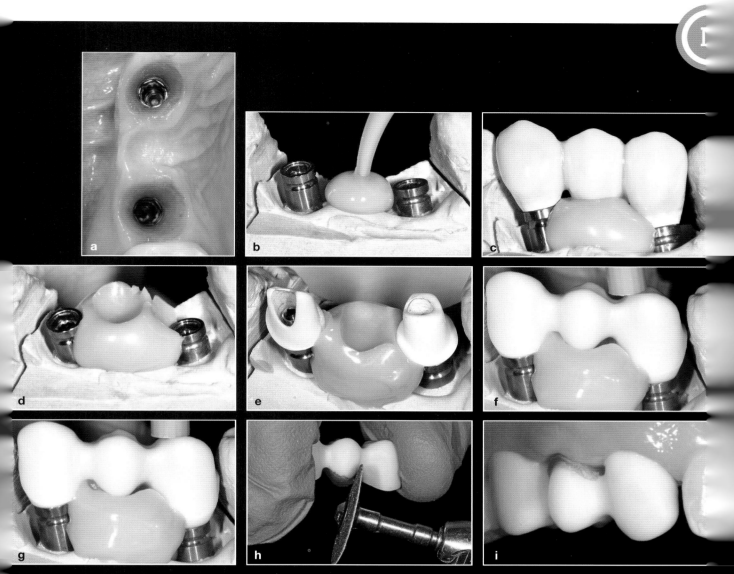

图5-9 （a）种植体（Osseotite Certain，Biomet 3i）和卵圆形桥体位点的殆面观，在右侧上颌尖牙、第一和第二前磨牙位置处设计三单位种植体支持式全瓷固定桥（FDP）。（b）软组织模拟材料被移除后的最终模型，轻体硅橡胶材料被注射到最终模型桥体位置复制区域。（c）螺丝固位型临时修复体被立即就位到种植体替代体上，制取一个临时桥体的印模，创造一个卵圆形桥体位点复制品。（d）在移除临时修复体后，完全固化的弹性桥体位点复制品视图。（e）改良氧化锆基台（Atlantis，Astra Tech）就位到种植体替代体上的视图。（f）氧化锆固定桥（FDP）支架就位到基台上的视图，注意在桥体和桥体位点复制品之间的间隙。（g）利用支架，使用自固化丙烯酸树脂印取桥体位点复制品轮廓。（h）使用抛光碟从修改的桥体复制品上去除多余的自固化丙烯酸树脂。（i）修改的桥体复制品支架在患者口内进行临床评估，该支架之后被技师作为制作最终桥体的颈部、邻间轮廓与龈端形态的指导。

参考文献

[1] Shavell HM. Mastering the art of tissue management during provisionalization and biologic final impressions. Int J Periodontics Restorative Dent 1988;8:24–43.

[2] Shavell HM. The periodontal-restorative interface in fixed prosthodontics: Tooth preparation, provisionalization, and biologic final impressions. Part I. Pract Periodontics Aesthet Dent 1994;6:33–44.

[3] Shavell HM. The periodontal-restorative interface in fixed prosthodontics: Tooth preparation, provisionalization, and biologic final impressions. Part II. Pract Periodontics Aesthet Dent 1994;6:49–60.

[4] Kopp FR. Esthetic principles for full crown restorations. Part II: Provisionalization. J Esthet Dent 1993;5:258–264.

[5] Bichacho N. Achieving optimal gingival esthetics around restored natural teeth and implants. Rationale, concepts, and techniques. Dent Clin North Am 1998;42:763–780.

[6] Jacques LB, Coelho AB, Hollweg H, Conti PC. Tissue sculpturing: An alternative method for improving esthetics of anterior fixed prosthodontics. J Prosthet Dent 1999;81:630–633.

[7] Edelhoff D, Spiekermann H, Yildirim M. A review of esthetic pontic design options. Quintessence Int 2002;33:736–746.

[8] Kim TH, Cascione D, Knezevic A. Simulated tissue using a unique pontic design: A clinical report. J Prosthet Dent 2009;102:205–210.

[9] Kim TH, Cascione D, Knezevic A, Nowzari H. Restoration using gingiva-colored ceramic and a ridge lap pontic with circumferential pressure: A clinical report. J Prosthet Dent 2010;104:71–76.

[10] Lewis S, Parel S, Faulkner R. Provisional implant-supported fixed restorations. Int J Oral Maxillofac Implants 1995;10:319–325.

[11] Raigrodski AJ, Block MS. Clinical considerations for enhancing the success of implant-supported restorations in the aesthetic zone with delayed implant placement. Pract Proced Aesthet Dent 2002;14:21–28.

[12] Santosa RE. Provisional restoration options in implant dentistry. Aust Dent J 2007;52:234–242.

[13] Kan JY, Rungcharassaeng K, Lozada JL, Zimmerman G. Facial gingival tissue stability following immediate placement and provisionalization of maxillary anterior single implants: A 2- to 8-year follow-up. Int J Oral Maxillofac Implants 2011;26:179–187.

[14] Chu SJ, Tan JH, Stappert CF, Tarnow DP. Gingival zenith positions and levels of the maxillary anterior dentition. J Esthet Restor Dent 2009;21:113–120.

[15] Chu SJ, Tarnow DP, Tan JH, Stappert CF. Papilla proportions in the maxillary anterior dentition. Int J Periodontics Restorative Dent 2009;29:385–393.

[16] Hochman MN, Chu SJ, Tarnow DP. Maxillary anterior papilla display during smiling: A clinical study of the interdental smile line. Int J Periodontics Restorative Dent 2012;32:375–383.

[17] Hu X, Nahles S, Nelson CA, Lin Y, Nelson K. Analysis of soft tissue display during enjoyment smiling: Part I—Caucasians. Int J Periodontics Restorative Dent 2013;33:e9–e15.

[18] Hu X, Lin Y, Heberer S, Nelson K. Analysis of soft tissue display in Chinese subjects during an enjoyment smile. Quintessence Int 2012;43:105–110.

[19] Kapagiannidis D, Kontonasaki E, Bikos P, Koidis P. Teeth and gingival display in the premolar area during smiling in relation to gender and age. J Oral Rehabil 2005;32:830–837.

[20] Meijer HJ, Stellingsma K, Meijndert L, Raghoebar GM. A new index for rating aesthetics of implant-supported single crowns and adjacent soft tissues—the Implant Crown Aesthetic Index. Clin Oral Implants Res 2005;16:645–649.

[21] Fürhauser R, Florescu D, Benesch T, Haas R, Mailath G, Watzek G. Evaluation of soft tissue around single-tooth implant crowns: The pink esthetic score. Clin Oral Implants Res 2005;16:639–644.

[22] Belser UC, Grütter L, Vailati F, Bornstein MM, Weber HP, Buser D. Outcome evaluation of early placed maxillary anterior single-tooth implants using objective esthetic criteria: A cross-sectional, retrospective study in 45 patients with a 2- to 4-year follow-up using pink and white esthetic scores. J Periodontol 2009;80:140–151.

[23] Gehrke P, Lobert M, Dhom G. Reproducibility of the pink esthetic score—Rating soft tissue esthetics around single-implant restorations with regard to dental observer specialization. J Esthet Restor Dent 2008;20:375–384.

[24] Luo Z, Zeng R, Luo Z, Chen Z. Single implants in the esthetic zone: Analysis of recent peri-implant soft tissue alterations and patient satisfaction. A photographic study. Int J Oral Maxillofac Implants 2011;26:578–586.

[25] Bichacho N. Cervical contouring concepts: Enhancing the dentogingival complex. Pract Periodontics Aesthet Dent 1996;8:241–254.

[26] Magne P, Magne M, Belser U. The esthetic width in fixed prosthodontics. J Prosthodont 1999;8:106–118.

[27] Pameijer JH. Soft tissue master cast for esthetic control in crown and bridge procedures. Esthet Dent 1989;1:47–50.

[28] Nayyar A, Moskowitz M, Pollard BL. Improving the emergence profile of dental restorations with accurate reproduction of soft tissue topography. J Esthet Dent 1995;7:26–31.

[29] Reich S, Wichmann M, Nkenke E, Proeschel P. Clinical fit of all-ceramic three-unit fixed partial dentures, generated with three different CAD/CAM systems. Eur J Oral Sci 2005;113:174–179.

[30] Kohorst P, Brinkmann H, Li J, Borchers L, Stiesch M. Marginal accuracy of four-unit zirconia fixed dental prostheses fabricated using different computer-aided design/computer-aided manufacturing systems. Eur J Oral Sci 2009;117:319–325.

[31] Beuer F, Aggstaller H, Edelhoff D, Gernet W, Sorensen J. Marginal and internal fits of fixed dental prostheses zirconia retainers. Dent Mater 2009;25:94–102.

[32] Ng J, Ruse D, Wyatt C. A comparison of the marginal fit of crowns fabricated with digital and conventional methods. J Prosthet Dent 2014;112:555–560.

[33] Crispin B. Acrylic resin copings: An adjunct to fixed restorative dentistry. J Prosthet Dent 1978;39:632–636.

[34] Zuckerman GR. Dies with resin copings for accurate registrations. J Prosthet Dent 1992;67:37–40.

[35] Mizrahi B. Modified complete-arch impression technique for facilitating esthetic and biomechanical precision in complete-arch rehabilitation. J Prosthodont 2011;20:474–487.

[36] Williamson RT, Breeding LC, Kinderknecht KE. Soft tissue cast aids in establishing interproximal contours for restorations. J Prosthet Dent 1993;69:630–631.

[37] Bassiouny MA, Yearwood LL. Establishing the gingival emergence profile of restorations by using a resilient gingival replica. J Prosthet Dent 1996;76:386–389.

[38] Tan PL, Ruder GA. Simple(r) soft tissue masque for individual fixed restorations. J Prosthodont 2004;13:192–194.

[39] Noh K, Kwon KR, Kim HS, Kim DS, Pae A. Accurate transfer of soft tissue morphology with interim prosthesis to definitive cast. J Prosthet Dent 2014;111:159–162.

[40] Su H, Gonzalez-Martin O, Weisgold A, Lee E. Considerations of implant abutment and crown contour: Critical contour and subcritical contour. Int J Periodontics Restorative Dent 2010;30:335–343.

[41] Polack MA. Simple method of fabricating an impression coping to reproduce peri-implant gingiva on the master cast. J Prosthet Dent 2002;88:221–223.

[42] Spyropoulou PE, Razzoog M, Sierraalta M. Restoring implants in the esthetic zone after sculpting and capturing the periimplant tissues in rest position: A clinical report. J Prosthet Dent 2009;102:345–347.

[43] Attard N, Barzilay I. A modified impression technique for accurate registration of peri-implant soft tissues. J Can Dent Assoc 2003;69:80–83.

[44] Elian N, Tabourian G, Jalbout ZN, et al. Accurate transfer of peri-implant soft tissue emergence profile from the provisional crown to the final prosthesis using an emergence profile cast. J Esthet Restor Dent 2007;19:306–314.

[45]Chee WW, Cho GC, Ha S. Replicating soft tissue contours on working casts for implant restorations. J Prosthodont 1997;6:218–220.

[46]Tsai BY. A method for obtaining peri-implant soft-tissue contours by using screw-retained provisional restorations as impression copings: A clinical report. J Oral Implantol 2011;37:605–609.

[47]Breeding LC, Dixon DL. Transfer of gingival contours to a master cast. J Prosthet Dent 1996;75:341–343.

[48]Papadopoulos I, Pozidi G, Goussias H, Kourtis S. Transferring the emergence profile from the provisional to the final restoration. J Esthet Restor Dent 2014;26:154–161.

[49]Grossmann Y, Pasciuta M, Finger IM. A novel technique using a coded healing abutment for the fabrication of a CAD/CAM titanium abutment for an implant-supported restoration. J Prosthet Dent 2006;95:258–261.

[50]Lin WS, Harris BT, Morton D. The use of a scannable impression coping and digital impression technique to fabricate a customized anatomic abutment and zirconia restoration in the esthetic zone. J Prosthet Dent 2013;109:187–191.

[51]Lin WS, Harris BT, Morton D. Use of implant-supported interim restorations to transfer periimplant soft tissue profiles to a milled polyurethane definitive cast. J Prosthet Dent 2013;109:333–337.

[52]Coelho AB, Miranda JE, Pegoraro LF. Single-tooth implants: A procedure to make a precise, flexible gingival contour on the master cast. J Prosthet Dent 1997;78:109–110.

[53]Hinds KT. Custom impression coping for an exact registration of the healed tissue in the esthetic implant restoration. Int J Periodontics Restorative Dent 1997;17:585–591.

[54]Buskin R, Salinas TJ. Transferring emergence profile created from the provisional to the definitive restoration. Pract Periodontics Aesthet Dent 1998;10:1171–1179.

[55]Barzilay I. Maintenance of gingival contour during prosthodontic procedures: A clinical report. J Prosthet Dent 1999;82:377–378.

[56]Dewey KW, Zugsmith R. An experimental study of tissue reactions about porcelain roots. J Dent Res 1933;13:459–472.

[57]Abrams L. Augmentation of the deformed residual edentulous ridge for fixed prosthesis. Compend Contin Educ Gen Dent 1980;1:205–213.

[58]Garber DA, Rosenberg ES. The edentulous ridge in fixed prosthodontics. Compend Contin Educ Dent 1981;2:212–223.

[59]Dylina TJ. Contour determination for ovate pontics. J Prosthet Dent 1999;82:136–142.

[60]Clayton JA, Green E. Roughness of pontic materials and dental plaque. J Prosthet Dent 1970;23:407–411.

[61]Tripodakis AP, Constantinides A. Tissue response under hyperpressure from convex pontics. Int J Periodontics Restorative Dent 1990;10:408–414.

[62]Zitzmann NU, Marinello CP, Berglundh T. The ovate pontic design: A histologic observation in humans. J Prosthet Dent 2002;88:375–380.

[63]Orsini G, Murmura G, Artese L, Piattelli A, Piccirilli M, Caputi S. Tissue healing under provisional restorations with ovate pontics: A pilot human histological study. J Prosthet Dent 2006;96:252–257.

[64]Ishibe M, Raigrodski AJ, Mak V. Clinical treatment planning—Case 63: Part I. Seattle Study Club J 2010;15:19–24.

[65]Ishibe M, Raigrodski AJ, Mak V. Clinical treatment planning—Case 63: Part II. Seattle Study Club J 2011;15:10–15.

[66]Chee WW, Cho GC, Ikoma MM, Arcidiacono A. A technique to replicate soft tissues around fixed restoration pontics on working casts. J Prosthodont 1999;8:44–46.

[67]da Fonseca DM, Ankli R, Camara CA. The use of characterized gingival porcelain to restore hard and soft tissue deficiencies. Quintessence Dent Technol 2002;25:117–129.

[68]de Vasconcelos DK, Volpato CA, Zani IM, Bottino MA. Impression technique for ovate pontics. J Prosthet Dent 2011;105:59–61.

[69]Schoenbaum TR, Han TJ. Direct custom implant impression copings for the preservation of the pontic receptor site architecture. J Prosthet Dent 2012;107:203–206.

[70]Ntounis A, Petropoulou A. A technique for managing and accurate registration of periimplant soft tissues. J Prosthet Dent 2010;104:276–279.

[71]Raigrodski AJ, Schwedhelm ER, Chen YW. A simplified technique for recording an implant-supported ovate pontic site in the esthetic zone. J Prosthet Dent 2014;111:154–158.

种植体支持粘接固位修复基台选择

Ariel J. Raigrodski | Jae Seon Kim

在修复牙科学，对于天然牙支持的全冠修复体，理想的桩核是指对最终修复体提供适当支持并与软组织充分接触和进行支撑的底部结构。预备的桩核边缘终止线的位置、外形和软组织的结合对创造理想的穿龈轮廓与保护生物学宽度至关重要。此外，想要获得牙龈美学，桩核的颜色扮演着重要角色，尤其对具有薄龈生物型的患者[1]。桩核的几何尺寸应充分考虑到牙本质肩领、适宜的龈高度和聚合度，以确保剩余牙体结构和修复体的耐用性[2-7]。

除天然牙支持修复体桩核所占空间以外，种植体支持粘接固位修复体的基台占据从游离龈至种植体平台的空间，作为连接种植体和修复体的纽带。设计理想基台需要考虑多种因素，尤其当美学是首要考虑因素时。制作基台材料的生物、机械和光学性能应与天然牙相近。

此外，基台颈部外形应模仿缺失牙横断面以促进和支撑理想的软组织穿龈轮廓。

通常来说，成品基台预制的柱形轮廓不能模仿这一生理外形。基台设计是为了获得在基台和龈缘间适宜的界面，最终修复体的颈部与邻面轮廓可以实现功能和美学的结合。Su[8]等把会影响软组织轮廓区域分为临界和亚临界区。临界区是指紧邻游离龈缘的根向区域（1mm范围），从种植体平台至临界区的基台穿龈区域为亚临界区（大约在游离龈下1mm）。此外，软组织颜色，主要是明度，可能受基台颜色影响，尤其是薄龈生物型患者[9-12]。而且，就软组织反应而言，不同的修复材料生物相容性存在差异[13-19]。本章在软组织管理的背景下讨论以上参数，同时重点关注CAD/CAM技术如何帮助进行种植体支持粘接固位修复体基台设计和材料的选择。

基台分类

种植体基台可以依据设计（如成品基台/个性化基台）或材料和颜色（如金属基台/瓷基台）分类。

按设计分类

成品基台

基台轮廓和终止线的位置对在软组织–修复体界面获得美学修复效果极其重要。该区包含软组织、基台龈下区域与终止线及颈部轮廓，以及修复体颈缘和颈部轮廓。成品基台由制造商依据平均解剖参数设计成柱形或半解剖外形[20-21]。任一上颌牙颈部近远中径为6.5~10.0mm，唇舌径为5.0~10.0mm[22]。为了促使游离龈位于预期的位置，种植体基台需要模仿天然牙根的形态。圆柱形成品基台在塑造以上精细轮廓上有局限性。成品基台主要由钛或氧化锆制成，并可磨削调改。

成品基台因其简单易用和价格低廉而广为使用。然而，成品基台的缺点包括备货成本，金瓷修复体因需更多的金属制作最终修复体而增加的材料成本，且难以控制基台终止线在龈下的位置可能导致粘接剂残留。此外，对氧化锆成品基台进行制备会降低其物理性能[23-26]；并且不能确保基台轴壁的最小厚度，以及种植体平台和基台终止线之间的最小距离。因此，只有在有限的软组织呈扁平而非扇贝形的后牙区，成品基台才可以安全使用。

个性化基台

20世纪80年代早期，UCLA基台第一次被推出用于制作个性化基台。通过在基台组件上制作蜡型、包埋、铸造而实现个性化[27-28]。也可以在这种金属基台终止线的根方上瓷，模拟牙根的颜色和荧光性。随着CAD/CAM技术和修复材料的出现，可以借助各种CAD/CAM系统制作钛、氧化锆和其他材料的个性化基台。下文将讲述使用个性化基台的基本原则。

角度修正。 尽管在治疗计划和精确的外科手术时施尽所能，种植体植入的位置可能并不总是尽如人意。近年来，有关于在软、硬组织缺损时是否应该仍是以修复为导向决定种植体位置的争论有很多[31-33]。最终，当骨内种植体获得骨结合后，修复医生只能在既定的种植体位置去模拟天然牙。个性化基台能大范围修正角度，从而改善功能和美学修复效果。

软组织支持。 个性化基台能提供理想的穿龈轮廓，从而得到一个自然协调的修复体。根据种植体的位置（冠根向、颊舌向和近远中）和角度，使用临时修复体对穿龈轮廓进行塑形（图6-1和图6-2），同时改善游离龈和邻面龈乳头外形和高度[34]。对有美学要求的临床病例，尤其软组织需要精细塑造时，软组织轮廓需要准确转移到牙科技工室（图6-1f~h），如同第5章所述。个性化基台就是为了满足以上所需而设计，并可辅助转移临时修复体塑造的轮廓至最终修复体（图6-1i~l，图6-2c和d）。

控制终止线的位置。 个性化基台允许临床医生依据软组织扇贝形轮廓控制终止线的位置。控制终止线位置至关重要，不仅是因为美学效果，也因为要防止多余粘接剂的残留（图6-3）。种植体基台缺乏类似天然牙的软组织附着（如Sharpey's纤维），修复体边缘溢出的粘接剂可能被挤入亚临界软组织区，导致多余粘接剂残留[35-36]。Linkevicius[37]等对种植体周粘接剂残留量与基台终止线冠根向位置关系的体外研究认为，随着基台终止线和修复体边缘越往龈下延伸，戴牙后粘接剂残留量越多。当终止线位于龈下2~3mm时，残留粘接剂最多。使用成品基台时，控制终止线位置能力是有限的，尤其在清理粘接剂入路受限的邻面和后牙区，这可能会成为临床治疗的关键因素。残留的多余粘接剂会导致系列的并发症，如种植体周的炎症反应，一些学者甚至认为残留粘接剂与种植体周骨丧失和骨结合的丧失有关[38-40]。当修复体边缘暴露但没有美学风险，同时基台有足够的轴壁高度获得固位形和抗力形时，设计龈上终止线（有时甚至是圆形）可以简化临床程序并且利于长期维持。

防止全瓷基台折断。 相比完全烧结的氧化锆，部分烧结或后期再烧结的氧化锆在磨削后的微缺陷更少[26]。氧化锆表面经钻头预备后其物理性能会遭到破坏，长远看来最终可能会导致灾难性的失败[23-25]。

经济上的考虑。 尽管个性化基台成本较成品基台更

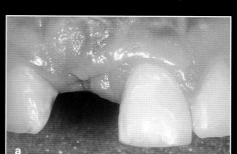
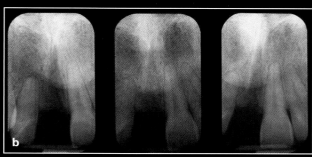
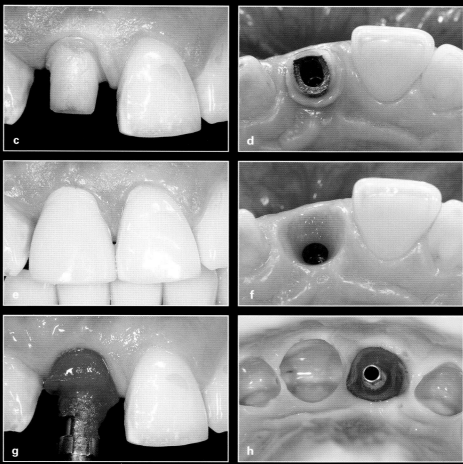

图6-1　（a）因外伤致右侧上颌中切牙缺失患者唇面观。（b）外科术前根尖片。引导骨再生术后和术后6个月。种植体植入同期结缔组织移植（ Astra Tech Osseospeed 4.0 ）。（c和d）个性化基台匹配后唇面和殆面观。注意软组织泛白，会在10分钟后消退，终止线的位置较保守，唇侧和邻面稍位于龈下，腭侧位于龈上。（e）安装临时修复体1周后唇面观。（f）种植体和临时修复体诱导成形后软组织穿龈轮廓殆面观。（g和h）如第5章所述制作个性化印模帽用于记录种植体的位置和软组织轮廓，该处使用开窗式印模。

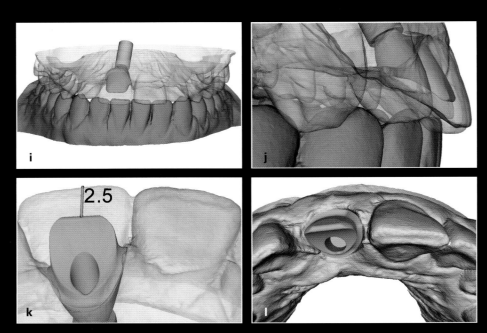

图6-1（续）（i~k）对无蜡牙最终代型和基于临时修复体形态恢复缺失牙的蜡牙代型分别扫描，然后进行重叠帮助个性化氧化锆基台设计（i）。CAD（Atlantis,Astra Tech）可以对涉及穿龈轮廓，预期牙冠和殆面不同区域进行测量（j）。使用CAD/CAM系统获得旋转和截面视图，有助于基台设计。在虚拟基台设计时，需要考虑最终修复体所需空间，无论它是堆瓷或一体化修复体（k）。（l）CAD/CAM氧化锆个性化基台最终设计殆面观。在对虚拟基台检查时，需重点评估龈下轮廓和终止线的位置，以确保利于多余粘接剂的清理。唇侧终止线位于游离龈下1mm（氧化锆基台），腭侧齐龈。

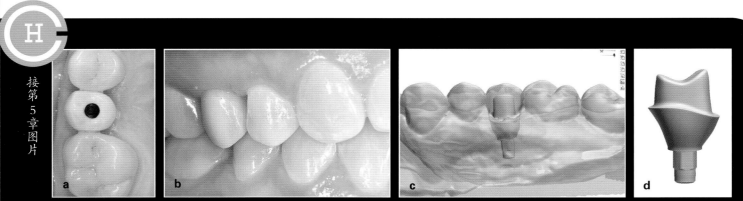

图6-2（a和b）临时修复体殆面观和侧面观。（c和d）依据软组织轮廓和临时修复体在CAD单元（3Shape）进行CAD/CAM个性化基台设计。遵循软组织扇贝形曲线，唇侧终止线位于游离龈下1.5mm（钛基台），腭侧齐龈。

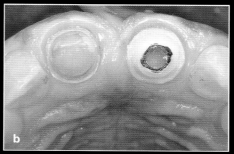

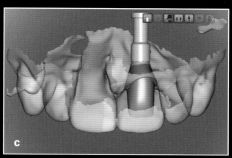

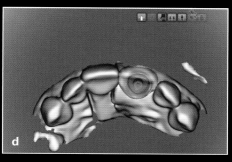

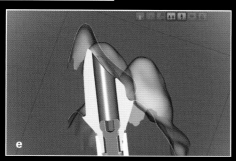

图6-3 （a和b）临时个性化种植体基台唇面和殆面观。（c~e）依据转移至最终模型上的软组织轮廓和临时修复体外形在CAD单元（NobelProcera Optical Scanner, Nobel Biocare）设计个性化钛基台。唇侧终止线位于游离龈下1.5mm（钛基台），腭侧齐龈（e）。

高，但在使用个性化基台制作种植体支持金瓷修复体时会有经济上的优势。因为成品基台并不是为解决每个患者个性化的修复体空间而设计的，制作最终修复体的金属基底/支架时使用成品基台可能会需要更多的合金。此外，牙科技师需要更多的时间制作支持软组织轮廓和饰面瓷的基底/支架。个性化基台可以节省椅旁时间，因为用于清理残留多余粘接剂的时间更少，这部分节省的时间可以补偿使用个性化基台而增加的成本。

按材料分类

金属基台

传统上的种植牙科学，通常用到机械加工的钛和可铸金属基台，但是随着CAD/CAM技术的发展，切削钛基台成为最普遍使用的金属基台[41]。诸多因素导致高贵金属在种植体基台中使用下降。如金和稀有金属的高价格，但相比钛而言，其软组织生物相容性却更差[15]，堆蜡和铸造过程中因为人为误差导致更差的精确性等。在口腔环境中钛的机械性能及其生物学性能已为大量临床所佐证[44-46]。但是，钛基台材料本身的灰色会透过软组织显现，尤其是在薄和/或透明性的组织时[10,46]。因此，在美学要求低而功能优先如更高的咬合力和更大的咀嚼面积的后牙区或厚龈生物型的前牙区，钛基台是合适的选择（图6-4a）。后牙区铸造金属或金-瓷修复多使用该型基台。临床医生可依据特殊患者修复体所需的可复性灵活选择在金属基台上临时或永久性粘接。

并不是所有的金属基台都会导致美学效果欠佳。研究表明金色能与软组织完美协调而无暗影效应[12]。一些公司已经开发出氮化钛涂层的金色钛基台。该涂层厚3~5μm（图6-5a），就组织反应而言，仍然具有良好的生物相容性[47]。任何对基台的调磨都会去除涂层暴露钛的银/灰色。大多数情况下这并不是什么问题，因为当全冠修复体在基台上粘接后各种修复材料都能有效遮挡灰色。但是，如果调磨基台终止线或龈下部分，牙龈美学效果会受到灰色的负面影响。因此，如第5章所述，软组织轮廓从患者口内转移至工作模型必须准确。同时，通过CAD设计基台或扫描制作蜡型时必须准确无误以减少该类调磨，尤其是薄龈生物型患者。此外，就软组织颜色反应而言，试图对基台进行粉色染色已经失败[48]。

当美学作为首要因素而且使用金属基台时唇颊侧终止线应位于游离龈下1.5mm（图6-4b和c），这既能减少牙龈退缩导致的美学并发症，也不会影响临床医生去除残留的多余粘接剂。钛基台还可用于前牙区因种植体角度影响基台轴壁厚度和种植体平台到基台终止线高度过短的病例，这取决于种植体连接方式。钛基台最小轴壁厚度可至0.2~0.3mm。而氧化锆基台轴壁厚度不得少于0.5~0.7mm，基台越薄，失败可能越易发生[49-50]。瓷修复体可用于钛基台上部，如氧化锆基底修复体，通过使用一个厚的氧化锆基底冠（最少0.6mm厚）或在氧化锆基底冠上使用各种遮色瓷以有效遮挡和掩饰钛基台（图6-4d~p 和图6-5b~f）[52]。

种植体支持修复体可临时或永久性粘接。以往，因外六角机械表面种植体搭配金质螺丝频发螺丝松动多使用临时粘接。螺丝松动的发生是因为该型种植体的外连接传递合力至种植体的颈部[53]。当时，考虑到修复体和基台的可复性更普遍使用临时粘接。然而，随着内连接种植体的普及，各型螺丝头的设计，钛质螺丝表面处理的改进，可以获得更大的预负载，螺丝松动已更少见[54-57]。尽管螺丝松动的概率降低，仍有部分临床医生为了修复体的可复性，依然偏好临时粘接。

对金属基台和金-瓷或铸造金属修复体粘接，两种粘接剂都是可信赖的选择。而在金属基台上粘接瓷修复体，为了使瓷修复体的物理性能最大化和减小瓷修复体折断的风险推荐永久性粘接剂。已有文献报道，粘接固位的种植修复获得可复性的方法[58-59]。

瓷基台

CAD/CAM技术的出现，运用金属合金和陶瓷制作各种个性化基台的技术得到长足的发展。瓷基台出现于20世纪90年代末，可预备氧化铝基台推出市场[60-61]。尽管

氧化铝基台的光学性能令人满意，但因其本身的脆性而极易折断[62-63]。如今，氧化锆作为瓷基台的材料，可制作成不同外形、颜色，以及不同的基台与种植体平台的界面和基台与螺丝的界面。在一些研究中，氧化锆基台获得很高的临床成功率[64-66]。另外，氧化锆基台与金属基台在生物相容性、机械性能及工艺效果上无明显差异[66]。此外，已有氧化锆基台在后牙区成功运用的报道[67]。可是，这些研究样本量小、缺乏长期追踪的局限性是需要考虑的[68]。

临床医生应该牢记的是，使用氧化锆基台主要不是因其坚固耐用，而是软组织和与软组织接触的最终修复体的美观。Jung[10]等报道，当软组织厚度＞2mm，基台颜色不会对软组织颜色产生负面效应。然而，并非所有的患者都具有足够厚度的软组织遮挡基台颜色，除非成功进行软组织增量术，在美学区临床医生很可能需要使用类似牙齿颜色的基台，如氧化锆基台。多项研究表明氧化锆基台在各种基台中对软组织颜色影响最低[12,69]。

其他类似牙齿颜色的基台材料选择，如压铸在金属上的二硅酸锂或白榴石增强型玻璃陶瓷体外研究显示效果良好[70-71]。然而，这些材料用于美学为主的种植体支持修复的可预期性尚需临床验证。

类似牙齿颜色基台如氧化锆基台，相比金属基台终止线在唇侧和邻面可以相对保守。推荐腭侧终止线尽可能位于龈上，与所选基台材料无关（金属或瓷）。为避免美学并发症以防止将来的牙龈退缩和易于清理残留多余粘接剂，推荐终止线位于游离龈下1mm（图6-6）。通过测量蜡型（后续将被扫描）终止线和模型上游离龈缘间的距离或通过CAD软件对设计基台进行测量，可以很好地控制终止线的位置。

尽管尚无关于瓷修复体与瓷基台间永久粘接或临时粘接后断裂强度的对比研究，但通常还是偏向使用永久性粘接剂。当修复体与底部结构粘接良好时，修复体可获得最大断裂强度，而这也取决于瓷的类型（如二硅酸锂或氧化锆）。如果瓷修复体临时粘接，则不能达到最大断裂强度，微动会导致基台和修复体的断裂。

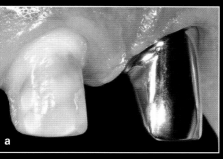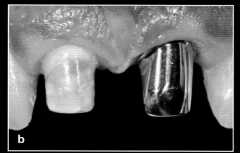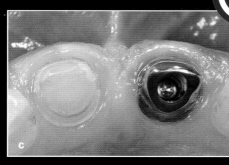

接第131页图片

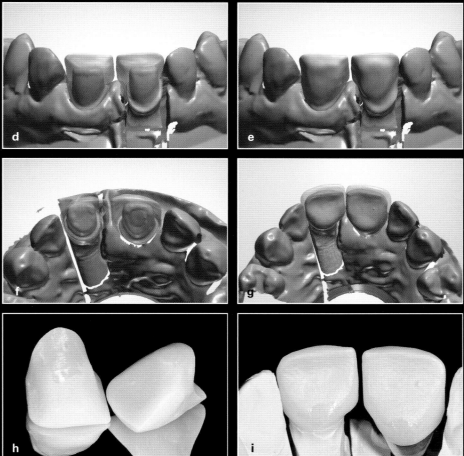

图6-4 （a）最终个性化钛基台口内照片显示因组织厚度足够并未透过组织呈灰色。（b和c）唇面和殆面观见最终个性化钛基台终止线唇侧位于游离龈下1.5mm。注意基台的轮廓与上颌中切牙全冠预备后相似，在外形上与临时个性化基台相近（图6-3a，b）。（d~g）在CAD系统上设计全瓷修复体的氧化锆基底冠，基底冠设计模拟天然牙瓷贴面预备（Lava Plus, 3M ESPE）。允许在唇侧和切端使用饰面瓷获得美观效果，除腭侧切缘外，基于预期修复体外形，腭面为全氧化锆设计。（h和i）最终基底冠照片。注意对钛基台的遮挡，以确保修复体的明度不会因钛基台的颜色而降低。

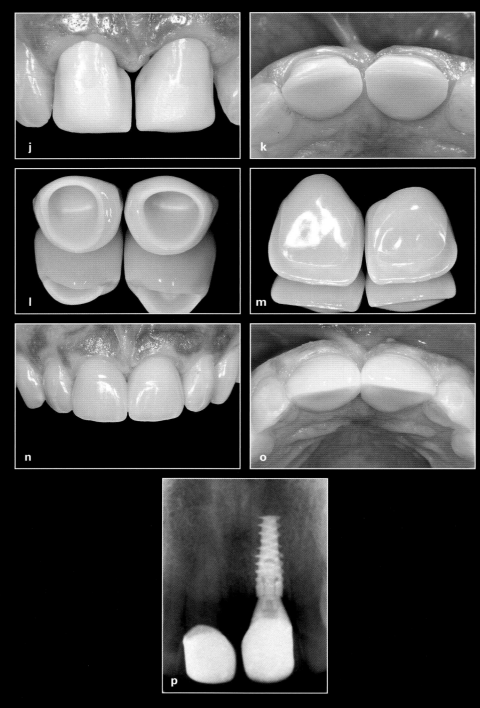

图6-4（续）（j和k）混合式氧化锆基底冠口内试戴。注意基底冠的唇面设计类似于瓷贴面预备后。（l和m）饰面瓷上瓷、烧结完成后。注意四周氧化锆边缘和腭侧为全氧化锆面。（n和o）最终修复体口内匹配后唇面和殆面观。（p）最终修复体匹配后X线片。

接第130页图片

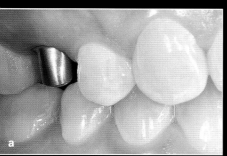

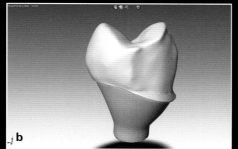

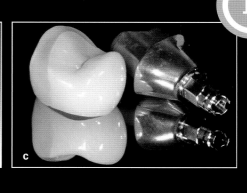

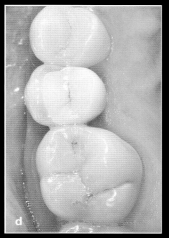

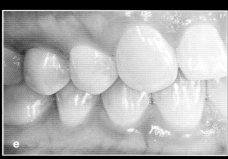

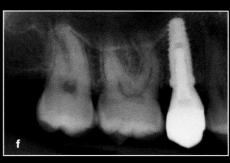

图6-5 （a）CAD/CAM个性化钛基台颊面观（Encode, Biomet 3i）。氮化钛涂层技术使基台呈金黄色。（b）哈面和腭侧设计成全锆面的氧化锆基底冠，而唇面、颊-哈面虚拟回切提供饰面瓷空间（Lava Plus）。（c）氧化锆全瓷冠和个性化钛基台视图。（d和e）最终修复体口内哈面和颊面观。（f）术后X线片。

CAD/CAM功能

近年来，CAD/CAM设计理想基台的功能得到实质性的改善。尽管CAD/CAM公司提供了先进的技术，然而制作无须任何调整的理想基台仍是一项挑战。临床医生需要谨慎评估和理解新技术的局限性，并找出方法克服缺点，甚至可能需要传统方法制作基台蜡型再扫描（图6-7）。临床医生在选择CAD/CAM系统设计和制作钛或氧化锆个性化基台时应评估以下因素：

- 合适的准确性/精确度：基台需要与种植体平台精确匹配。已有报道多家CAD/CAM公司的基台与种植体匹配存在差异[72-73]。匹配精度对钛和氧化锆

基台都适用。基台不匹配不仅影响基台而且对种植体平台和平台周围的骨及软组织都有影响，因产生的钛碎屑会激发炎症反应[74]。

- 材料强度：多家公司为不同种植体系统提供氧化锆基台，但Flinn等报道来自不同制造商的氧化锆物理性能可能存在差异[75-76]。此外，氧化锆和金属组件联合使用可显著提高基台断裂强度。
- 设计能力：设计基台可以通过手工堆蜡、扫描完成或用CAD软件虚拟完成（图6-8）。不断增强的设计能力，将继续促进最终的美观和功能恢复。因此，临床医生和技师应经常对设计和制作个性化基台的CAD/CAM系统进行再评估。

接第130页图片

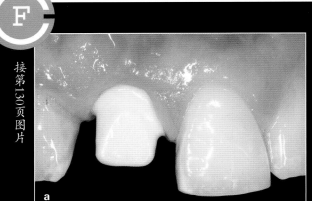

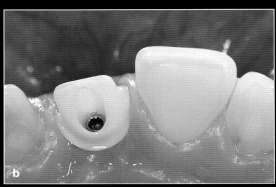

图6-6 （a和b）CAD/CAM个性化氧化锆基台唇面和舌面观。注意基台龈上外形与牙全冠预备后相似。基台终止线唇侧位于龈下1mm，腭侧齐龈或龈上。

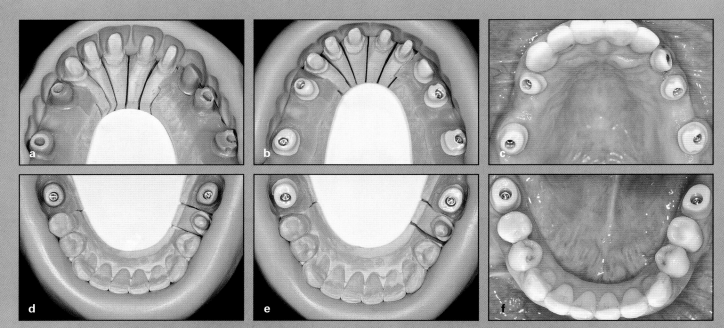

图6-7 （a和b）上颌CAM氧化锆基台蜡型（Procera，Nobel Biocare），基于临时修复体制作的硅胶基板和相应的氧化锆基台在模型匹配后的舌面观。（c）上颌氧化锆基台匹配后舌面观。注意氧化锆基台在模型和口内的终止线位置及外形与各自蜡型相似。（d和e）下颌CAM氧化锆基台蜡型（Procera，Nobel Biocare），基于临时修复体制作的硅胶基板和相应的氧化锆基台在模型匹配后舌面观。（f）下颌氧化锆基台匹配后舌面观。注意氧化锆基台在模型和口内的终止线位置及外形与各自蜡型相似（Prosthodontics: Drs Jae Seon Kim, Satoshi Go, 和 Ariel J. Raigrodski; Periodontics: Dr Stefanie Kretchmar; Orthodontics: Drs Alfonso Navarrete 和 Adelina Fontes; Abutment design 和 ceramics: Harald Heindl）。

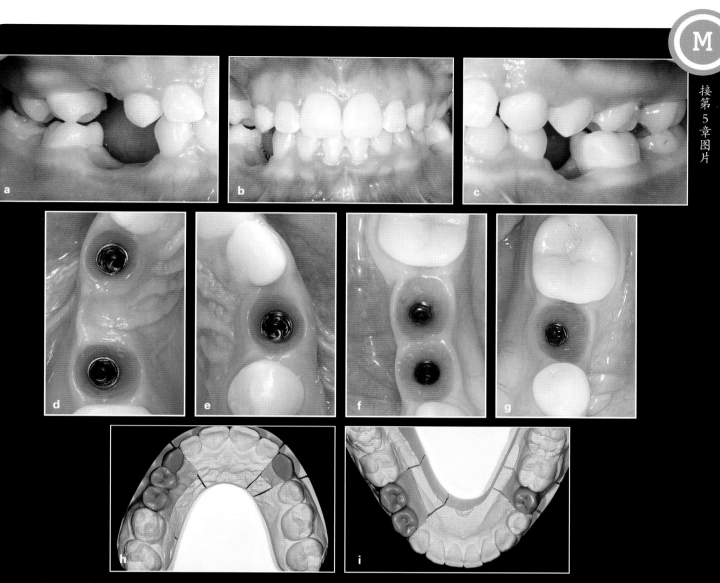

图6-8 （a~c）外胚叶发育不全的患者，术前正面和侧面观。该患者已经完成正畸处理，骨移植术和种植体植入。（d~g）将行种直体支持粘接固位修复，种植体和取模前已成形软组织的殆面观（Osseotite Certain, Biomet 3i）。（h和i）在最终模型制作的全尺寸轮廓蜡型。

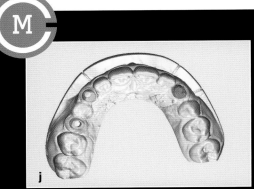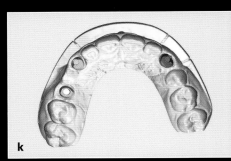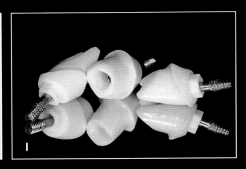

图6-8（续） （j和k）对有蜡型和无蜡型的上颌工作模型分别扫描，用于CAD/CAM个性化氧化锆基台虚拟设计（Atlantis）。（l）制作后的CAD/CAM全锆基台。

种植体平台-基台界面

种植体支持粘接固位修复体的种植体平台-基台界面类型在选择基台中起着重要作用。氧化锆基台与种植体平台连接存在不同的界面类型。全氧化锆基台有一个氧化锆（基台）与钛（种植体）界面，不同厂商的多个种植体系统使用了这种基台。然而，市面上首个氧化锆基台被设计为钛插件粘接在氧化锆基台体部的形式（ZiReal abutments,3i Innovations）。Brodbeck[77]强调该钛插件在这类基台的重要性，因其把氧化锆和种植体平台分离，从而防止了种植体平台的损伤。当前，CAD/CAM技术已可设计和制作这类种植体平台——基台界面的个性化氧化锆基台（图6-9a~d）。可是，需要谨慎评估该钛插件和氧化锆基台是如何相互影响的，以及如何影响种植体平台-基台界面。有些氧化锆基台（Procera NobelReplace，特殊的三通道/三叶连接设计，Nobel Biocare）有一个钛组件滑配连接于氧化锆组件。然而，基台与种植体平台界面仍然是部分氧化锆与钛接触，尤其是在种植体平台四周。此外，对于这类基台，螺丝头直接与基台的氧化锆面接触就如同全锆基台一样（图6-10）。当基台负载时，螺丝头可能会形成支点，导致基台更易折裂。一项研究评估了回收的折断氧化锆基台，发现在基台螺丝头部有清晰可辨的摩擦痕迹[49]。

如前文所述，目前许多CAD/CAM公司生产具有钛插件的氧化锆基台，该钛插件被粘接于氧化锆基台，与种植体平台连接的同时，其凸出部分连接于锆基台的管道内。当加载扭力时，基台螺丝头部与金属内壁接触（图6-9e~g）。

这类CAD/CAM氧化锆混合基台具有许多优点：首先，据多项体外研究报道钛插件可显著提高基台的断裂强度[63,78-80]；其次，可以避免对种植体平台和基台-种植体连接的损伤。多项研究显示氧化锆基台经循环负载后，预负载显著降低，这可能会导致螺丝松动[81-82]。有研究[83-85]报道，氧化锆基台会引起钛的磨损，损伤基台-种植体的连接和/或种植体平台，导致不可逆的机械并发症。最后，可以防止螺丝头部导致的基台折断。这类CAD/CAM氧化锆混合基台，钛插件在基台内至少冠向延伸3mm（Lava, 3M ESPE），所以能与螺丝头接触。

对这类CAD/CAM混合基台的担心是基台的钛插件和氧化锆组件粘接强度。然而，已证明钛插件和氧化锆基台表面经空气粒子喷砂处理后使用复合树脂粘接剂（配合相应的处理剂）显示良好稳定的粘接效果。研究中的粘接剂（Panavia 21, Kuraray Noritake; Multilink Automix, Ivoclar Vivadent）的粘接强度超过CAD/CAM混合基台的断裂强度[86]。

Kim等对3种不同种植体-基台界面负重进行评估，观察破坏模式和对种植体平台的影响。

这3组不同类型的CAD/CAM基台在常规平台种植体

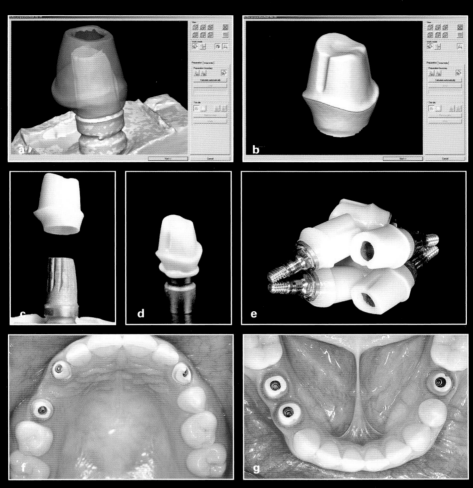

图6-9 （a和b）制作蜡型并扫描后（Lava）。在CAD单元进行基台设计精修。（c~e）钛插件和氧化锆组件表面经50μm氧化铝颗粒低压力喷砂。硅烷化后双固化树脂粘接剂粘接。（f和g）最终基台口内匹配后殆面观。注意上颌基台螺丝头是与氧化锆接触，而下颌基台螺丝头是与钛插件的金属管道接触。

图6-10 CAD/CAM氧化锆基台有滑配连接的钛组件（Procera NobelReplace，特殊的三通道/三叶连接）。种植体平台–基台界面部分氧化锆与钛接触，尤其在种植体平台四周，而螺丝头直接与氧化锆基台轴壁接触（如图6-7临床病例）。

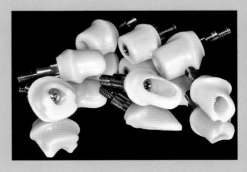

（三通道/三叶连接平台设计，NobelReplace）应用如下：①全锆基台（Aadva CAD/CAM Zirconia Abutment, GC America）；②具有滑配连接的钛插件和氧化锆柱的氧化锆基台（NobelProcera Abutment Zirconia, Nobel Biocare）；③有粘接式钛插件并与种植体平台和基台螺丝接触的氧化锆混合式基台（Lava Zirconia Abutment, 3M ESPE）。推荐用于3种基台的螺丝也不一样。经热循环后，全锆冠与基台进行粘接，静态负载至失败并测量峰值。鉴于前牙区最大咬合力介于90~370N [87-89]。所有测试组均显示高断裂强度。可是，氧化锆混合基台组相比其他两组具有更高的断裂强度，超过700N，其他组的平均值大约500N。值得注意的是，所有组失败模式不同。最失败的组见于组1和组2，组3只见氧化锆组件与钛插件部分失粘接。在3组中对种植体平台的损伤模式也有不同。组2比组1对种植体平台损伤更严重。

基台选择中的风险评估

治疗实施前，计划周全很重要。选择基台材料时，必须评估患者的功能风险。在选择合适的基台材料时临床医生应该考虑到以下的功能和机械因素，这些因素应该高于美学因素。下列情况，临床医生应避免使用氧化锆基台修复种植体支持的粘接固位修复体。

- 基台-种植体连接方式（平面连接vs锥形连接）：对于锥形连接的种植体金属基台会更安全，尤其当连接直径变得非常小。Seetoh等[90]证实氧化锆基台疲劳与种植系统和基台连接高度相关。该研究还显示持续的高循环负载导致了钛基台失败。
- 副功能：金属基台对具有副功能习惯或高功能的患者会更安全。
- 非轴向力：建议对种植修复应将非轴向力降到最低，对氧化锆基台更应如此。
- 陡峭的前导和侧向运动：临床中，非轴向力是不可避免的，如前牙区。有条件应使咬合前伸变浅，降低非轴向力。如果不能通过修复或正畸改良变浅切导，应考虑具氮化钛涂层的钛基台以获得软组织美观。
- 窄径种植体用于高负载咬合区：高负载咬合区窄径种植应使用金属基台。间隙较小的前磨牙区是适应证。氧化锆基台的物理性能随厚度减少而明显降低。如果具氮化钛涂层的钛基台不能满足美学要求，应考虑使用具有钛插件的氧化锆混合基台，尽管该推荐目前尚缺乏科学证据。
- 下颌切牙区：因下颌前牙牙体窄小，螺丝固位基台一体冠可获得更高的强度。下颌切牙基台通常体积小而且轴壁菲薄。
- 尖牙区应避免使用氧化锆基台：当仅种植修复引导非正中运动，同时患者具有副功能运动，应首选金属基台。

总结

个性化基台比成品基台有更多优点，包括种植体位置不良时角度修正，控制软组织穿龈轮廓及终止线的位置。此外，只需微调的个性化瓷基台相比大量调磨的成品瓷基台的机械性能得到增强。医生应根据机械性能和光学性能及患者的需求来选择钛基台与氧化锆基台。未来，随着材料和技术的发展，临床医生可为患者提供耐用、美观和设计完美的基台，能可预期地解决大量的临床问题（图6-11）。当前被认为是基台材料选择过程的一部分特性见表6-1和表6-2。

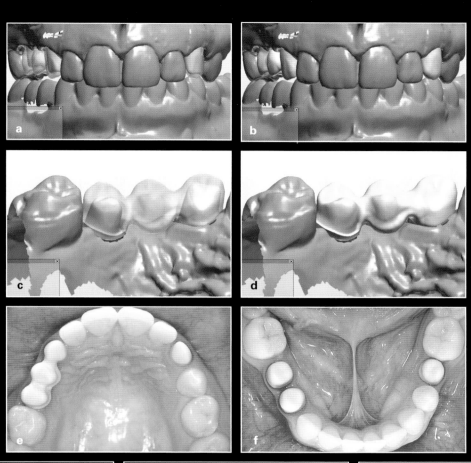

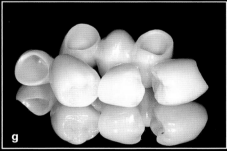

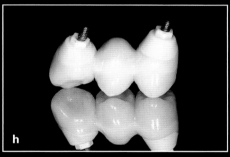

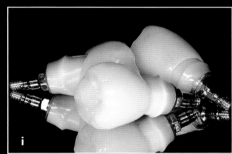

图6-11 （a和b）在CAD单元虚拟设计氧化锆基底（Katana, Kuraray Noritake）。（c和d）上颌FDP支架为饰面瓷提供支持。（e和f）支架和基底冠口内试戴殆面观。（g）完成的氧化锆基底修复体视图。注意种植体支持的FDP卵圆形桥体设计。（h和i）上颌FDP和下颌修复体及各自的氧化锆个性化基台。

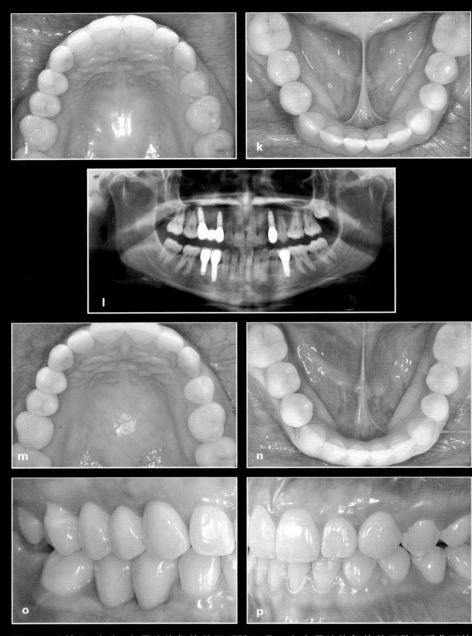

图6-11（续）（j和k）最终修复体戴牙后殆面观。（l）最终修复体戴牙数月后曲面体层片。（m和n）最终修复体戴牙6年后殆面观。（o和p）戴牙6年后最大牙尖交错位侧面观。注意软组织稳定和健康。

表6–1	钛基台的特性

- 优秀的物理性能和耐用性。适用于大量的临床病例，CAD/CAM个性化钛基台可预期用于后牙区
- 优秀的生物相容性
- 基台轴壁最薄可至0.2~0.3mm，可保持基台的耐用性
- 有美学要求的病例，唇侧终止线应位于游离龈下1.5mm
- 在软组织–修复体界面，为了获得美学效果，可使用金黄色氮化钛涂层钛基台，与灰色钛基台相比，更能展示优越的牙龈美学。因此，如果软组织厚度足够（>2mm）遮挡基台，钛基台仍可用于美学区
- 金瓷或铸造金属冠可以永久性或临时性粘接
- 瓷修复体如氧化锆基底和不透明的二硅酸锂修复体可联合钛基台使用，能有效遮挡基台颜色，在软组织–修复体界面提供改善的美学效果。对瓷修复体推荐行永久性粘接

结论： 钛基台用于种植体方向不佳的厚龈型美学区（>2mm）和机械或功能考虑凌驾于美学之上时。

表6–2	氧化锆基台的特性

- 良好的生物相容性和对软组织颜色的负面影响最小
- 技术敏感性和车针预备时易产生微结构崩解与弱化。CAD/CAM设计制作的基台应尽量减少在技工室和临床的调磨
- 在选择CAD/CAM系统时，制作基台的精密性和准确性、材料的强度、精确设计的能力都是非常重要的因素，对比钛基台，氧化锆基台更是如此
- 轴壁厚度最少0.5~0.7mm。种植体平台至基台终止线需有足够的距离（取决于选用种植体系统和种植体–基台连接类型），以确保基台坚固耐用
- 氧化锆基台与瓷修复体应用，比金属基台与瓷修复易于获得更高的半透明性，尤其在游离龈缘与种植体平台间的亚临界区
- 终止线应位于唇侧游离龈缘下1mm
- 存在不同的基台–种植体和基台–螺丝界面。目前，具有粘接型钛插件的CAD/CAM氧化锆基台（混合式氧化锆基台）被认为能获得最优的界面
- 推荐在氧化锆基台上永久性粘接瓷修复体。即便是永久性粘接，也有方法获得可复性
- 应该评估患者的咬合和功能风险，氧化锆基台应该避免在高功能风险的患者中使用

结论： 氧化锆基台可用于种植体方向良好有美学要求的薄龈型患者和患者机械或功能风险相对低时。

参考文献

[1] Wang J, Lin J, Seliger A, Gil M, da Silva JD, Ishhikawa-Nagai S. Color effects of gingiva on cervical regions of all-ceramic crowns. J Esthet Restor Dent 2013;25:254–262.

[2] Libman WJ, Nicholls JI. Load fatigue of teeth restored with cast posts and cores and complete crowns. Int J Prosthodont 1995;8:155–161.

[3] Nicholls JI. The dental ferrule and the endodontically compromised tooth. Quintessence Int 2001;32:171–173.

[4] Wiskott HW, Nicholls JI, Belser UC. The relationship between abutment taper and resistance of cemented crowns to dynamic loading. Int J Prosthodont 1996;9:117–139.

[5] Isidor F, Brondum K, Ravnholt G. The influence of post length and crown ferrule length on the resistance to cyclic loading of bovine teeth with prefabricated titanium posts. Int J Prosthodont 1999;12:78–82.

[6] Goodacre CJ, Campagni WV, Aquilino SA. Tooth preparations for complete crowns: An art form based on scientific principles. J Prosthet Dent 2001;85:363–376.

[7] Proussaefs P, Campagni W, Bernal G, Goodacre C, Kim J. The effectiveness of auxiliary features on a tooth preparation with inadequate resistance form. J Prosthet Dent 2004;91:33–41.

[8] Su H, Gonzalez-Martin O, Weisgold A, Lee E. Considerations of implant abutment and crown contour: Critical contour and subcritical contour. Int J Periodontics Restorative Dent 2010;30:335–343.

[9] Jung RE, Holderegger C, Sailer I, Khraisat A, Suter A, Hämmerle CH. The effect of all-ceramic and porcelain-fused-to-metal restorations on marginal peri-implant soft tissue color: A randomized controlled clinical trial. Int J Periodontics Restorative Dent 2008;28:357–365.

[10] Jung RE, Sailer I, Hämmerle CH, Attin T, Schmidlin P. In vitro color changes of soft tissues caused by restorative materials. Int J Periodontics Restorative Dent 2007;27:251–257.

[11] Park SE, Da Silva JD, Weber HP, Ishikawa-Nagai S. Optical phenomenon of peri-implant soft tissue. Part I. Spectrophotometric assessment of natural tooth gingiva and peri-implant mucosa. Clin Oral Implants Res 2007;18:569–574.

[12] Bressan E, Paniz G, Lops D, Corazza B, Romeo E, Favero G. Influence of abutment material on the gingival color of implant-supported all-ceramic restorations: A prospective multicenter study. Clin Oral Implants Res 2011;22:631–637.

[13] Sjogren G, Sletten G, Dahl JE. Cytotoxicity of dental alloys, metals, and ceramics assessed by millipore filter, agar overlay, and MTT tests. J Prosthet Dent 2000;84:229–236.

[14] Welander M, Abrahamsson I, Berglundh T. The mucosal barrier at implant abutments of different materials. Clin Oral Implants Res 2008;19:635–641.

[15] Abrahamsson I, Berglundh T, Glantz PO, Lindhe J. The mucosal attachment at different abutments. An experimental study in dogs. J Clin Periodontol 1998;25:721–727.

[16] Rimondini L, Cerroni L, Carrassi A, Torricelli P. Bacterial colonization of zirconia ceramic surfaces: An in vitro and in vivo study. Int J Oral Maxillofac Implants 2002;17:793–798.

[17] Scarano A, Piattelli M, Caputi S, Favero GA, Piattelli A. Bacterial adhesion on commercially pure titanium and zirconium oxide disks: An in vivo human study. J Periodontol 2004;75:292–296.

[18] Degidi M, Artese L, Scarano A, Perrotti V, Gehrke P, Piattelli A. Inflammatory infiltrate, microvessel density, nitric oxide synthase expression, vascular endothelial growth factor expression, and proliferative activity in peri-implant soft tissues around titanium and zirconium oxide healing caps. J Periodontol 2006;77:73–80.

[19] Raffaelli L, Rossi Iommetti P, Piccioni E, et al. Growth, viability, adhesion potential, and fibronectin expression in fibroblasts cultured on zirconia or feldspatic ceramics in vitro. J Biomed Mater Res A 2008;86:959–968.

[20] Daftary F, Bahat O. Prosthetically formulated natural aesthetics in implant prostheses. Pract Periodontics Aesthet Dent 1994;6:75–83.

[21] Daftary F. The bio-esthetic abutment system: An evolution in implant prosthetics. Int J Dent Symp 1995;3:10–15.

[22] Nelson S, Ash MM Jr. Pulp chambers and canals. In: Wheeler's Dental Anatomy, Physiology and Occlusion, ed 9. St Louis: Saunders, 2009:209–238.

[23] Kosmac T, Oblak C, Jevnikar P, Funduk N, Marion L. The effect of surface grinding and sandblasting on flexural strength and reliability of Y-TZP zirconia ceramic. Dent Mater 1999;15:426–433.

[24] Luthardt RG, Holzhuter MS, Rudolph H, Herold V, Walter MH. CAD/CAM-machining effects on Y-TZP zirconia. Dent Mater 2004;20:655–662.

[25] Iseri U, Ozkurt Z, Yalniz A, Kazazoglu E. Comparison of different grinding procedures on the flexural strength of zirconia. J Prosthet Dent 2012;107:309–315.

[26] Jing Z, Ke Z, Yihong L, Zhijian S. Effect of multistep processing technique on the formation of micro-defects and residual stresses in zirconia dental restorations. J Prosthodont 2014;23:206–212.

[27] Lewis S, Beumer J 3rd, Hornburg W, Moy P. The "UCLA" abutment. Int J Oral Maxillofac Implants 1988;3:183–189.

[28] Lewis SG, Llamas D, Avera S. The UCLA abutment: A four-year review. J Prosthet Dent 1992;67:509–515.

[29] Marchack CB, Yamashita T. A procedure for a modified cylindric titanium abutment. J Prosthet Dent 1997;77:546–549.

[30] Happe A, Schulte-Mattler V, Fickl S, Naumann M, Zöller JE, Rothamel D. Spectrophotometric assessment of peri-implant mucosa after restoration with zirconia abutments veneered with fluorescent ceramic: A controlled, retrospective clinical study. Clin Oral Implants Res 2013;24(suppl A100):28–33.

[31] Garber DA. The esthetic dental implant: Letting restoration be the guide. J Am Dent Assoc 1995;126:319–325.

[32] Garber DA, Belser UC. Restoration-driven implant placement with restoration-generated site development. Compend Contin Educ Dent 1995;16:796,800–802,804.

[33] Jivraj S, Chee W. Treatment planning of implants in the aesthetic zone. Br Dent J 2006;201:77–89.

[34] Parpaiola A, Sbricoli L, Guazzo R, Bressan E, Lops D. Managing the peri-implant mucosa: A clinically reliable method for optimizing soft tissue contours and emergence profile. J Esthet Restor Dent 2013;25:317–323.

[35] Weber HP, Cochran DL. The soft tissue response to osseointegrated dental implants. J Prosthet Dent 1998;79:79–89.

[36] Listgarten MA, Lang NP, Schroeder HE, Schroeder A. Periodontal tissues and their counterparts around endosseous implants. Clin Oral Implants Res 1991;2:1–19.

[37] Linkevicius T, Vindasiute E, Puisys A, Peciuliene V. The influence of margin location on the amount of undetected cement excess after delivery of cement-retained implant restorations. Clin Oral Implants Res 2011;22:1379–1384.

[38] Wilson TG Jr. The positive relationship between excess cement and peri-implant disease: A prospective clinical endoscopic study. J Periodontol 2009;80:1388–1392.

[39] Korsch M, Obst U, Walther W. Cement-associated peri-implantitis: A retrospective clinical observational study of fixed implant-supported restorations using a methacrylate cement. Clin Oral Implants Res 2014;25:797–802.

[40] Linkevicius T, Puisys A, Vindasiute E, Linkeviciene L, Apse P. Does residual cement around implant-supported restorations cause peri-implant disease? A retrospective case analysis. Clin Oral Implants Res 2013;24:1179–1184.

[41] Priest G. Virtual-designed and computer-milled implant abutments. J Oral Maxillofac Surg 2005;63:22–32.

[42] Kano SC, Binon PP, Bonfante G, Curtis DA. The effect of casting procedures on rotational misfit in castable abutments. Int J Oral Maxillofac Implants 2007;22:575–579.

[43]Kano SC, Binon P, Bonfante G, Curtis DA. Effect of casting procedures on screw loosening in UCLA-type abutments. J Prosthodont 2006;15:77–81.

[44]Lindhe J, Berglundh T. The interface between the mucosa and the implant. Periodontol 2000 1998;17:47–54.

[45]Steflik DE, Corpe RS, Young TR, Buttle K. In vivo evaluation of the biocompatibility of implanted biomaterials: Morphology of the implant-tissue interactions. Implant Dent 1998;7:338–350.

[46]Anusavice KJ, Shen C, Rawls HR. Dental implants. In: Phillips' Science of Dental Materials, ed 12. St Louis: Saunders, 2013:499–518.

[47]Kim YS, Ko Y, Kye SB, Yang SM. Human gingival fibroblast (HGF-1) attachment and proliferation on several abutment materials with various colors. Int J Oral Maxillofac Implants 2014;29:969–975.

[48]Buchi DL, Sailer I, Fehmer V, Hämmerle CH, Thoma DS. All-ceramic single-tooth implant reconstructions using modified zirconia abutments: A prospective randomized controlled clinical trial of the effect of pink veneering ceramic on the esthetic outcomes. Int J Periodontics Restorative Dent 2014;34:29–37.

[49]Aboushelib MN, Salameh Z. Zirconia implant abutment fracture: Clinical case reports and precautions for use. Int J Prosthodont 2009;22:616–619.

[50]Att W, Yajima ND, Wolkewitz M, Witkowski S, Strub JR. Influence of preparation and wall thickness on the resistance to fracture of zirconia implant abutments. Clin Implant Dent Relat Res 2012;14(suppl 1):e196–e203.

[51]Baldissara P, Llukacej A, Ciocca L, Valandro FL, Scotti R. Translucency of zirconia copings made with different CAD/CAM systems. J Prosthet Dent 2010;104:6–12.

[52]Yoshida A, Ishhikawa-Nagai S, da Silva J. Opacity control of zirconia restorations. Quintessence Dent Techonol 2010;33:173–185.

[53]Binon PP. Implants and components: Entering the new millennium. Int J Oral Maxillofac Implants 2000;15:76–94.

[54]Pjetursson BE, Brägger U, Lang NP, Zwahlen M. Comparison of survival and complication rates of tooth-supported fixed dental prostheses (FDPs) and implant-supported FDPs and single crowns (SCs). Clin Oral Implants Res 2007;18(suppl 3):97–113.

[55]Pjetursson BE, Tan WC, Tan K, Brägger U, Zwahlen M, Lang NP. A systematic review of the survival and complication rates of resin-bonded bridges after an observation period of at least 5 years. Clin Oral Implants Res 2008;19:131–141.

[56]Coppede AR, Faria AC, de Mattos Mda G, Rodrigues RC, Shibli JA, Ribeiro RF. Mechanical comparison of experimental conical-head abutment screws with conventional flat-head abutment screws for external-hex and internal tri-channel implant connections: An in vitro evaluation of loosening torque. Int J Oral Maxillofac Implants 2013;28:e321–e329.

[57]Gracis S, Michalakis K, Vigolo P, Vult von Steyern P, Zwahlen M, Sailer I. Internal vs. external connections for abutments/reconstructions: A systematic review. Clin Oral Implants Res 2012;23(suppl 6):202–216.

[58]Schwedhelm ER, Raigrodski AJ. A technique for locating implant abutment screws of posterior cement-retained metal-ceramic restorations with ceramic occlusal surfaces. J Prosthet Dent 2006; 95:165–167.

[59]Tarlow JL. A modified technique to locate the abutment screw access opening of a cemented implant-supported restoration. J Prosthet Dent 2012;108:58–59.

[60]Prestipino V, Ingber A. Esthetic high-strength implant abutments. Part I. J Esthet Dent 1993;5:29–36.

[61]Prestipino V, Ingber A. Esthetic high-strength implant abutments. Part II. J Esthet Dent 1993;5:63–68.

[62]Yildirim M, Fischer H, Marx R, Edelhoff D. In vivo fracture resistance of implant-supported all-ceramic restorations. J Prosthet Dent 2003;90:325–331.

[63]Butz F, Heydecke G, Okutan M, Strub JR. Survival rate, fracture strength and failure mode of ceramic implant abutments after chewing simulation. J Oral Rehabil 2005;32:838–843.

[64]Glauser R, Sailer I, Wohlwend A, Studer S, Schibli M, Scharer P. Experimental zirconia abutments for implant-supported single-tooth restorations in esthetically demanding regions: 4-year results of a prospective clinical study. Int J Prosthodont 2004;17:285–290.

[65]Canullo L. Clinical outcome study of customized zirconia abutments for single-implant restorations. Int J Prosthodont 2007;20:489–493.

[66]Zembic A, Sailer I, Jung RE, Hämmerle CH. Randomized-controlled clinical trial of customized zirconia and titanium implant abutments for single-tooth implants in canine and posterior regions: 3-year results. Clin Oral Implants Res 2009;20:802–808.

[67]Zembic A, Bosch A, Jung RE, Hämmerle CH, Sailer I. Five-year results of a randomized controlled clinical trial comparing zirconia and titanium abutments supporting single-implant crowns in canine and posterior regions. Clin Oral Implants Res 2013;24:384–390.

[68]Chen YW, Sawyer K, Liao SC, Shih HC, Raigrodski AJ. Retrospective dental laboratory survery of zirconia implant abutments [abstract 264]. Presented at the 43rd Annual Meeting of the American Association for Dental Research, Charlotte, North Carolina, 19–22 March 2014.

[69]Tan PL, Dunne JT Jr. An esthetic comparison of a metal ceramic crown and cast metal abutment with an all-ceramic crown and zirconia abutment: A clinical report. J Prosthet Dent 2004;91:215–218.

[70]Kim S, Kim HI, Brewer JD, Monaco EA Jr. Comparison of fracture resistance of pressable metal ceramic custom implant abutments with CAD/CAM commercially fabricated zirconia implant abutments. J Prosthet Dent 2009;101:226–230.

[71]Protopapadaki M, Monaco EA Jr, Kim HI, Davis EL. Comparison of fracture resistance of pressable metal ceramic custom implant abutment with a commercially fabricated CAD/CAM zirconia implant abutment. J Prosthet Dent 2013;110:389–396.

[72]de Morais Alves da Cunha T, de Araujo RP, da Rocha PV, Amoedo RM. Comparison of fit accuracy between Procera(R) custom abutments and three implant systems. Clin Implant Dent Relat Res 2012;14:890–895.

[73]Garine WN, Funkenbusch PD, Ercoli C, Wodenscheck J, Murphy WC. Measurement of the rotational misfit and implant-abutment gap of all-ceramic abutments. Int J Oral Maxillofac Implants 2007; 22:928–938.

[74]Mishra PK, Wu W, Rozo C, Hallab NJ, Benevenia J, Gause WC. Micrometer-sized titanium particles can induce potent Th2-type responses through TLR4-independent pathways. J Immunol 2011; 187:6491–6498.

[75]Flinn BD, deGroot DA, Mancl LA, Raigrodski AJ. Accelerated aging characteristics of three yttria-stabilized tetragonal zirconia polycrystalline dental materials. J Prosthet Dent 2012;108:223–230.

[76]Flinn BD, Raigrodski AJ, Singh A, Mancl LA. Effect of hydrothermal degradation on three types of zirconias for dental appplications. J Prosthet Dent 2014;112:1377–1384.

[77]Brodbeck U. The ZiReal Post: A new ceramic implant abutment. J Esthet Restor Dent 2003;15:10–23.

[78]Kim JS, Raigrodski AJ, Flinn BD, Rubenstein JE, Chung KH, Mancl LA. In vitro assessment of three types of zirconia implant abutments under static load. J Prosthet Dent 2013;109:255–263.

[79]Sailer I, Sailer T, Stawarczyk B, Jung RE, Hämmerle CH. In vitro study of the influence of the type of connection on the fracture load of zirconia abutments with internal and external implant-abutment connections. Int J Oral Maxillofac Implants 2009;24:850–858.

[80]Stimmelmayr M, Sagerer S, Erdelt K, Beuer F. In vitro fatigue and fracture strength testing of one-piece zirconia implant abutments and zirconia implant abutments connected to titanium cores. Int J Oral Maxillofac Implants 2013;28:488–493.

[81]Butignon LE, Basilio Mde A, Pereira Rde P, Arioli Filho JN. Influence of three types of abutments on preload values before and after cyclic loading with structural analysis by scanning electron microscopy. Int J Oral Maxillofac Implants 2013;28:e161–e170.

[82]Basilio Mde A, Butignon LE, Arioli Filho J. Effectiveness of screw surface coating on the stability of zirconia abutments after cyclic

loading. Int J Oral Maxillofac Implants 2012;27:1061–1067.

[83]Stimmelmayr M, Edelhoff D, Guth JF, Erdelt K, Happe A, Beuer F. Wear at the titanium-titanium and the titanium-zirconia implant-abutment interface: A comparative in vitro study. Dent Mater 2012;28:1215–1220.

[84]Klotz MW, Taylor TD, Goldberg AJ. Wear at the titanium-zirconia implant-abutment interface: A pilot study. Int J Oral Maxillofac Implants 2011;26:970–975.

[85]Nguyen HQ, Tan KB, Nicholls JI. Load fatigue performance of implant-ceramic abutment combinations. Int J Oral Maxillofac Implants 2009;24:636–646.

[86]Gehrke P, Alius J, Fischer C, Erdelt KJ, Beuer F. Retentive strength of two-piece CAD/CAM zirconia implant abutments. Clin Implant Dent Relat Res 2014;16:920–925.

[87]Paphangkorakit J, Osborn JW. The effect of pressure on a maximum incisal bite force in man. Arch Oral Biol 1997;42:11–17.

[88]Helkimo E, Carlsson GE, Helkimo M. Bite force and state of dentition. Acta Odontol Scand 1977;35:297–303.

[89]Haraldson T, Carlsson GE, Ingervall B. Functional state, bite force and postural muscle activity in patients with osseointegrated oral implant bridges. Acta Odontol Scand 1979;37:195–206.

[90]Seetoh YL, Tan KB, Chua EK, Quek HC, Nicholls JI. Load fatigue performance of conical implant-abutment connections. Int J Oral Maxillofac Implants 2011;26:797–806.

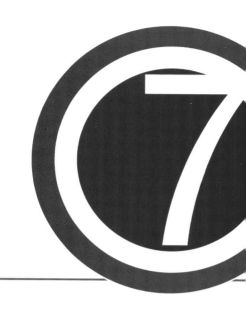

种植体支持螺丝
固位全瓷修复

Tijana Stijacic | Ariel J. Raigrodski | Robert D. Walter

纵观历史，种植修复主要是治疗无牙颌的患者。早期的现代种植治疗主要是以Brånemark理论为指导，并以螺丝固位为主。最初的理论要求在无牙颌患者下颌前牙区植入4~6颗直径3.75mm外六角骨内种植体[1]。修复这些牙种植体需要用到多个部件和修复螺丝。随着种植体存留率的提高，临床医生将种植体的使用扩大到部分牙缺失的患者。此外，为了将来处理并发症和维护更简单，种植固定修复设计理念发生转变。变化之一就是粘接固位修复体的引入。1988年UCLA个性化基台的出现，降低了对成品穿龈基台的需求。这不仅减少了修复部件的数量，而且为临床医生提供了形成理想穿龈轮廓，控制基台终止线的位置和在曾经被视为挑战的垂直空间受限的区域完成修复的机会[2]。当今，种植体支持固定修复领域，粘接固位和螺丝固位都被广泛使用。本章主要讨论螺丝固位种植体支持全瓷修复体的处理考量，主要涉及软组织的处理和长期维护。

螺丝固位修复体

优点和局限性

种植体支持螺丝固位修复体主要优点是能提供可靠的可复性，降低对修复空间的要求，因没有必须清除的多余粘接剂而可能获得更健康的组织[1,3-4]。从长期维护角度来看，当多颗种植体以夹板固定的方式修复时，螺丝固位具有易拆卸的优势，有利于修复体维修、口腔卫生维护、基台螺丝紧固或替换，以及取出失败的种植体而不损伤修复体。

然而，假如种植体植入方向不佳时，采用螺丝固位修复可能会导致美学并发症。此外，从长远来看，用于封闭螺丝通道的复合树脂的磨耗有可能导致咬合不稳定[6]。然而，随着复合树脂材料的发展，这将不再是个问题。另一个缺点是螺丝通道边缘瓷因无支持或厚度不足导致

147

崩瓷[7]。最后，因种植体的偏腭侧植入和在舌隆突位置放置螺丝通道，上颌前牙区的解剖导致修复体颈部从种植体平台至游离龈区的盖嵴式设计，这将会影响患者的口腔卫生维护，甚至需要在复诊时取下修复体。

适应证

在螺丝固位和粘接固位之间做出选择并不简单。它需要仔细、全面的考虑和个性化的评估。从美学的角度考虑（如螺丝通道的入口位于前牙的舌隆突或后牙的中央窝）和生物机械角度来看（特别适合所选的修复材料需要最小厚度），如果种植体的位置理想，应选择螺丝固位。同时，方向不佳的种植体也可使用螺丝固位，特别是不会引起美学或生物机械并发症时（图7-1a~g）。这对那些戴牙后需要拆卸或种植体位置导致残留多余粘接剂难清除和口腔卫生清洁通道受阻的病例尤其如此。这个病例存在严重软和/或硬组织缺损的FDPs需要使用翼板支持唇部丰满度（图7-1h~k）。此时应避免粘接，因为很难清洁到邻近翼板的种植体基台和冠表面。而且，

后牙区种植体位置不理想时，必然需要一个补偿性的牙龈轮廓，会形成类似于悬臂的修复体，此时，彻底清除残留的多余粘接剂可能是项挑战。

多颗种植体的全牙弓修复，螺丝固位优于粘接固位。因为螺丝固位兼顾到需要再次拆卸的可能性。这在对那些有一颗或更多种植体存在骨吸收的病例进行修复时相当重要。这些种植体可以是无症状的，和其他形成骨结合种植体看起来是一样的。然而，很难辨别骨的丧失是因为进展性疾病还是种植体植入时外科创伤导致的。因此，在任何时候都可取下修复体并对种植体重新评估是螺丝固位的一个显著优点。此外，种植体支持全牙弓修复常会发生修复并发症，如修复材料折断[8-10]。因此，当修复体需要维修、调整或替换时，可拆卸是非常重要的。

螺丝固位修复体同样适用于牙槽嵴有严重的水平向和垂直向骨缺损而不能外科重建的患者，为了获得可接受的美观和功能效果需要义龈修复（图7-1l~u）。这类处理要求使用牙龈色修复材料，包括瓷和复合树脂，直接用

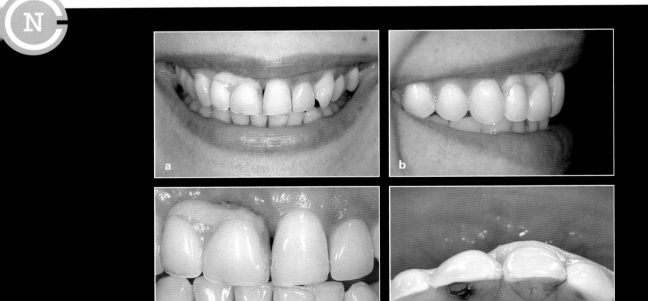

图7-1 （a和b）患者微笑正面观和侧面观，该患者具有一个种植体支持临时单端固定桥，桥体替代上颌侧切牙，种植体支持固位体替代上颌中切牙 。天然牙因创伤缺失。在外院（注不在原著者手中）完成植骨和种植体植入（NobelReplace RP 4.3mm×11.5mm，Nobel Biocare，并完成的临时修复）。（c和d）螺丝固位临时义齿前伸接触和𬌗面观。注意在种植体支持固位体远中可见临时金属基台和螺丝通道。同时中切牙种植固位体的长-宽比不调。

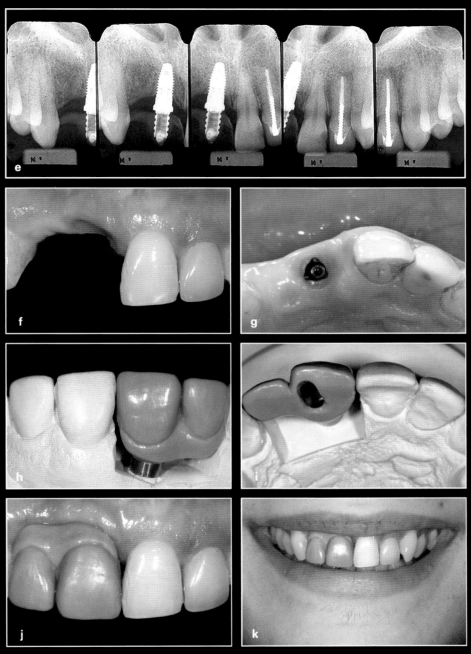

图7-1（续） （e）根尖片示种植体支持螺丝固位临时单端修复，右侧上颌中切牙位点的种植体和金属临时基台。（f和g）临时修复体取下后，唇面观可见种植位点剩余牙槽嵴存在严重的垂直向骨缺损。殆面观可见剩余牙槽嵴严重的水平向骨缺损。种植体植入偏远中 。因患者拒绝额外的手术，决定使用种植体支持螺丝固位修复，具有牙龈色的瓷翼板增强美观同时为唇提供支持，利于长期维护和消除戴牙后残留多余粘接剂的风险。（h和i）完整轮廓蜡型工作模型唇面观和殆面观，可见种植体支持FDP固位体稍向远颊旋转，为螺丝区域提供更厚的修复材料。（j和k）完整轮廓蜡型包括一个模拟翼板，在患者口内试戴评估美学效果（包括唇部支持和牙龈水平在中切牙区得到改善）和发音。主要的美学挑战是将修复体与邻近的组织和近远中垂直界面融合，因为这些界面在微笑时是可见的。

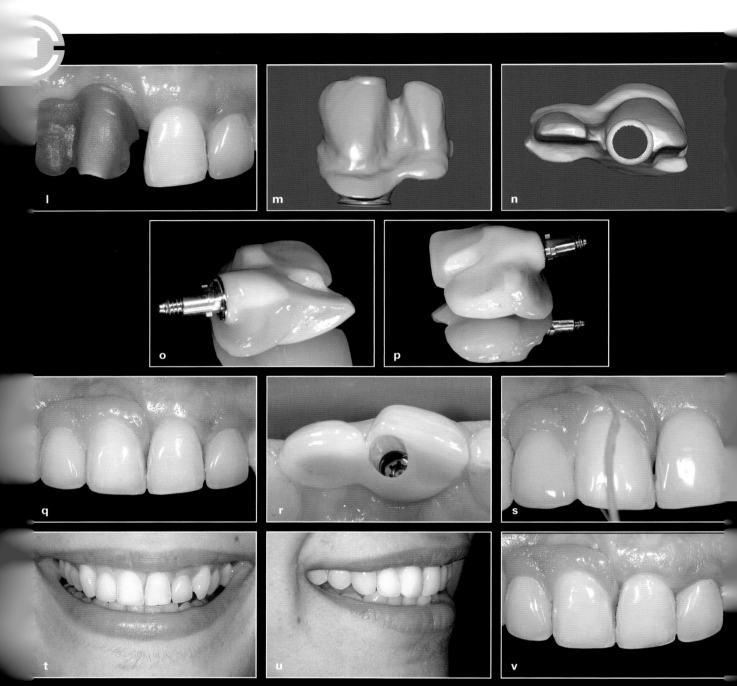

图7-1（续）（l）临时基台和自固化丙烯酸树脂模型，模拟基台-支架复合体，包括一个种植体固位体和一个桥体及边缘翼（GC
Pattern Resin, GC America）。（m和n）模型扫描用于制作螺丝固位基台-支架氧化锆复合体，将与种植体及固位螺丝接触的钛插
件粘接（Lava, 3M ESPE）。（o和p）氧化锆专用饰面瓷对FDP 基台-支架复合体进行上瓷，有助于获得表面特征、通透性和美观
（Noritake CZR, Kuraray Noritake）。随后，钛插件粘接至氧化锆基台组件。（q和r）最终修复体唇面和殆面观，见种植体固位体远
颊向扭转，在远中和切端为氧化锆基台-支架复合体及饰面瓷提供合适的厚度以保证坚固耐用。（s）唇面观示用穿线器和牙线患者
可以维护良好的口腔卫生。（t和u）微笑时的唇面和侧面观示最终修复体匹配后与周围组织完美融合。（v）5年后复诊正面观示修复
体切缘、邻面和唇面一样维持良好的高通透性及表面特征。

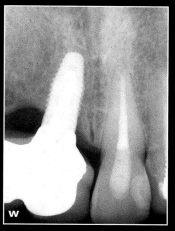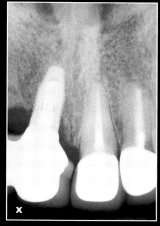

图7-1（续） （w和x）术后和5年后复诊根尖片。

于携有义齿的支架，来替代缺损的软、硬组织[11-12]。尤其对于那些软/硬组织结构不理想的患者，螺丝固位修复体因无须清除粘接剂而简化了戴牙程序（图7-1v~x）。

　　传统的固定修复原理，基牙轴壁高度对抵抗倾斜和脱位力至关重要。粘接修复体为了获得固位形，基牙轴壁高度必须大于冠的脱位径向弧。因此，当冠以边缘为支点旋转，冠的对侧将与邻近的轴壁接触，阻碍侧向脱位力。当种植体基台和冠不具备良好的固位形和抗力形时，螺丝固位是可行的治疗方法。相比天然牙，种植牙解决生物机械风险需要在制订治疗计划时考虑更多。随着牙齿缺失，剩余牙槽嵴发生骨量丢失。垂直向骨量的减少导致颌间距离增加和替代的牙齿变长。当牙冠高度过长，种植体所受力矩增大导致生物机械并发症增多。为解决单颗种植修复体冠高度的问题，建议咬合面到剩余牙槽嵴顶的理想高度为8~12mm[13]。如果颌间距离过大，治疗计划应包括种植位点改进以降低垂直空间，减少生物机械风险。如果颌间距离低于推荐的允许基台和冠的高度，螺丝固位是可靠的解决方案。

粘接固位修复体

　　螺丝固位修复会导致一些美学并发症（如前牙修复体螺丝通道位于唇侧）或功能并发症（如螺丝通道位于牙尖或螺丝通道周边无支持的修复材料易折断），此时使用粘接固位代替是明智之选。这并不意味着当种植体位置理想时就不能选择粘接固位。其实，与临床医生的偏好有关。这仍然取决于临床医生是否需要拆卸修复体，而这正是螺丝固位方式的主要优点。

　　种植体支持粘接固位修复体因其貌似简单的临床程序而被选用，尤其对那些年轻医生和相对简单的临床病例。基台一旦匹配，后续临床程序与传统固定修复类似。因此，当位于同一牙弓的天然牙和种植体同时被修复时，从修复程序角度来看粘接固位修复体非常便利，因为这一工作流程对临床医生和技师而言驾轻就熟。

　　尽管本章的重点是螺丝固位全瓷修复，值得注意的是，有研究显示螺丝固位和粘接固位小到冠的脱落，大到种植体的存留率均无显著差异[14]。严重的并发症被定义为发生修复体失败需要更换。小的并发症是指需要临床医生介入可能威胁修复体和/或种植体存留的并发症，如螺丝松动、不需更换修复体的崩瓷、持续性骨吸收、拉应力和边缘不密合[14]。同样，最近的一项系统性综述表明，在5年的累积随访中，在生物学并发症方面，螺丝固位和粘接固位修复之间没有显著差异（软组织并发症和骨丧失＞2mm）[15]。因此，当临床医生继续使用这两种方法修复种植体时，很明显，并不存在孰优孰劣。

本章接下来的部分将讨论制作可预期的种植体支持螺丝固位全瓷修复的基本原则，先是外科计划，然后是最终修复体的材料选择。以上都是成功完成最终修复的重要部分。尽管主要是围绕多颗种植体支持修复，但讨论的概念都能轻松用于简单修复。

外科术前计划

一经决定使用螺丝固位修复，种植体植入就应精确无误。以免引起机械或美学并发症，妨碍螺丝固位修复的使用。这就要求以修复为导向的外科计划和种植体的植入[16]。而外科导板对辅助外科方案的实施具有重要作用。可以是简易导板（计划好的修复体真空压膜具有唇侧外形或腭侧外形）[17]或复杂导板（具有2mm钻孔或金属管）[18-20]。以往，导板的问题在于把二维影像和诊断模型与蜡型联系起来。牙科三维影像（CBCT）的发展结合第三方种植计划软件以及相应的外科工具，取得手术预后和可预期的种植体植入位置。随着CAD/CAM种植导

板的使用，可以在术前预知解剖结构之间的关系，并在术前考虑到[21]（图7-2a~h）。精确性对任何手术都很重要，当种植体支持螺丝固位修复体用于多单位夹板式固定修复时更是如此（图7-2i和j）。笔者认为当所有的种植体在解剖学上平行，种植体平台位于同一深度，制取终印模将变得简单。这一概念确保最小干扰下取出印模托盘。

计算机引导手术

CAD/CAM种植手术导板依据手术时口内匹配的支持方式分为3类：组织支持，骨支持和牙支持。这些计算机辅助切削或立体光刻手术导板是在虚拟数字化治疗计划的基础上制作的。这些导板配合专用种植钻孔器械使用，可以精确植入种植体，如同虚拟计划中的近远中和唇舌向位置、冠根向深度和角度[21]一样（图7-2k和l）。

仅有少量关于传统手术导板与CAD/CAM导板间的比较研究。然而，大多数体外[22-24]和临床[25]研究显示CAD/CAM导板最终种植体位置精确性更高。尽管计算机引导手术相比传统手术更精确，但不应高估它的准确性而无

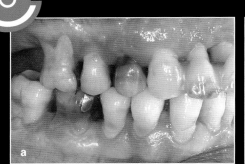
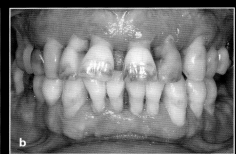
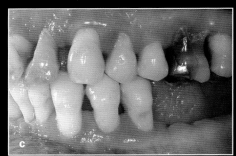
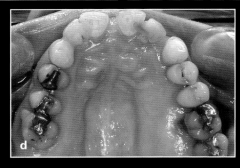
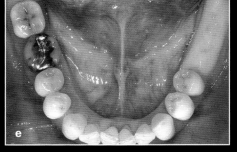

图7-2 （a~c）一位50多岁患者，最大牙尖交错位正面观和侧面观，该患者存在严重的附着丧失。（d和e）上下颌𬌗面观见轻微𬌗面磨耗。

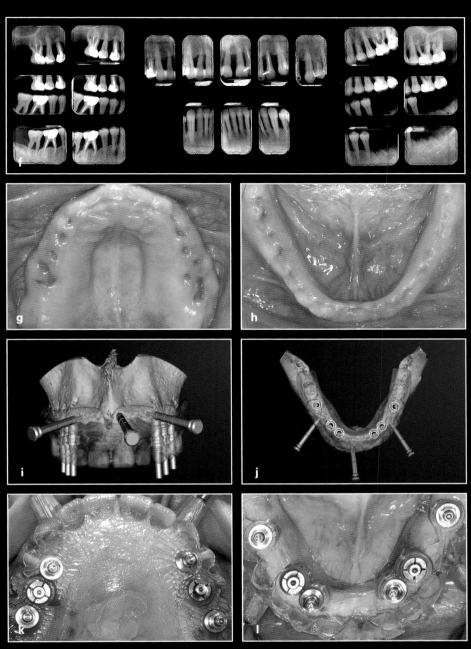

图7-2（续） （f）术前全口影像示进展性骨丧失。基于临床和影像学检查，患者诊断为进展型慢性牙周炎。（g和h）全口牙拔除和即刻全口修复后数周上下颌殆面观。（i和j）上下颌数字化模拟种植体植入（NobelGuide, Nobel Biocare）。注意上颌全牙弓一体式螺丝固位修复体与下颌双侧后牙区和前牙区螺丝固位修复设计的种植体位置。（k和l）上下颌组织支持式立体光刻手术导板在种植体植入时殆面观。

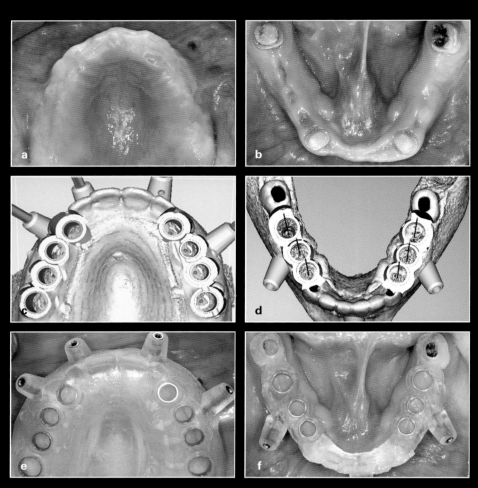

图7-3 （a和b）上颌种植体支持螺丝固位修复和下颌牙支持式修复以及种植体支持螺丝固位修复，种植体植入前上下颌𬌗面观。（c和d）上下颌数字化模拟种植体植入（NobelClinicians, Nobel Biocare）。（e和f）上颌软组织支持式，下颌牙支持式立体光刻手术导板种植术前口内试戴𬌗面观。

视它可能产生的误差。临床上显著误差的阈值为2mm，因此此值常被用作重要解剖结构附近的安全距离。一项临床研究显示计划植入和实际植入位置的平均误差范围在1.0~1.6mm[26]。然而，均值在0~6.9mm[26]。显然，对

患者来说超出平均值的误差，不仅会对重要解剖结构造成不可逆损伤，而且对种植体成功和植入后可修复性，都会产生严重的后果。为了获得一致性的结果，导板的准确性是关键[27]（图7-3）。

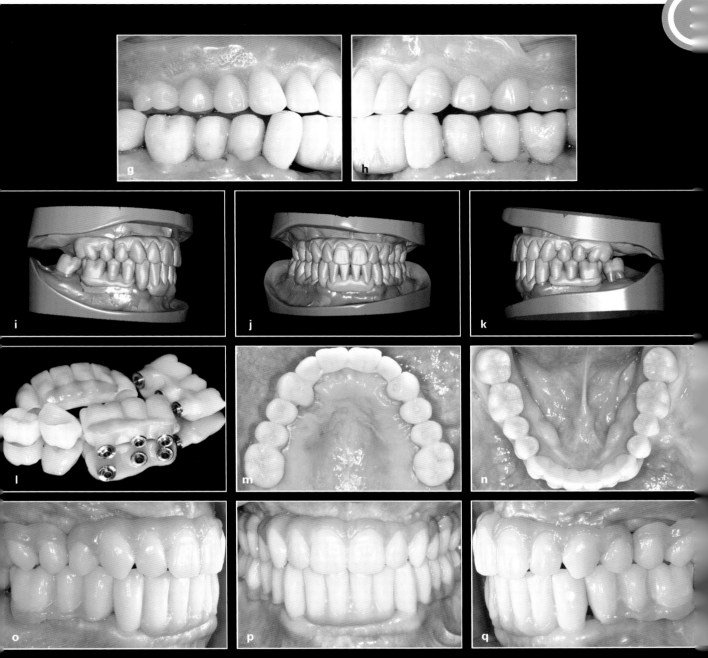

图7-3（续）（g和h）种植体植入和临时修复体匹配数周后左右侧方功能运动侧面观（NobelReplace RP 和 WP, Nobel Biocare），注意功能运动时后牙临时修复体无咬合接触。（i~k）基于上颌即刻修复体和下颌临时修复体虚拟设计的间接CAD/CAM临时修复体侧位观和正前位观（Zirkonzahn）。（l）以丙烯酸树脂块［聚甲基丙烯酸甲酯（PMMA）］铣削而成并染色的下颌间接临时修复体（polymethyl methacrylate [PMMA]）。（m和n）上下颌间接CAD/CAM临时修复体口内匹配殆面观。（o~q）牙龈色丙烯酸树脂恢复水平向与垂直向牙槽骨和软组织缺损，间接CAD/CAM临时修复体正中咬合时侧面观和正面观。

螺丝固位修复体的印模

匹配的概念

制作多单位夹板式种植体支持螺丝固位修复体过程中，修复体和提供支持的种植体的匹配至关重要。在1983年，Brånemark首次定义被动匹配。针对咬合负载下进行骨的成熟和改建，他建议允许存在10μm间隙[28]。长期以来，这一概念被认为对骨结合的长期成功至关重要[29]。在1985年，金属铸件与基台周缘间隙＞30μm、超过基台周缘界面10%被认为是不能接受的[29]。它一直被遵守直至另一定义被动匹配的标准出现，即只要不引起任何长期临床并发症，那么小于150μm的间隙是可接受的[30]。尽管存在这些定义并经常被引用，但它们都是经验性的[31]。临床上获得绝对的被动匹配也是不可能的[31-33]，关于可接受的临床匹配间隙的数据的问题依然存在[34-35]。目前，尚无临床研究直接表明不匹配是导致种植体并发症和失败的直接原因[36]。尽管如此，临床医生最感兴趣的仍是追求最小匹配间隙修复体，尤其涉及多单位夹板式固定种植体支持修复体时，因为种植体周应变程度受支架匹配影响而不是制作支架材料影响[37]。因此，种植体印模的主要目的是获得一个有准确种植体位置的最终模型，才有可能制作一个被动匹配优良的种植体支持修复体[38-39]。种植体三维位置是否准确转移到工作模型上与种植体修复被动匹配的复杂性直接相关[31,39-40]。影响印模的准确性，因此，影响种植体位置转移准确性的因素包括但不限于印模方法和材料、多单位种植体的固定，种植体的角度和冠根向深度[38-39,42]（图7-4a~f）。

印模材料

根据最近文献综述[36]，聚乙烯硅氧烷和聚醚弹性印模材料仍是种植体印模的首选材料（图7-4g和h）。数字化印模结合CAD/CAM用于多单位夹板固定式种植体支持修复的研究尚处于初级阶段，临床广泛使用前尚需更多的研究来证实它们的可靠性和准确性[36]。此外，已有文献报道其他可选技术如摄影制图法[43]直接获取种植体的位置和方向。将来，这会减少对传统印模方法的需求，这些方法倾向于合并程序误差和内在的不可控误差。

印模技术

闭窗和开窗

印模帽的转移方式已有研究。印模帽可采用开窗式托盘或闭窗式托盘，两种方式都是准确的。尽管不存在明显的孰优孰劣，但在多单位种植体印模时倾向于使用开窗式印模[44-50]。

夹板固定和非夹板固定

在处理多单位种植体时，制取印模采用夹板固定或不固定转移/印模帽，问题就出现了。这方面已有大量研究。尽管一些综述发现较多文献支持夹板固定[39]，但也有其他研究并未发现有区别[38]。

最近，发现在记录的种植体数量和使用夹板固定印模技术间无相关性。当植入4~6颗种植体时，似乎看起来，支持夹板固定和不固定的研究势均力敌。因此，当临床医生采用夹板固定转移帽制取终印模时，主要考虑的是种植体的三维位置而不是种植体的数量。

平行和倾斜的种植体位置

大多数评估种植体角度对印模准确性影响的研究仅涉及两颗种植体[36]。只有3项研究讨论了3~5颗种植体的角度复合效应（相互影响）[51-53]。目前，还需要更多的研究评估牙列缺损涉及更多种植体的角度对印模准确性的影响。已证实导致多单位种植体水平印模不准确的一个因素是印模帽与种植体连接部分的长度[54]。种植体若成角度，印模取出时需施加更大的力可能会引起印模材料的变形，从而导致将不准确的种植体三维位置转移至最终模型。在种植体分散的情况下，可能难于获得一个准确的印模，使用穿龈基台（矫正角度）并制取基台水平印模会更明智。但是，就最终修复体的匹配而言，基台水平印模增加了不匹配的风险因素[55]。

接第155页图片

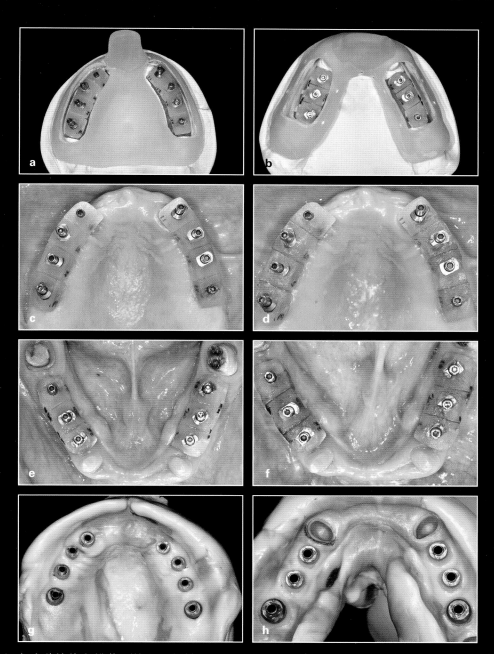

图7-4 （a和b）闭窗式种植体印模获取的上下颌模型。运用自固化树脂对开窗式印模帽进行改良并根据各自位置进行编号（Triad，Dentsply），对托盘进行开窗用于制取工作印模（Triad）。（c和d）上颌牙弓开窗式印模帽匹配于种植体平台后殆面观。印模帽被自固化树脂夹板固定（GC Pattern Resin）。（e和f）下颌牙弓开窗式印模帽匹配于种植体平台后殆面观。印模帽被自固化树脂夹板固定（GC Pattern Resin）。（g和h）轻、重体印模材料（Imprint 3，3M ESPE）一步法/双黏度制取的上下颌印模。

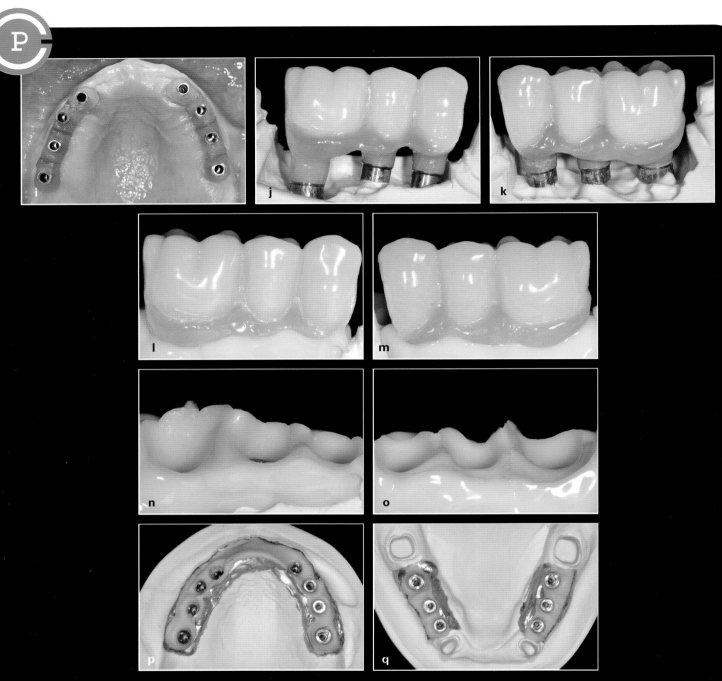

图7-4（续）（i）夹板用于评估上颌最终模型的准确性殆面观。注意各个组件在口内放置前需在模型上固定。（j和k）下颌最终模型人工牙龈去除后临时修复体匹配于种植体替代体时侧面观。（l和m）取下临时修复体，光固化聚乙烯硅氧烷灌注于种植体替代体周边，临时修复体再次匹配于替代体上。临时修复体（PVS）的凹雕表面为光固化聚乙烯硅氧烷所记录。（n和o）一旦光固化聚乙烯硅氧烷硬固，取下临时修复体，显示最终的软组织轮廓。（p和q）上下颌最终模型殆面观。从患者口内转移的新记录的软组织轮廓用于最终修复体的设计和制作。

检查工作模型的准确性

当前大多数支架制作方法都使用传统终印模获得的最终模型。具有代表性的最终模型经扫描，支架设计为与最终模型相匹配。然而，印模从患者口内取出到灌注模型和硬石膏固化过程中，都可能产生误差。因此，多篇报道[56-58]建议使用夹板改善最终模型的准确性。利用现有的自固化或光固化树脂材料，对不同类型的夹板材料进行了体外评估[59]（图7-4i）。最近，一项研究评估了在有或没有夹板的情况下，制作的支架被动匹配可能存在的差异性；研究表明使用夹板是金属支架获得临床被动匹配的有效方法，而与支架制作工艺（CAM或失蜡法）和支架连接的种植体数目无关[60]。在实践中，临床因素会通过影响最终模型的准确性而影响最终修复体，而当修复体在最终模型上匹配时技术因素也会影响修复体的准确性。夹板能分离临床和技术因素。使用夹板验证最终模型的被动匹配时，在制作最终支架前的任何印模的重大误差都会被发现。这是因为夹板并不像最终修复体那样坚固，但是，被动匹配评估是毫米级，所以夹板只能发现严重的不匹配误差。

记录和转移软组织轮廓

尽管种植体的冠根向位置（深度）已有考虑，但很少有研究关注，尤其是印模帽在印模材料内的固定和准确转移种植体的三维位置关系。种植体植入过深面临的额外挑战在于记录种植体周软组织轮廓，它对准确描绘种植体平台至游离龈缘的穿龈轮廓至关重要，第5章已有阐述。

为了让修复体凹雕外形镜像复制该轮廓，软组织的轮廓转移对临床医生与技师间的交流很重要。软组织轮廓不仅在高美学区很重要，而且在涉及多单位夹板固定种植体支架或一体式修复体的种植体间的桥体区也很重要（图7-4j~q）。各个种植体间软组织避让不足导致临床医生需对CAD/CAM支架凹雕表面进行调磨。此时，支架材料性能的容忍性非常重要，即材料本身是否允许调磨。例如，切削钛支架可以调磨为临床所需外形。但是，大量的调磨可能会导致连接体体积超出材料的规格，这是不推荐的。以往，铸造合金金属支架最低厚度是3mm[61]。但是，由于材料的均质性较好，切削钛支架的物理性能一般优于传统铸件。在本书出版时，唯一一个发布了最小的钛支架尺寸的公司是Biomet 3i（厚：2.5 mm；宽度：4.0mm）。其他厂商并未提供这一尺寸，即便他们已经制订了指导标准。因此，虽然可以容忍较小的维度，但这些值应参照特定的支架制造商推荐数值。相比切削钛支架，其他常用的材料如氧化锆在烧结后因其固有的物理特性不宜调磨。所以，当使用氧化锆作为全锆凹雕表面时，详细的治疗计划非常重要，包括修复体的最终设计以便适时进行种植位点改进和种植体的植入。

其他因素

其他会导致印模不准确的因素包括但不限于所用托盘类型（易变形和刚性，个性化托盘和成品托盘），重复使用的印模帽和各种改良的印模帽从单纯的长度改良到各式各样的表面改良[36]。当以上因素都已考虑，很明显，种植体三维位置和种植体周软组织（和邻近桥体，当涉及的时候）从患者口内到最终模型的准确转移，对种植体支持修复体的初始和长期成功仍是一个关键步骤。

螺丝固位修复体的CAD/CAM技术

　　虽然印模是潜在不准确性的来源之一，但制作最终修复体的方法也有可能会带来进一步的不准确。提高多单位夹板固定种植体支持修复体适应性的方法有很多，如包埋焊接、包埋激光焊接、电腐蚀和CAD/CAM。使用CAD/CAM技术制作种植体上部结构/支架已被证明，在材料加工质量（孔隙率低）、切削的支架和上部结构的精密度以及被动匹配具有优势[62-65]。该技术允许牙科技师在计算机或通过扫描蜡型，设计各式各样的支架结构，可以制作出与邻牙或邻近软组织协调的解剖式外形的上部结构/支架或临时、最终或完整轮廓的修复体[66]。通过减少因传统的堆蜡铸造方法导致的体积不准确，精密匹配的多单位支架能提高种植体的寿命和修复体的成功率，并简化修复体[66-67]（图7-5）。虽然一体式CAD/CAM氧化锆支架使用氧化锆与种植体平台接触是可行方案，但仍有一些CAD/CAM夹板固定多单位支架在确认无误的最终模型上使用氧化锆支架粘接钛插件。后一种方式在支架和种植体平台之间提供了一个钛与钛接触界面而不是氧化锆与钛接触，同时后支架/一体式修复流程粘接钛插件可以增强被动匹配。

接第153页图片

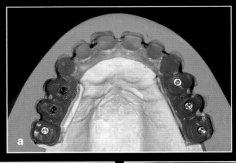

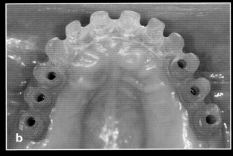
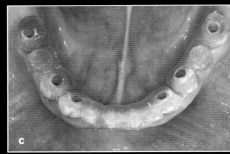

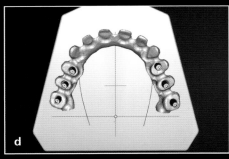
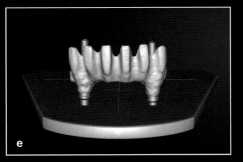

图7-5 （a）以最终蜡型为基础的硅胶导板和树脂模型的上颌最终石膏模型照（GC Pattern Resin）。（b和c）上下颌树脂模型验面观，可见夹板。请注意，螺丝孔位于有利位置。（d和e）上下颌树脂模型在CAD单元扫描视图。

二氧化锆

物理性能

最初，正方二氧化锆晶体用于整形外科的全髋关节置换[68]。从微观结构角度来看，氧化锆是一种没有玻璃成分的多晶陶瓷。作为多态性，二氧化锆（也称氧化锆）存在3种形态：单斜晶系，立方晶系，正方晶系。纯氧化锆在室温呈单斜晶系，在1170℃以下处于稳定状态。超过这个温度，发生正方晶系的转换，直至2370℃处于稳定，再高时将发生立方晶系转换。在冷却温度100~1170℃发生正方晶系至单斜晶系转换。在此过程中伴随体积膨胀3%~4%，通常会导致纯氧化锆裂纹沉淀并扩展[69]。

添加稳定剂氧化物，如氧化钙、氧化镁和氧化钇，允许纯氧化锆以多种晶系共存被称为部分稳定氧化锆，具有优越的机械性能[70]。物理性能增韧转换已被证明能阻止裂纹在材料内扩展[71]。该性质涉及亚稳态的正方晶系转换为单斜晶系，当拉应力施加于裂纹末端时，转换伴随局部体积增加3%~5%，这导致了裂纹尖端周围的局部压缩应力的产生，从而挤压裂缝。通过添加氧化钇（3mol%），在室温下可获得亚稳态的正方晶系氧化锆。陶瓷颗粒的大小至关重要，必须介于0.3~0.8 μm[69,72]。体外研究表明，物理性能的扭曲强度在900~1200MPa，断裂强度在9~10MPa·m$^{1/2}$，而静态负载作用下的断裂阻力为2000N以上[70,73]。然而，这个值并没有考虑到氧化锆亚稳态微结构的结构转换。

在1981年首次报道了降解现象，主要是发生在相对较低的温度下（150~450℃）的气体环境中，也称为老化[74]。低温降解被认为是水汽与氧化锆中的稳定剂二氧化钇中的钇发生化学反应[75]。水汽能使钇从正方晶系颗粒表面离析，发生单斜晶系的转换。钇原子的持续消耗直至正方晶系颗粒完全向单斜晶系转换完成。当转换的晶粒大于所需的临界尺寸以产生可容纳膨胀和剪切应变的微裂纹时，发生灾难性退化的风险就会增加。该现象称为应力腐蚀反应，导致强度降低[78]。3种不同品牌的氧化锆薄片［Lava, Zirkonzahn, 和Zirprime（Kuraray Noritake）］在加速老化模式下进行测试，直至200小时，模拟在口内至少200年，显示平均挠曲强度明显降低。尽管如此，所有试件的挠曲强度仍大于800MPa，高于其他市售陶瓷修复材料[77]。采用同样的方法进行的一项类似研究表明，新开发的氧化锆（锆石，Kuraray Noritake）在标准的高压灭菌条件下200小时仍保留了大于1200MPa的挠曲强度[78]。

性能降低的机制包括因机械能或水分抑或双重因素导致的颗粒表面或亚临界裂纹扩展和结构改变。研磨或抛光施加于材料的能量通过机械能和湿度加速这一转变，主要是发生在修复体表面[81]。因此，不建议对全锆表面调磨，应尽量减少该类调磨。

氧化锆作为支架材料

随着CAD/CAM技术的出现，临床医生与技师可以设计和切削出一体式氧化锆结构包括模拟种植体基台的部分（从种植体平台至游离龈缘处）及模拟基底冠或螺丝固位修复体的固定修复支架。该结构在本章称为支架，或许称为基台–支架复合体更准确。氧化锆支架的一个主要优势是反复烧结上瓷上釉后不影响多单位氧化锆支架的匹配[82]。这一特性允许临床医生为患者提供全牙弓–多单位夹板固定种植体支持螺丝固位全瓷修复体（图7-6a~h）。然而，其他研究显示上饰面瓷会明显影响氧化锆基底修复体的边缘精度，不应忽视[83]。似乎，这种潜在的变形可能来自所用支架和饰面瓷的匹配，而不仅是因为热膨胀系数（CTE）。推测氧化锆与饰面瓷之间的反应可能更为复杂，需进一步研究。更重要的是，应该注意到，上述结论来自研究牙支持式的支架。种植体支持多单位支架往往体积更大，饰面瓷烧结导致形变的可能性会降低。

生物相容性

如第1章和第6章所述，氧化锆在软组织反应方面具有优越的生物相容性。在体外生物相容性评估中，高纯度的氧化锆在局部的细胞里几乎没有突变和致癌的倾向[84]。此外，在氧化锆的体内测试中显示出几乎无炎症

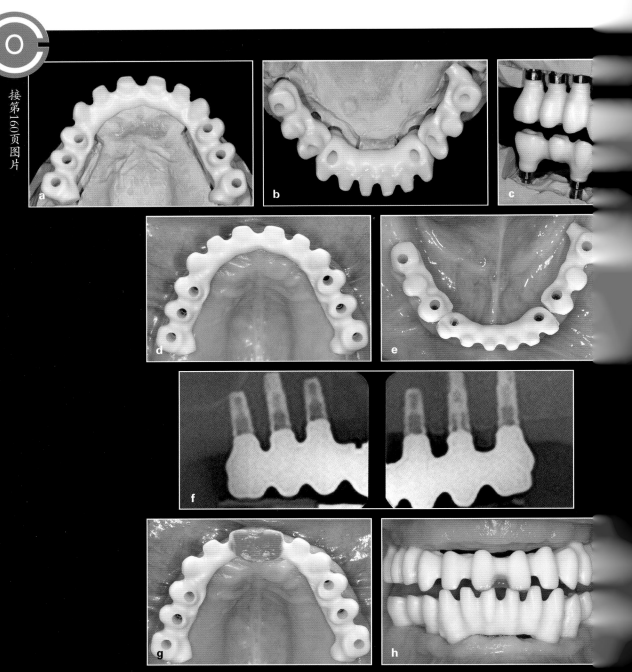

图7-6 （a和b）上下颌基台–支架复合体最终模型𬌗面观（Procera, Nobel Biocare）。（c）模型上半可见
体密合。（d和e）上下颌氧化锆基台–支架复合体患者口内匹配𬌗面观。（f）上颌根尖片显示全氧化锆基台
验下取得良好的匹配。注意螺丝位于左侧上颌第二前磨牙。（g和h）在预期恢复的垂直距离下前牙区佩戴
Lucia夹具的氧化锆基台–支架复合体𬌗面观（GC Pattern Resin）。用于验证记录的正中关系——上下颌位

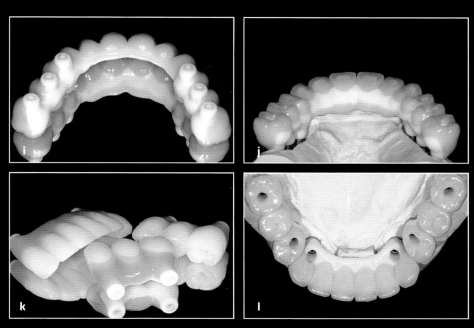

图7-6（续） （i和j）饰面瓷修饰后氧化锆基底螺丝固位最终修复体凹雕表面和咬合面观（Noritake CZR）。注意进入种植体平台的氧化锆颈环和基台进入种植体修复平台内的是非抗旋部件。桥体颈部凸形轮廓。（k和l）下颌氧化锆基底间接树脂饰面（Estenia, Kuraray Noritake）。

反应[85]。另外，一项临床研究表明，氧化锆的细菌黏附能力明显低于具有高度生物相容性的钛[86]。

美学

制作美学修复的一个主要部分就是处理光学性能和模拟天然牙的结构。陶瓷用于修复牙科种植体方面取得了极大的美学效果。陶瓷修复的主要优点是透光性和光透射深度的增加，这使得技师和修复医生能为患者提供更自然逼真的修复体[87]。这并不是说，颜色的匹配会更简单；然而，相比金属基底，氧化锆基底的优点在于能改变透光性、色调和厚度[88-89]这一明显优势。此外，如第6章所述，种植体支持修复时，氧化锆不会对种植体平台至游离龈缘区的穿龈轮廓的软组织颜色产生不利影响，尤其在组织薄的时候[90]。

氧化锆支架饰面

为了获得最佳审美效果，就像传统的金属烤瓷修复一样，氧化锆支架也被用于与物理性质相匹配的长石质瓷进行饰面。饰面瓷材料主要由微结构和微观结构不同的玻璃陶瓷组成，具体取决于制造商。白榴石增强玻璃陶瓷和纳米级氟磷灰石玻璃陶瓷被用于氧化锆基底修复体的饰面瓷[91-92]（图7-6i和j）。

在临床上观察到的一种缺点是饰面崩瓷。事实上，这被认为是氧化锆基底修复体最常见的修复并发症[93-96]。研究结果表明，饰面瓷和氧化锆支架热膨胀系数相匹配，是烧结后避免崩瓷的关键[97]。除热膨胀系数匹配外，饰面瓷-支架界面的正方晶系向单斜晶系转换已被证实，而这一转变会使界面局部材料减弱[98]。关于支架设计，近

接第158页图片

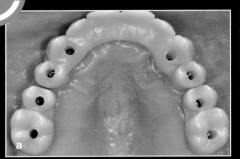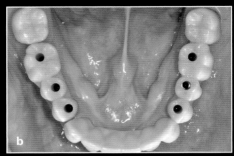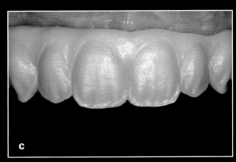

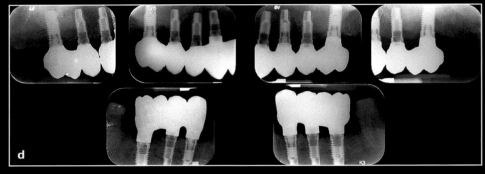

图7-7 （a和b）上下颌未完成的氧化锆基底修复体殆面观（Prettau, Zirkonzahn），在磨牙区全锆设计其余部分混合设计，在患者口内检查匹配和咬合情况。（c）未完成修复体混合设计具有氧化锆翼板的前牙段唇面观。（d）通过单螺丝试验，对未完成修复体匹配进行临床和影像学评估。

来多项研究主张解剖式支架，而不是任意厚度，以支持饰面瓷[99-101]。此外，饰面材料的质量不应忽视，因为研究已经显示不同的结果，这取决于所使用的饰面材料和它的应用技术（分层、压铸或数字化饰面）[102-105]。具有较高断裂韧性的饰面瓷材料是首选[92]。研究发现，在制作瓷熔附氧化锆修复体时通过减缓冷却速度和烧结方案能避免饰面瓷崩瓷[106]。近来的体外研究证明，使用解剖式底部结构，压铸饰面瓷技术和适宜的冷却方案，可以降低饰面瓷氧化锆修复体的失败率[107]。

另一个防止氧化锆基底饰面瓷崩瓷的方法就是使用二硅酸锂或间接复合树脂进行饰面[108]。已有研究各类饰面材料在种植体支持PDF中应力分布影响，结果显示，与复合树脂材料相比，长石质瓷应力降低15%[109]（图7-6k和l）。在抗折断性方面，金瓷修复体和种植体支持间接复合树脂饰面修复体无显著性差异[110]。氧化锆基底修复

体粘接原理被成功运用于间接复合树脂饰面材料。该粘接要求使用含（MDP）10-甲基丙烯酸酯-癸二氢-磷酸二氢磷酸底漆，已被证明可以增强复合树脂对氧化锆的粘接[111]。

全氧化锆修复体

在虚拟世界中，精确地设计修复体，并以高度自动化的方式制造的能力，从根本上影响了临床医生种植治疗的方式。双层瓷修复体因为饰面瓷崩瓷导致的修复失败已是公认的问题，全氧化锆修复体被开发用于克服这类并发症。然而，全氧化锆用于全牙弓种植体支持固定修复尚缺乏论证。除了临床报道，关于全牙弓全氧化锆的纵向长期临床研究较少[96,112]。尽管如此，短期的结果表明，全氧化锆的修复可能是一种可行的治疗方法，可以替代金属烤瓷、金属丙烯酸和两层氧化锆的修复[96]。为了解决整体修

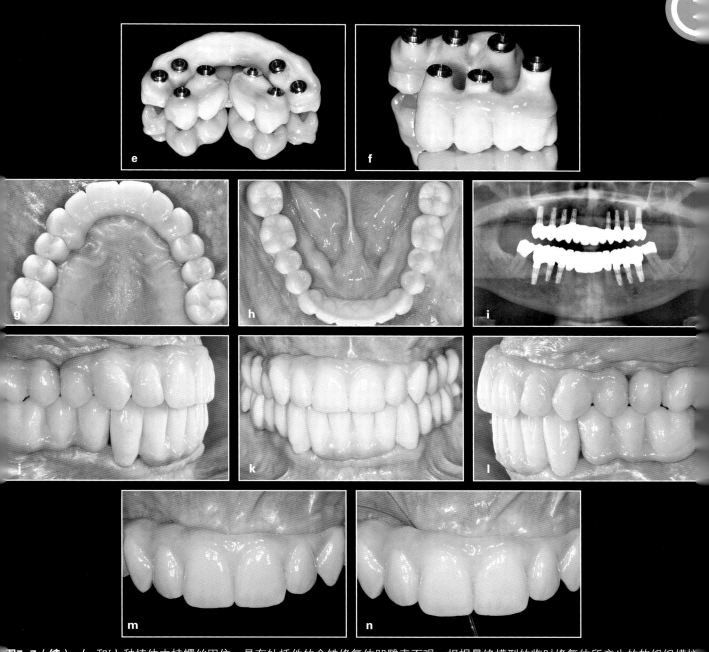

图7-7（续）（e和f）种植体支持螺丝固位，具有钛插件的全锆修复体凹雕表面观。根据最终模型的临时修复体所产生的软组织模拟设计修复体的临界和亚临界轮廓。（g和h）上下颌最终修复体殆面观。（i）术后曲面体层片。（j~l）最终修复体正中颌正面观和侧面观，见牙龈染色氧化锆恢复水平向和垂直向牙槽嵴与软组织缺损。（m）上颌前牙区修复的正面观。注意，在氧化锆基台-支架复合体上，饰面瓷层的半透明、表面纹理和特点。（n）使用穿线器和牙线上颌前牙区翼板可以保持良好的口腔卫生。

复设计所带来的美学挑战，建议在修复区域设计具有完整表面的修复体，其中耐久性和强度是最主要的，和美学是第二考虑的区域一样。但是，在美学区（可见的唇颊侧、切端），修复体实际上应该进行唇面和切端的回切设计，也就是我们熟知的混合设计。一旦在唇面和切端进行回切，如同在该区进行贴面修复时的牙体预备，最终将由相应的饰面瓷进行饰面修复，以增加表面的通透性和表面纹理特征[113]（图7-7a~d）。

与其他陶瓷材料一样，解剖式外形的全锆修复体可能导致对颌牙的磨耗。已知氧化锆硬度在1354~1378Hv，相比氧化锆饰面瓷的硬度（481~647Hv），这可能与氧化锆存在的潜在磨耗相关[114-115]。此外，上釉或抛光对氧化锆的影响以及对釉质磨损的影响是文献讨论的焦点；一些研究表明，抛光后氧化锆导致的磨损量要大得多[116]，而其他研究则显示上釉后的氧化锆导致更大的磨损[117-119]。然而，不同品牌的氧化锆导致的磨损程度不等[120]。但是，多项体外研究显示相比长石质瓷，全锆对釉质替代物的磨损更低。此外，全锆修复体对不同修复材料的磨损行为尚需进一步研究，尤其是种植体支持固定修复时（图7-7e~n）。

全口修复：对颌咬合面材料的选择

在全口修复中，相对牙弓材料选择和配对的概念已证明对修复体的寿命至关重要，尤其是在涉及种植体周牙周韧带的衰减效应缺失的情况下。对于全口种植体支持修复，因其优越的美学性能可能会在上颌选择瓷修复体。下颌种植体支架则改为树脂基托牙列或间接树脂修复（图7-8a~g）。

这种配对的目的是使下颌弓更易被磨损，以避免崩瓷。一项评估金瓷修复体材料行为的研究显示，当金瓷修复体的对应面是树脂材料时具有更高的材料可靠性[124]。

最近的一项体外研究证实了材料配对概念的进一步有效性，即在相对于一种更有弹性的树脂材料时，陶瓷材料的寿命延长[125]。依据这种逻辑允许临床医生将修复体失败的模式从一个灾难性的失败转换为在程序和成本方面更容易管理的并发症（图7-8h~l）。一旦下颌牙弓经历了足够的颌面磨损需要替换，支架可以被重新上饰面瓷。相反，如果治疗计划中没有长期维护阶段修复部件应急计划，在严重的修复并发症的情况下，修复体将不得不被替换。

总结

任何修复材料和修复设计都有局限性。很明显，螺丝固位瓷修复体使用类牙齿颜色材料和新技术修复缺失牙，可以满足患者的功能和美学要求，但这并不意味着该型修复体已至臻完美。为了成功替代天然牙列尚需进一步的材料、技术的发展和创新。

接第163页图片

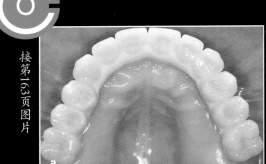 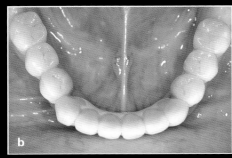 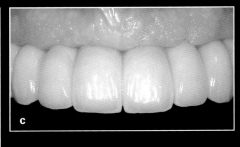

图7-8 （a和b）上下颌氧化锆基底修复体口内匹配颌面观。（c）上颌氧化锆基底修复体桥体正面观。注意用于处理牙齿外形和比例的高色度和效应。

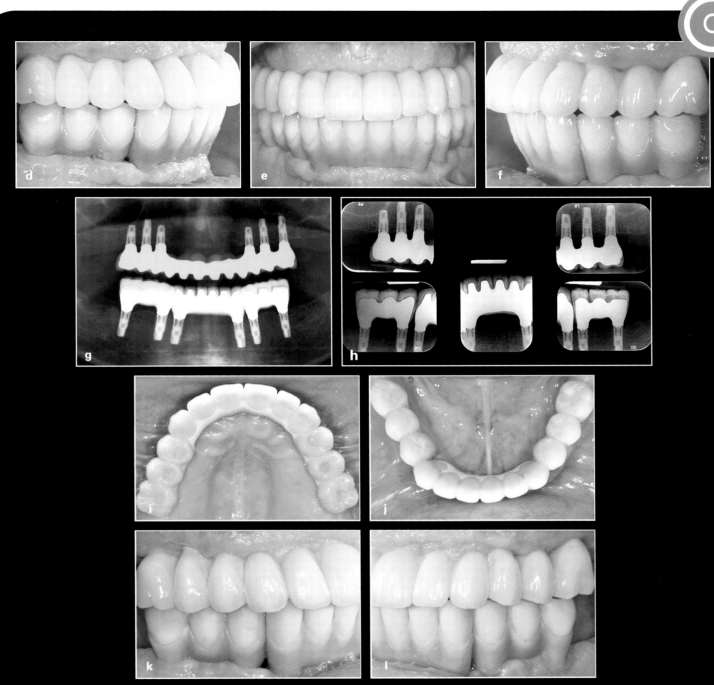

图7-8（续）（d~f）全口修复体正中颌正面观和侧面观。（g）最终修复体口内匹配后曲面体层片。（h）戴牙5年后根尖片。注意少量的骨改建。（i和j）戴牙5.5年后殆面观。注意修复体光泽度消失。此外，右侧下颌磨牙远中舌尖饰面复合树脂崩脱，抛光处理后并不影响患者功能。（k和l）戴牙5.5年后正中颌侧面观。注意树脂修复体光泽度消失和患者良好的口腔卫生。

参考文献

[1] Adell R, Leckholm U, Rockler B, Brånemark PI. A 15-year study of osseointegrated implants in the treatment of the edentulous jaw. Int J Oral Surg 1981;10:387–416.

[2] Lewis S, Beumer J III, Hornburg W, Moy P. The "UCLA" abutment. Int J Oral Maxillofac Implants 1988;3:183–189.

[3] Albrektsson T. A multicenter report of osseointegrated oral implants. J Prosthet Dent 1988;60:75–84.

[4] Adell R, Eriksson B, Leckholm U, Brånemark PI, Jemt T. A long-term follow-up of osseointegrated implants in the treatment of the treatment totally edentulous jaws. Int J Oral Maxillofac Implants 1990;5:347–359.

[5] Nissan J, Narobai D, Gross O, Ghelfan O, Chaushu G. Long-term outcome of cemented versus screw-retained implant-supported partial restorations. Int J Oral Maxillofac Implants 2011;26:1102–1107.

[6] Chee W, Felton DA, Johnson PF, Sullivan DY. Cemented versus screw-retained implant prostheses: Which is better? Int J Oral Maxillofac Implants 1999;14:137–141.

[7] Hebel KS, Gajjar RC. Cement-retained versus screw-retained implant restorations: Achieving optimal occlusion and esthetics in implant dentistry. J Prosthet Dent 1997;77:28–35.

[8] Pjetursson BE, Tan K, Lang NP, Brägger U, Egger M, Zwahlen M. A systematic review of the survival and complication rates of fixed partial dentures (FPDs) after an observation period of at least 5 years. Clin Oral Implants Res 2004;15:625–642.

[9] Pjetursson BE, Brägger U, Lang NP, Zwahlen M. Comparison of survival and complication rates of tooth-supported fixed dental prostheses (FDPs) and implant-supported FPDs and single crowns (SCs). Clin Oral Implants Res 2007;18:97–113.

[10] Papaspyridakos P, Chen CJ, Chuang SK, Weber HP, Gallucci GO. A systematic review of biologic and technical complications with fixed implant rehabilitations for edentulous patients. Int J Oral Maxillofac Implants 2012;27:102–110.

[11] Simon H, Raigrodski AJ. Gingiva-colored ceramics for enhanced esthetics. Quintessence Dent Technol 2002;25:155–172.

[12] Coachman C, Salama M, Garber D, Calamita M, Salama H, Cabral G. Prosthetic gingival reconstruction in a fixed partial restoration. Part 1: Introduction to artificial gingiva as an alternative therapy. Int J Periodontics Restorative Dent 2009;29:471–477.

[13] Misch CE, Goodacre CJ, Finley JM, et al. Consensus conference panel report: Crown-height space guidelines for implant dentistry. Part 2. Implant Dent 2006;15:113–121.

[14] Sherif S, Susarla HK, Kapos T, Munoz D, Chang BM, Wright RF. A systematic review of screw- versus cement-retained implant-supported fixed restorations. J Prosthodont 2014;23:1–9.

[15] Jung RE, Zembic A, Pjetursson BE, Zwahlen M, Thoma DS. Systematic review of the survival rate and the incidence of biological, technical, and aesthetic complications of single crowns on implants reported in longitudinal studies with a mean follow-up of 5 years. Clin Oral Implants Res 2012;23(suppl 6):2–21.

[16] Garber DA. The esthetic dental implant: Letting restoration be the guide. J Am Dent Assoc 1995;126:319–325.

[17] Blustein R, Jackson R, Rotskoff K, Coy RE, Godar D. Use of splint material in the placement of implants. Int J Oral Maxillofac Implants 1986;1:47–49.

[18] Engelman MJ, Sorensen JA, Moy P. Optimum placement of osseointegrated implants. J Prosthet Dent 1988;59:467–473.

[19] Lee SY, Morgano SM. A diagnostic stent for endosseous implants to improve conventional tomographic radiographs. J Prosthet Dent 1994;71:482–485.

[20] Dixon DL, Breeding LC. Surgical guide fabrication for an angled implant. J Prosthet Dent 1996;75:562–565.

[21] Orentlicher G, Abboud M. Guided surgery for implant therapy. Oral Maxillofac Surg Clin North Am 2011;23:239–256.

[22] Sarment DP, Sukovic P, Clinthorne N. Accuracy of implant placement with a stereolithographic surgical guide. Int J Oral Maxillofac Implants 2003;18:571–577.

[23] Nokar S, Moslehifard E, Bahman T, Bayanzadeh M, Nasirpouri F, Nokar A. Accuracy of implant placement using a CAD/CAM surgical guide: An in vitro study. Int J Oral Maxillofac Implants 2011;26:520–526.

[24] Park C, Raigrodski AJ, Rosen J, Spiekerman C, London RM. Accuracy of implant placement using precision surgical guides with varying occlusogingival heights: An in vitro study. J Prosthet Dent 2009;101:372–381.

[25] Farley NE, Kennedy K, McGlumphy EA, Clelland NL. Split-mouth comparison of the accuracy of computer-generated and conventional surgical guides. Int J Oral Maxillofac Implants 2013;28:563–572.

[26] Valente F, Schiroli G, Sbrenna A. Accuracy of computer-aided oral implant surgery: A clinical and radiographic study. Int J Oral Maxillofac Implants 2009;24:234–242.

[27] Pettersson A, Kero T, Gillot L, et al. Accuracy of CAD/CAM-guided surgical template implant surgery on human cadavers: Part I. J Prosthet Dent 2010;103:334–342.

[28] Brånemark PI. Osseointegration and its experimental background. J Prosthet Dent 1983;50:399–410.

[29] Klineberg IJ, Murray GM. Design of superstructures for osseointegrated fixtures. Swed Dent J 1985;28:63–69.

[30] Jemt T. Failures and complications in 391 consecutively inserted fixed prostheses supported by Brånemark implant in the edentulous jaw: A study of treatment from the time of prosthesis placement to the first annual checkup. Int J Oral Maxillofac Implants 1991;6:270–276.

[31] Kan JY, Rungcharassaeng K, Bohsali K, Goodacre CJ, Lang BR. Clinical methods for evaluating implant framework fit. J Prosthet Dent 1999;81:7–13.

[32] Lee H, Ercoli C, Funkenbusch PD, Feng C. Effect of subgingival depth of implant placement on the dimensional accuracy of the implant impression: An in vitro study. J Prosthet Dent 2008;99:107–113.

[33] Papaspyridakos P, Lal K, White GS, Weber HP, Gallucci GO. Effect of splinted and nonsplinted impression techniques on the accuracy of fit of fixed implant prostheses in edentulous patients: A comparative study. Int J Oral Maxillofac Implants 2011;26:1267–1272.

[34] Karl M, Graef F, Heckmann S, Taylor T. A methodology to study the effects of prosthesis misfit over time: An in vivo model. Int J Oral Maxillofac Implants 2009;24:689–694.

[35] Abduo J, Bennani V, Waddell N, Lyons K, Swain M. Assessing the fit of implant fixed prostheses: A critical review. Int J Oral Maxillofac Implants 2010;25:506–515.

[36] Baig MR. Multi-unit implant impression accuracy: A review of the literature. Quintessence Int 2014;45:39–51.

[37] Abduo J, Swain M. Influence of vertical misfit of titanium and zirconia frameworks on peri-implant strain. Int J Oral Maxillofac Implants 2012;27:529–536.

[38] Chee W, Jivraj S. Impression techniques for implant dentistry. Br Dent J 2006;201:429–432.

[39] Lee H, So JS, Hochstedler JL, Ercoli C. The accuracy of implant impressions: A systematic review. J Prosthet Dent 2008;100:285–291.

[40] Jemt T, Book K. Prosthesis misfit and marginal bone loss in edentulous implant patients. Int J Oral Maxillofac Implants 1996;11:620–625.

[41] Sahin S, Cehreli MC. The significance of passive framework fit in implant prosthodontics: Current status. Implant Dent 2001;10:85–92.

[42] Gracis S, Michalakis K, Vigolo P, Vult von Steyern P, Zwahlen M, Sailer I. Internal vs. external connections for abutments/reconstructions: A systematic review. Clin Oral Implants Res 2012;23(suppl 6):202–216.

[43] Bergin JM, Rubenstein JE, Mancl LA, Brudvik JS, Raigrodski AJ. An in vitro comparison of photogrammetric and conventional complete arch implant impression techniques. J Prosthet Dent 2013;110:243–251.

[44]Vigolo P, Majzoub Z, Cordioli G. Evaluation of the accuracy of three techniques used for multiple implant abutment impressions. J Prosthet Dent 2003;89:186–192.

[45]Vigolo P, Fonzi F, Majzoub Z, Cordioli G. An evaluation of impression techniques for multiple internal connection implant prostheses. J Prosthet Dent 2004;92:470–476.

[46]Filho HG, Mazaro JV, Vedovatto E, Assunção WG, dos Santos PH. Accuracy of impression techniques for implants. Part 2: Comparison of splinting techniques. J Prosthodont 2009;18:172–176.

[47]Mostafa TM, Elgendy MN, Kashef NA, Halim MM. Evaluation of the precision of three implant transfer impression techniques using two elastomeric impression materials. Int J Prosthodont 2010;23:525–528.

[48]Chang WG, Vahidi F, Bae KH, Lim BS. Accuracy of three implant impression techniques with different impression materials and stones. Int J Prosthodont 2012;25:44–47.

[49]Ongül D, Gökçen-Röhlig B, Sermet B, Keskin H. A comparative analysis of the accuracy of different direct impression techniques for multiple implants. Aust Dent J 2012;57:184–189.

[50]Stimmelmayr M, Erdelt K, Güth JF, Happe A, Beuer F. Evaluation of impression accuracy for a four-implant mandibular model—A digital approach. Clin Oral Investig 2012;16:1137–1142.

[51]Carr AB. Comparison of impression techniques for a five-implant mandibular model. Int J Oral Maxillofac Implants 1991;6:448–455.

[52]Conrad HJ, Pesun IJ, DeLong R, Hodges JS. Accuracy of two impression techniques with angulated implants. J Prosthet Dent 2007;97:349–356.

[53]Jo SH, Kim KI, Seo JM, Song KY, Park JM, Ahn SG. Effect of impression coping and implant angulation on the accuracy of implant impressions: An in vitro study. J Adv Prosthodont 2010;2:128–133.

[54]Sorrentino R, Gherlone EF, Calesini G, Zarone F. Effect of implant angulation, connection length, and impression material on the dimensional accuracy of implant impressions: An in vitro comparative study. Clin Implant Dent Relat Res 2010;12(suppl 1):e63–e76.

[55]Bartlett DW, Greenwood R, Howe L. The suitability of head-of-implant and conventional abutment impression techniques for implant-retained three unit bridges: An in vitro study. Eur J Prosthodont Restor Dent 2002;10:163–166.

[56]McCartney JW, Pearson R. Segmental framework matrix: Master cast verification, corrected cast guide, and analog transfer template for implant-supported prostheses. J Prosthet Dent 1994;71:197–200.

[57]Yanase RT, Binon PP, Jemt T, Gulbransen HJ, Parel S. Current issues forum. How do you test a cast framework fit or a full-arch fixed implant-supported prosthesis? Int J Oral Maxillofac Implants 1994;9:471–474.

[58]Hebel KS, Galindo D, Gajjar RC. Implant position record and implant position cast: Minimizing errors, procedures and patient visits in the fabrication of the milled-bar prosthesis. J Prosthet Dent 2000;83:107–116.

[59]De La Cruz JE, Funkenbusch PD, Ercoli C, Moss ME, Graser GN, Tallents RH. Verification jig for implant-supported prostheses: A comparison of standard impressions with verification jigs made of different materials. J Prosthet Dent 2002;88:329–336.

[60]Ercoli C, Geminiani A, Feng C, Lee H. The influence of verification jig on framework fit for nonsegmented fixed implant-supported complete denture. Clin Implant Dent Relat Res 2012;14(suppl 1):e188–e195.

[61]Taylor TD. Prosthodontic complications associated with implant therapy. Oral Maxillofac Surg Clin North Am 1991;3:979–992.

[62]Ortorp A, Jemt T, Bäck T, Jälevik T. Comparisons of precision of fit between cast and CNC-milled titanium implant frameworks for the edentulous mandible. Int J Prosthodont 2003;16:194–200.

[63]Al-Fadda SA, Zarb GA, Finer Y. A comparison of the accuracy of fit of 2 methods for fabricating implant-prosthodontic frameworks. Int J Prosthodont 2007;20:125–131.

[64]Drago C, Saldarriaga RL, Domagala D, Almasri R. Volumetric determination of the amount of misfit in CAD/CAM and cast implant frameworks: A multicenter laboratory study. Int J Oral Maxillofac Implants 2010;25:920–929.

[65]Karl M, Holst S. Strain development of screw-retained implant-supported fixed restorations: Procera implant bridge versus conventionally cast restorations. Int J Prosthodont 2012;25:166–169.

[66]Kapos T, Ashy LM, Gallucci GO, Weber HP, Wismeijer D. Computer-aided design and computer-assisted manufacturing in prosthetic implant dentistry. Int J Oral Maxillofac Implants 2009;24:110–117.

[67]Apicella D, Veltri M, Chieffi N, Polimeni A, Giovannetti A, Ferrari M. Implant adaptation of stock abutments versus CAD/CAM abutments: A radiographic and scanning electron microscopy study. Ann Stomatol 2010;1:9–13.

[68]Piconi C, Burger W, Richter HG, et al. Y-TZP ceramics for artificial joint replacements. Biomaterials 1998;19:1489–1494.

[69]Piconi C, Maccauro G. Zirconia as a ceramic biomaterial. Biomaterials 1999;20:1–25.

[70]Christel P, Meunier A, Heller M, Torre JP, Peille CN. Mechanical properties and short-term in-vivo evaluation of yttrium-oxide-partially-stabilized zirconia. J Biomed Mater Res 1989;23:45–61.

[71]Garvie RC, Hannink RH, Pascoe RT. Ceramic steel? Nature 1975;258:703–704.

[72]Lughi V, Sergo V. Low temperature degradation -aging- of zirconia: A critical review of the relevant aspects in dentistry. Dent Mater 2010;26:807–820.

[73]Tinschert J, Natt G, Mautsch W, Augthun M, Spiekermann H. Fracture resistance of lithium disilicate-, alumina-, and zirconia-based three-unit fixed partial dentures: A laboratory study. Int J Prosthodont 2001;14:231–238.

[74]Kobayashi K, Kuwajima H, Masaki T. Phase change and mechanical properties of ZrO2-Y2O3 solid electrolyte after aging. Solid State Ionics 1981;3:489–493.

[75]Lange FF, Dunlop GL, Davis BI. Degradation during aging of transformation-toughened ZrO2-Y2O3 materials at 250°C. J Am Ceram Soc 1986;69:237–240.

[76]Yoshimura M. Phase stability of zirconia. Am Ceram Soc Bull 1988;67:1950–1955.

[77]Flinn BD, deGroot DA, Mancl LA, Raigrodski AJ. Accelerated aging characteristics of three tetragonal zirconia polycrystal dental materials. J Prosthet Dent 2012;108:223–230.

[78]Flinn BD, Raigrodski AJ, Singh A, Mancl LA. Effect of hydrothermal degradation on three types of zirconia for dental application. J Prosthet Dent 2014;112:1377–1384.

[79]Marx R, Jungwirth F, Walter PO. Threshold intensity factors as lower boundaries for crack propagation in ceramics. Biomed Eng Online 2004;3:41.

[80]Taskonak B, Griggs JA, Mecholsky JJ, Yan JH. Analysis of subcritical crack growth in dental ceramics using fracture mechanics and fractography. Dent Mater 2008;24:700–707.

[81]Kosmac T, Oblak C, Jevinkar P, Fundunk N, Marion L. Strength and reliability of surface treated Y-TZP dental ceramics. J Biomed Mater Res 2000;53:304–313.

[82]Vigolo P, Fonzi F. An in vitro evaluation of fit of zirconium-oxide-based ceramic four-unit fixed partial dentures, generated with three different CAD/CAM systems, before and after porcelain firing cycles and after glaze cycles. J Prosthodont 2008;17:621–626.

[83]Kohorst P, Brinkmann H, Dittmer MP, Borchers L, Stiesch M. Influence of the veneering process on the marginal fit of zirconia fixed dental prostheses. J Oral Rehabil 2010;37:283–291.

[84]Covacci V, Bruzzese N, Maccauro G, et al. In vitro evaluation of the mutagenic and carcinogenic power of high purity zirconia ceramic. Biomaterials 1999;20:371–376.

[85]Warashina H, Sakano S, Kitamura S, et al. Biological reaction to alumina, zirconia, titanium and polyethylene particles implanted onto murine calvaria. Biomaterials 2003;24:3655–3661.

[86]Scarano A, Piattelli M, Caputi S, Favero GA, Piattelli A. Bacterial adhesion on commercially pure titanium and zirconium oxide disks: An in vivo human study. J Periodontol 2004;75:292–296.

[87] Chiche GJ, Pinault A. Esthetics of Anterior Fixed Prosthodontics. Chicago: Quintessence, 1994:78–94,97–114.

[88] Dozic A, Kleverlaan CJ, Meegdes M, van der Zel J, Feilzer AJ. The influence of porcelain layer thickness on the final shade of ceramic restorations. J Prosthet Dent 2003;90:563–570.

[89] Baldissara P, Llukacej A, Ciocca L, Valandro FL, Scotti R. Translucency of zirconia copings made with different CAD/CAM systems. J Prosthet Dent 2010;104:6–12.

[90] Jung RE, Sailer I, Hämmerle CH, Attin T, Schmidlin P. In vitro color changes of soft tissues caused by restorative materials. Int J Periodontics Restorative Dent 2007;27:251–257.

[91] Tang X, Nakamura T, Usami H, Wakabayashi K, Yatani H. Effects of multiple firings on the mechanical properties and microstructure of veneering ceramics for zirconia frameworks. J Dent 2012;40:372–380.

[92] Ansong R, Flinn B, Chung KH, Mancl L, Ishibe M, Raigrodski AJ. Fracture toughness of heat-pressed and layered ceramics. J Prosthet Dent 2013;109:234–240.

[93] Sax C, Hämmerle CH, Sailer I. 10-year clinical outcomes of fixed dental prostheses with zirconia frameworks. Int J Comput Dent 2011;14:183–202.

[94] Raigrodski AJ, Hillstead MB, Meng GK, Chung KH. Survival and complications of zirconia-based fixed dental prostheses: A systematic review. J Prosthet Dent 2012;107:170–177.

[95] Papaspyridakos P, Lal K. Computer-assisted design/computer-assisted manufacturing zirconia implant fixed complete prostheses: Clinical results and technical complications up to 4 years of function. Clin Oral Implants Res 2013;24:659–665.

[96] Limmer B, Sanders AE, Reside G, Cooper LF. Complications and patient-centered outcomes with an implant-supported monolithic zirconia fixed dental prosthesis: 1-year results. J Prosthodont 2014;23:267–275.

[97] DeHoff PH, Barrett AA, Lee RB, Anusavice KJ. Thermal compatibility of dental ceramic systems using cylindrical and spherical geometries. Dent Mater 2008;24:744–752.

[98] Hallmann L, Ulmer P, Wille S, Kern M. Effect of differences in coefficient of thermal expansion of veneer and Y-TZP ceramics on interface phase transformation. J Prosthet Dent 2014;112:591–599.

[99] Rosentritt M, Steiger D, Behr M, Handel G, Kolbeck C. Influence of substructure design and spacer settings on the in vitro performance of molar zirconia crowns. J Dent 2009;37:978–983.

[100] Mainjot AK, Schajer GS, Vanheusden AJ, Sadoun MJ. Influence of zirconia framework thickness on residual stress profile in veneering ceramic: Measurement by hole-drilling. Dent Mater 2012;28:378–384.

[101] Okabayashi S, Nomoto S, Sato T, Miho O. Influence of proximal supportive design of zirconia framework on fracture load of veneering porcelain. Dent Mater J 2013;32:572–577.

[102] Al-Dohan HM, Yaman P, Dennison JB, Razzoog ME, Lang BR. Shear strength of core-veneer interface in bi-layered ceramics. J Prosthet Dent 2004;91:349–355.

[103] Beuer F, Edelhoff D, Gernet W, Sorensen JA. Three-year clinical prospective evaluation of zirconia-based posterior fixed dental prostheses (FDPs). Clin Oral Investig 2009;13:445–451.

[104] Christensen RP, Ploeger BJ. A clinical comparison of zirconia, metal and alumina fixed-prosthesis frameworks veneered with GC Pattern Resin or pressed ceramic: A three-year report. J Am Dent Assoc 2010;141:1317–1329.

[105] Ishibe M, Raigrodski AJ, Flinn BD, Chung KH, Spiekerman C, Winter RR. Shear bond strengths of pressed and layered veneering ceramics to high-noble alloy and zirconia cores. J Prosthet Dent 2011;106:29–37.

[106] Tan JP, Sederstrom D, Polansky JR, McLaren EA, White SN. The use of slow heating and slow cooling regimens to strengthen porcelain fused to zirconia. J Prosthet Dent 2012;107:163–169.

[107] Preis V, Letsch C, Handel G, Behr M, Schneider-Feyrer S, Rosentritt M. Influence of substructure design, veneer application technique, and firing regime on the in vitro performance of molar zirconia crowns. Dent Mater 2013;29:e113–e121.

[108] Cho Y, Raigrodski AJ. The rehabilitation of an edentulous mandible with a CAD/CAM zirconia framework and heat-pressed lithium disilicate ceramic crowns: A clinical report. J Prosthet Dent 2014;111:443–447.

[109] Çiftçi Y, Canay S. The effect of veneering materials on stress distribution in implant-supported fixed prosthetic restorations. Int J Oral Maxillofac Implants 2000;15:571–582.

[110] Takahashi Y, Hisama K, Sato H, et al. Probability of failure of highly filled indirect resin-veneered implant-supported restorations: An in vitro study. Int J Prosthodont 2002;15:179–182.

[111] Komine F, Kobayashi K, Blatz MB, et al. Durability of bond between an indirect composite veneering material and zirconium dioxide ceramics. Acta Odontol Scand 2013;71:457–463.

[112] Rojas-Vizcaya F. Full zirconia fixed detachable implant-retained restorations manufactured from monolithic zirconia: Clinical report after two years in service. J Prosthodont 2011;20:570–576.

[113] Raigrodski AJ. Managing prosthetic challenges with a CAD/CAM zirconia from bilayered to monolithic. J Cosmet Dent 2014;30:40–52.

[114] Pittayachawan P, McDonald A, Young A, Knowles JC. Flexural strength, fatigue life, and stress-induced phase transformation study of Y-TZP dental ceramic. J Biomed Mater Res B Appl Biomater 2009;88:366–377.

[115] Shijo Y, Shinya A, Gomi A, Lassila LV, Vallittu PK, Shinya A. Studies on mechanical strength, thermal expansion of layering porcelains to alumina and zirconia ceramic core materials. Dent Mater J 2009;28:352–361.

[116] Beuer F, Stimmelmayr M, Gueth JF, Edelhoff D, Naumann M. In vitro performance of full-contour zirconia single crowns. Dent Mater 2012;28:449–456.

[117] Janyavula S, Lawson N, Cakir D, Beck P, Ramp LC, Burgess JO. The wear of polished and glazed zirconia against enamel. J Prosthet Dent 2013;109:22–29.

[118] Preis V, Weiser F, Handel G, Rosentritt M. Wear performance of monolithic dental ceramics with different surface treatments. Quintessence Int 2013;44:393–405.

[119] Stawarczyk B, Özcan M, Schmutz F, Trottmann A, Roos M, Hämmerle CH. Two-body wear of monolithic, veneered and glazed zirconia and their corresponding enamel antagonists. Acta Odontol Scand 2013;71:102–112.

[120] Park JM, Park S, Lee K, Yun KD, Lim HP. Antagonist wear of three CAD/CAM anatomic contour zirconia ceramics. J Prosthet Dent 2014;111:20–29.

[121] Jung YS, Lee JW, Choi YJ, Ahn JS, Shin SW, Huh JB. A study on the in-vitro wear of the natural tooth structure by opposing zirconia or dental porcelain. J Adv Prosthodont 2010;2:111–115.

[122] Kim MJ, Oh SH, Kim JH, et al. Wear evaluation of the human enamel opposing different Y-TZP dental ceramics and other porcelains. J Dent 2012;40:979–988.

[123] Rosentritt M, Preis V, Behr M, Hahnel S, Handel G, Kolbeck C. Two-body wear of dental porcelain and substructure oxide ceramics. Clin Oral Investig 2012;16:935–943.

[124] Anderson MR, Chung KH, Flinn BD, Raigrodski AJ. An in vitro study of the effect of different restorative materials on the reliability of a veneering porcelain. J Prosthet Dent 2013;110:521–528.

[125] Stijacic T, Chung KH, Flinn BD, Raigrodski AJ. Effect of tooth-colored restorative materials on reliability of heat-pressed lithium disilicate [epub ahead of print 17 December 2014]. J Prosthodont 2014 doi:10.1111/jopr.12243.

修复完成程序

Ariel J. Raigrodski | Matthew R. Anderson

固定修复的多种技术对周围软组织有直接影响，然而在戴牙过程中却很少考虑到修复位点周围的龈牙复合体。我们不应该忽视修复位点周围的软组织，更不应该对它敬而远之，或只是把它当作口腔的一部分及操作的对象，而毫无风险意识[1]。在此之前的章节里讨论过，只要临床医生明白健康的龈牙复合体在美学效果和长期的修复预后中的重要作用，就会领悟到修复完成前的步骤和流程是如何影响到治疗效果的。

维持软组织的健康和加强软组织–修复界面的最终美学效果，关键在于理解以下3点之间的相互作用：①牙齿和基台的终止线；②修复体边缘；③软组织的质地，数量和健康[2]。为了保持所有最终修复体和周围软组织之间健康和谐的关系，遵循本章阐述的各种类型间接修复的原则和步骤要求非常重要。那种健康和谐的关系会促进修复体长期的成功，更重要的是能帮助患者再次接受已经放弃的治疗。

瓷贴面

瓷贴面是一种保守的、高度美观的修复方式，这种治疗有长期的成功案例，并在文献中得到了大量的证实[3-5]。文献显示，当瓷贴面戴牙正确时，良好的软组织反应是可预期的[5]。任何瓷贴面的成功与存留以及它的美学效果都取决于能否保证有效实施粘接的详细治疗计划。牙齿表面和瓷贴面间强劲持久的粘接（通过釉质粘接剂和复合树脂粘接剂）对于修复体的寿命是至关重要的[5-8]。要实现好的粘接，就要防止粘接面被口腔液体污染，严格的隔湿是最重要的。来自口腔组织和体液的污染，比如唾液、龈沟液和血液都会降低牙基质、用于实现修复的釉质粘接剂和复合树脂粘接剂及瓷贴面之间的黏合性与粘接强度[5,9]。从而造成边缘变色、边缘封闭破坏、继发龋、崩瓷、修复体脱落或是贴面瓷的严重破损等不可挽回的结果[10]。因此，软组织健康在满足这些要求中所起

接第5章图片

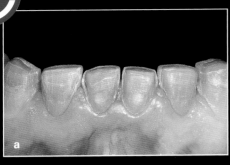 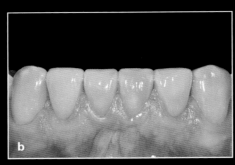 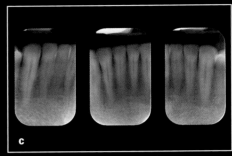

图8-1 （a）下颌瓷贴面的最终牙体制备的正面观。（b）最终二硅酸锂瓷贴面（e.max, Ivoclar Vivadent）戴牙几周后的正面观，注意牙龈的健康。（c）根尖片确保牙间隙残留的多余粘接剂被去除。

的作用并未被夸大。

在此之前的章节中提到过，所有用瓷贴面修复的治疗流程，在操作的时候都应该充分地把软组织健康作为首要目标。其贯穿于牙体制备时终止线与游离龈位置的关系，临时修复体的制作和印模过程。健康的软组织不仅可以减少患者的各种不适，还能减小修复过程的复杂程度[11]。

虽然那些修复体的终止线更倾向于放在龈上[12]，但如临床所见，像龋齿、原有的修复体、颈部变色、牙间隙和黑三角，可能都需要把终止线位置放到龈下[13]（图8-1和图8-2）。无论终止线位置在哪，戴牙时仍需必要的隔湿以确保牙表面干燥和无污染。橡皮障和排龈线的联合使用是非常理想的隔湿方式。小直径的排龈线（Ultrapak #000, Ultradent）一般来说就足够了[14]（图8-2p）。当把排龈线轻柔地放入龈沟中，它既能吸收血液和龈沟液，还能限制粘接剂向根方移动的深度，这对无创清除多余的粘接剂非常有利。小直径排龈线确保了足够的组织空间，所以能减小创伤[15-17]。根据笔者的经验，没有浸渍止血剂的#000排龈线就已经足够用作屏障，同时因为足够细，所以能保证无创放置，从而能最大限度地减小粘接后出现牙龈萎缩的风险[18 - 20]。

将排龈线切断到能够毫无风险地放入龈沟内的长度，保证不会多出任何妨碍整体粘接流程的游离端。为了防止任何龈沟上皮的不慎撕裂，排龈线应该用水湿润。随后，经过测量再很轻柔地放入龈沟中。在安放排龈线的操作时一定要仔细，避免在龈沟外遗留任何的排龈线纤维，因为在粘接过程中，龈沟外遗留的纤维会滞留在牙预备的终止线和修复体的边缘之间。

用来粘接瓷贴面的树脂粘接剂具有光固化的自然属性，这种属性与其高度半透明性及其相对厚度给临床医生提供了非常充足的时间，并可以从容地完成修复体就位。这也给了临床医生机会，在完全固化前，应尽可能无创地去除更多的粘接剂。只要去除了大部分明显的粘接剂，就可以开始粘接剂的完全固化步骤了。在完全固化之前，去除多余粘接剂时可能会用到的一个技术就是点固化技术。这个方法是用一个窄直径光固化灯工作端，主要在贴面的唇面中部，小范围、短时间光固化树脂粘接剂。窄径的光确保只有粘接剂的一小块被固化，这样就能在边界周围的粘接剂还没被固化的时候让贴面稳定。这时，在固化之前，可以用微型刷子和未打蜡的编织牙线轻轻地清除边界上多余的粘接剂[21]。

一旦固化完成，应尽可能仔细地清除残留粘接剂，而且不能伤害到周围的组织。完成后，还要测量排龈线的长度以确保其被完全取出，同时确认没有排龈线的碎片遗留在龈沟内（图8-2q）。利用12号刀片和邻面抛光条（interproximal strips）（Sof-Lex, 3M ESPE）是相对无创的清除方式（图8-2r和s）。再用探针尖端轻轻地检查修复体边缘和龈沟内的粘接剂是否被彻底清

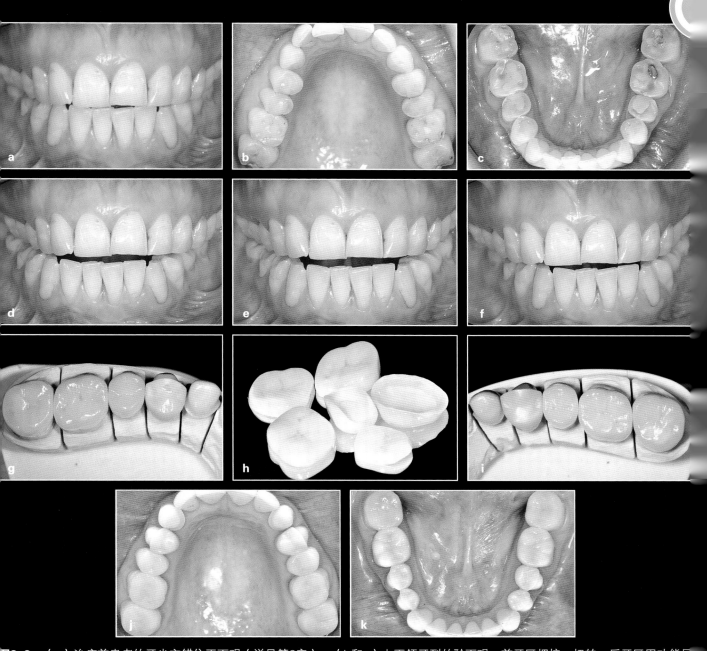

图8-2 （a）治疗前患者的牙尖交错位正面观（详见第2章）。（b和c）上下颌牙列的𬌗面观：前牙区拥挤、扭转，后牙区因功能异常及腐蚀导致的重度磨耗。（d~f）右侧侧方运动、前伸运动、左侧侧方运动的正面观。注意缺乏上颌前牙及尖牙引导。（g~i）最终的上颌后牙区𬌗面二硅酸锂瓷贴面（0.5mm）（e.max）。上颌第一前磨牙设计制作成氧化锆基底混合全瓷帽状修复，上颌尖牙设计制作成双层全瓷帽状修复（Lava Plus，3M ESPE）。（j和k）后牙区𬌗面瓷贴面及下颌第一前磨牙氧化锆内冠完成后，在患者口内试戴帽状修复时的上下颌𬌗面观。

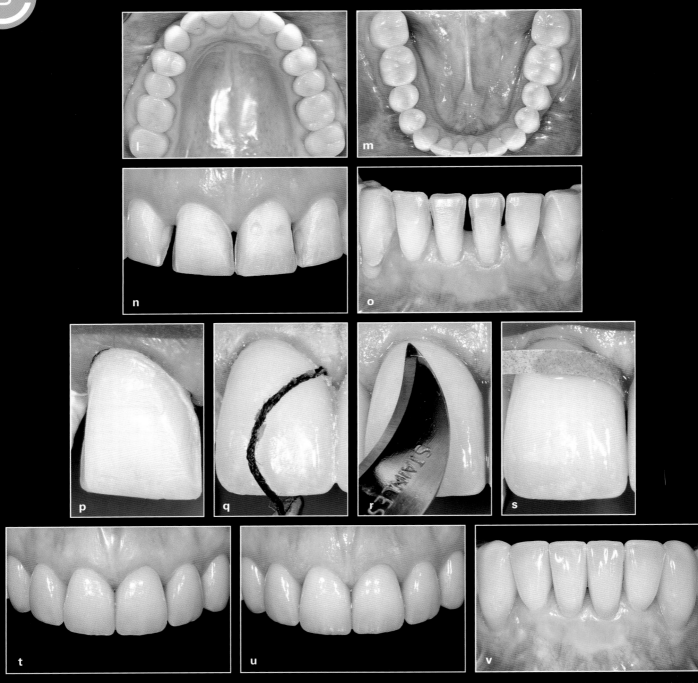

图8-2（续）（l和m）在完成所有后牙修复和上颌尖牙冠之后，患者的上下颌殆面观。（n和o）上下颌前牙瓷贴面的最终牙体预备正面观。（p）在戴牙的流程中，隔湿是用橡皮障和一根#000排龈线来实现的，橡皮障和排龈线也是一个在龈沟底和粘接剂之间的一个屏障。（q）当那些可见的多余粘接剂被清除，并且当粘接剂完全固化，排龈线就可以被轻轻地拉出。注意附在排龈线上残余的粘接剂碎屑。（r）用12号刀片彻底清除唇面和腭面残余粘接剂。但要非常小心以免对软组织造成严重创伤。（s）用邻面抛光条（Sof-Lex）来确保完全清除近中远中邻面（mesial and distal interproximal aspects）的残余粘接剂。（t和u）4个上颌前牙贴面的正面观。注意戴牙1周后软组织开始愈合。（t）和戴牙3周后完全愈合的软组织（u）。（v）戴牙3周后的6个下颌前牙瓷贴面的正面观。注意健康的软组织和模拟牙根部的颜色变化及轮廓。

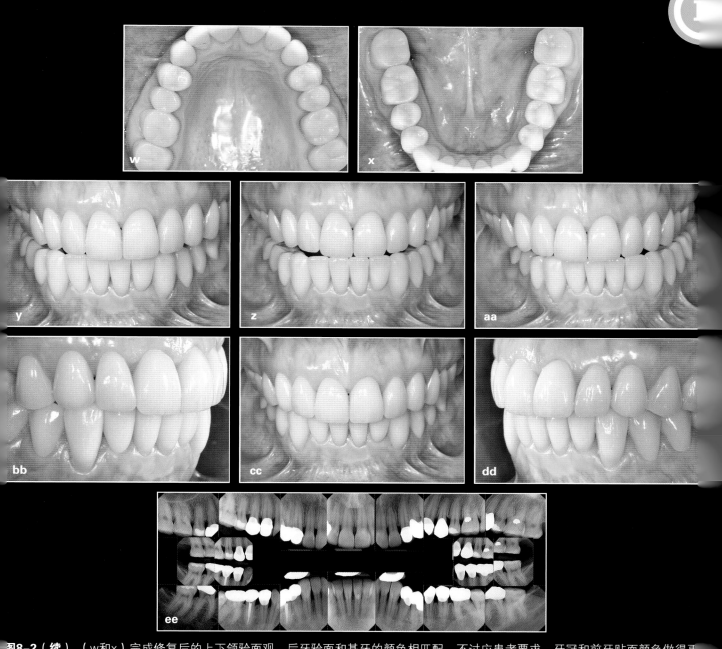

图8-2（续）（w和x）完成修复后的上下颌𬌗面观。后牙𬌗面和基牙的颜色相匹配，不过应患者要求，牙冠和前牙贴面颜色做得更亮一些。（y~aa）右侧侧方运动、前伸运动、左侧侧方运动的正面观。注意侧向运动时双侧的尖牙引导（y~aa）和前伸运动时的切牙引导（z）。（bb~dd）正中𬌗的正面观及侧面观。交互保护𬌗已实现。（ee）术后X线片显示了邻面足够的边缘完整性且无残留粘接剂。术后患者需佩戴一个可摘的完全覆盖上颌牙列的Essix®保持器，提供咬合保护。

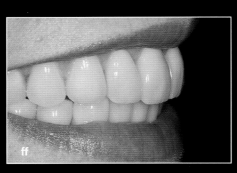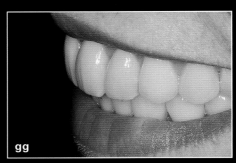

图8-2（续）（ff和gg）患者术后展现新笑容的侧面观。

除。这样做对软组织造成的不可逆创伤微乎其微（图8-2t～v）。接下来，用X线确认所有邻间隙的多余粘接剂是否都被清除（图8-1c和图8-2ee）。

传统冠修复和固定桥修复（FDPs）

用复合树脂粘接瓷贴面时所考虑的因素也适用于传统冠修复和固定桥。一个主要的不同在于全冠和固定桥要用自固化或双固化树脂粘接剂，而不是单光固化。这些粘接剂的属性适用于一个更快速、更复杂的去除多余粘接剂的流程，要求临床医生眼疾手快，以免对软组织造成创伤。另一个区别在于这些修复的粘接通常发生在基牙的牙本质层，这比牙釉质粘接更难预测，虽然牙本质粘接技术一直在不断发展以提高其粘接力[13]。为了利于软组织健康，更倾向于把这些修复体的终止线放置在平齐龈缘处，当然在稍靠龈下的位置也是可以接受的（图8-3）。设计龈下终止线要小心，因为把边缘放到越根方的位置，就越难保持充分的隔湿和软组织长期健康[22]。

当把修复体终止线设计在龈下时（终止线设计在龈下的修复体进行粘接时），应着重考虑使用X线阻射型粘接剂。使用阻射型粘接剂可以通过根尖片来检查邻间区残余粘接剂是否被清除[23]。传统的粘接剂被用来粘固铸造金属和金属烤瓷修复，比如磷酸锌和聚羧酸锌粘接剂，呈现出了最高级别的X线阻射影像，类似于牙釉质[24-26]。现在

有许多树脂粘接剂可以用来粘固瓷修复体，它们的X线阻射影像类似或高于牛或人的牙本质，有些影像类似牛的牙釉质（比如Variolink II, Ivoclar Vivadent; RelyX Unicem, 3M ESPE）[24,26-27]。因此，临床医生在选择粘接剂的时候，除了考虑其粘接属性，还要关注其阻射性[24]。

如同光固化树脂粘接剂一样，自固化和双固化树脂粘接剂也需要隔湿。一根#000排龈线被周向排布，环绕于牙预备体。再次强调，排龈线的长度应该在放置之前就测量好，清除粘接剂后再测量一次。当把排龈线放进龈沟的时候要非常仔细，用力过大会导致沟内上皮不必要的撕裂，从而引起出血，严重的会导致牙龈萎缩[28-30]。

清洁预备体表面，去除表面污染物，有助于获得粘接剂和牙本质基质之间更可靠地粘接[31]（图8-4a～f）。清洁后试戴修复体，调整邻接区以确保修复体完全就位[14]（图8-4g和h）。下一步，将排龈线轻轻地放入龈沟。确保血液和口内液体不会污染到已预备的牙本质基质，否则会对粘接剂和牙面之间的粘接强度有负面影响[9]。正确使用橡皮障、棉球和纱布可以确保充分地隔湿。按照粘接剂的使用说明完成粘接操作；在修复体的粘接面和边缘涂一层薄薄的粘接剂。粘接剂过多可能会妨碍修复体就位[32-33]。将修复体就位于预备体上，手指轻压牙合面或切端，防止修复体发生任何移位。最初的多余粘接剂可以用小毛刷擦掉。

目前常用的粘接剂，包括RelyX Unicem 2（3M

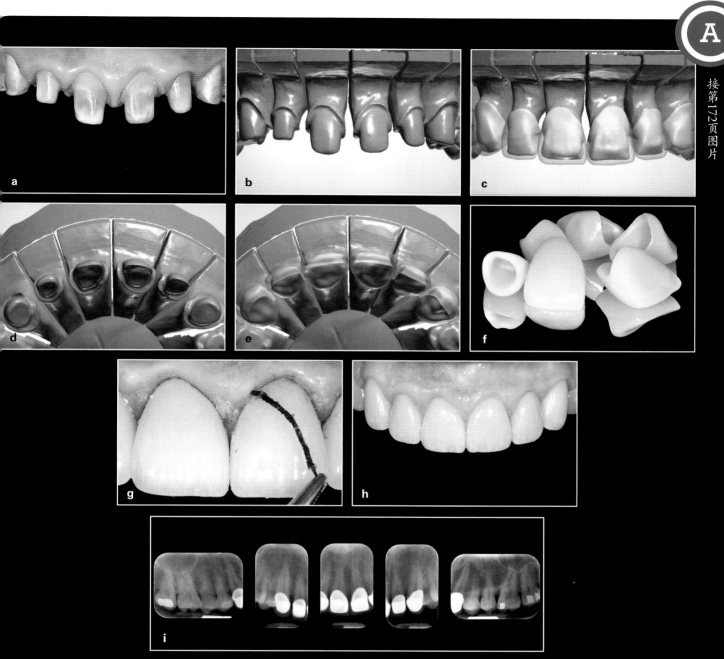

图8-3 （a）氧化锆冠的最终牙预备体正面观。（b和c）计算机辅助设计（CAD）中牙预备体正面观（b）和基于临时修复体模型的叠加设计（c）。注意这种以氧化锆为基底的贴面修复的混合设计（Katana, Kuraray Noritake），模拟瓷贴面的牙体预备，并预留出饰瓷空间。（d和e）牙体预备CAD虚拟图像的殆面观（d）叠加虚拟修复体后的效果（e）。注意这种混合修复体腭面为氧化锆面。（f）氧化锆基底全瓷冠完成图。注意在冠的唇面和切端上了瓷。（g）一旦固化完全，就把排龈线轻轻移除。注意附着在排龈线上的残余粘接剂碎屑。（h）最终修复戴入几周后的效果图。（i）根尖片确认邻间的残余粘接剂已清除。

ESPE）、Multilink Automix（Ivoclar Vivadent）和
Panavia SA（Kuraray Noritake），修复体就位后立即固
化2~5秒（具体时间取决于所用粘接剂的品牌），有助

于清除残留的多余粘接剂，因为初步固化的粘接剂硬度
较低，易被剔除，如果完全固化就较难清除。一旦固化
开始，就可以用探针从根方往冠方轻轻地去除多余的粘

接第5章图片

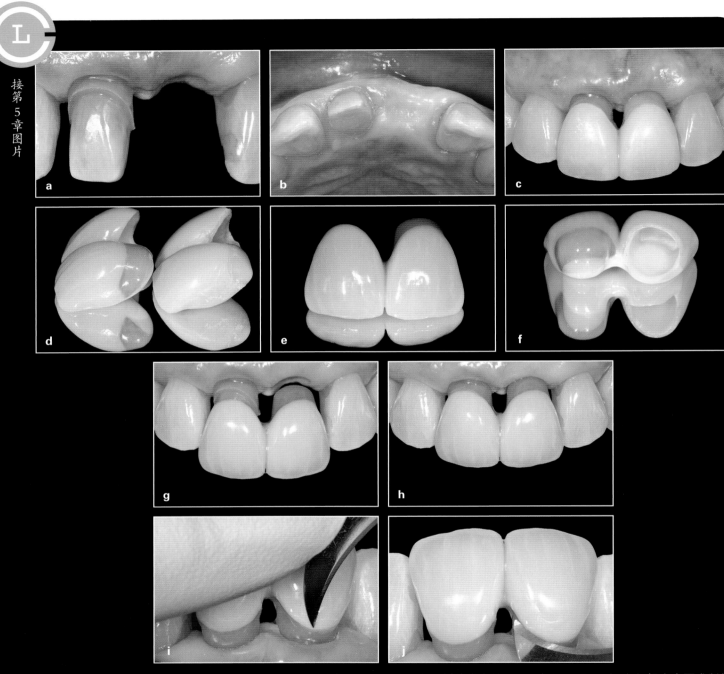

图8-4 （a和b）基于锆基底FDP（Lava Plus）悬臂修复的最终牙体预备和桥体位点的正面观与腭面观 。（c）根据患者要求制作的临时修复体正面观，注意根部的色泽和形态模拟。（d）临时修复体与最终修复体近距离观。注意最终修复桥体凸形轮廓与临时修复非常相似。（e和f）最终修复体近距离观。注意桥体模拟了相邻上颌中切牙暴露的根部形态和色泽。（g和h）试戴最终修复体显示桥体与相应位点完美融合的效果。（i和j）使用12号刀片可以保证彻底清除唇面和腭面残留多余的粘接剂。

接剂。在清除可见的多余粘接剂之后，光固化步骤就算完成了。下一步，应小心移除排龈线，并且用牙线检查邻接。然后测量排龈线长度，确保它被完全移除。12号

刀片和抛光条（比如Sof-Lex）也可以用来去除多余的粘接剂（图8-4i~l）。最后，用抛光杯和抛光膏（NUPRO extra care, Orange Polish, Dentsply）抛光修复体，以清

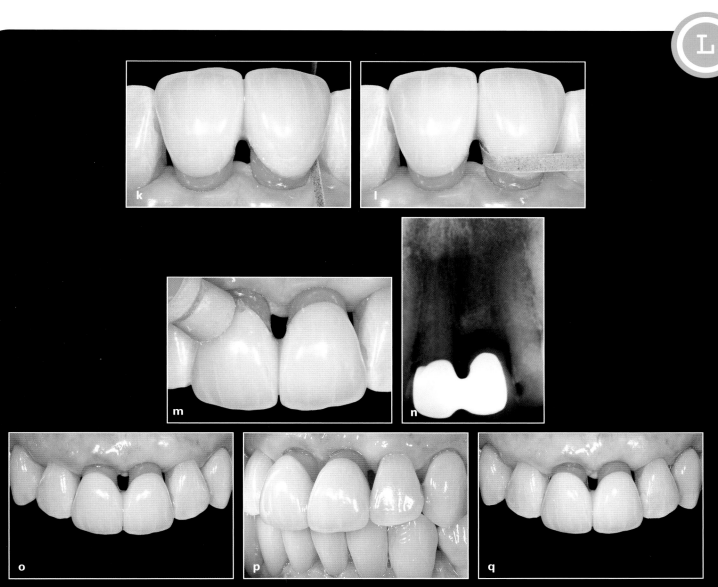

图8-4（续）（k和l）邻面抛光条（Sof-Lex）用以确认近远中邻面的残余粘接剂是否被清除。（m）用抛光杯和抛光膏（NUPRO extra care, Orange Polish）清除所有多余的粘接剂，并抛光修复体。（n）用根尖片来确定边缘完整性。（o和p）戴入最终FDP几周后的正面观。注意与周围软组织的融合。（q）戴入最终FDP 2年后的正面观。注意桥体部位软组织的稳定性。

除软组织-修复体界面所有残余粘接剂（图8-4m）。因为许多树脂粘接剂具有阻射性，术后用X线片来检查邻间区残余的粘接剂是否被彻底清除（图8-3i），这将有助于获得最终修复体周围软组织的健康（图8-4n~q）。

回顾一下，成功的瓷贴面和传统牙冠的粘接以及FDP的软组织管理，有以下几个关键点：

- 实现并保持极好的牙龈健康。血液和龈沟液都会对粘接剂的粘接产生不利影响，并且最终导致修

复体的边缘着色。预防牙龈组织的炎症和创伤很大程度地减少了这些风险。

- 试戴的时候仔细并充分地对修复体进行调整。以确保粘接流程不会出现意外情况，提示可预期性更好。

- 把一根润湿的#000排龈线放入龈沟。不应该有多余的排龈线露出龈沟外。多出的排龈线有风险，粘接时容易在牙预备的终止线和修复体的边缘之

间被夹住。

- 轻轻地移除排龈线。这种做法可以防止排龈线断裂，并确保它完全被移除。
- 仔细清除所有的多余粘接剂。从临床和影像两方面都确认粘接剂被完全清除。

桥体位点

在卵形桥体FDPs的戴牙过程中，基于充分的软组织轮廓和软组织反应，临床部分需要补充的一点就是对桥体和桥体位点之间的关系进行评价[34]。尽管桥体位点轮

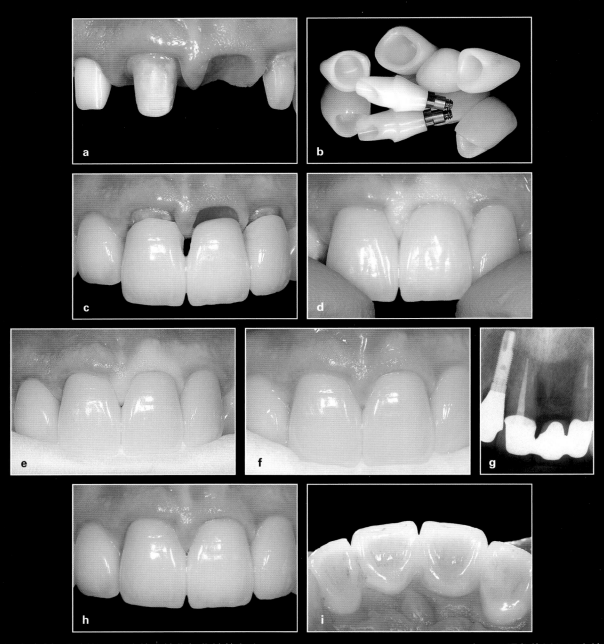

图8-5 （a）右侧上颌侧切牙最终的个性化氧化锆基台（NobelProcera Zirconia, Nobel Biocare）、牙预备体以及牙支持的FDP桥体位点正面观。（b）个性化的氧化锆基台及全锆基底全瓷冠(Lava, 3M ESPE)。注意桥体的凸形轮廓。（c和d）试戴时显示了桥体位点开始变白（d）。（e和f）在患者咬棉卷10分钟后，桥体位点牙龈颜色逐渐恢复。（g）根尖片确定邻间的残余粘接剂被清除，以及良好的边缘完整性。（h和i）修复数周后的正面及𬌗面观。注意桥体与软组织浑然一体的效果。

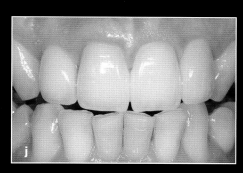
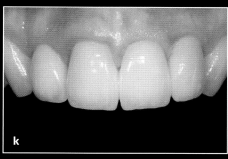

图8-5（续）（j和k）戴牙2年后的正面观。注意桥体位点软组织稳定，色泽与对颌牙协调。

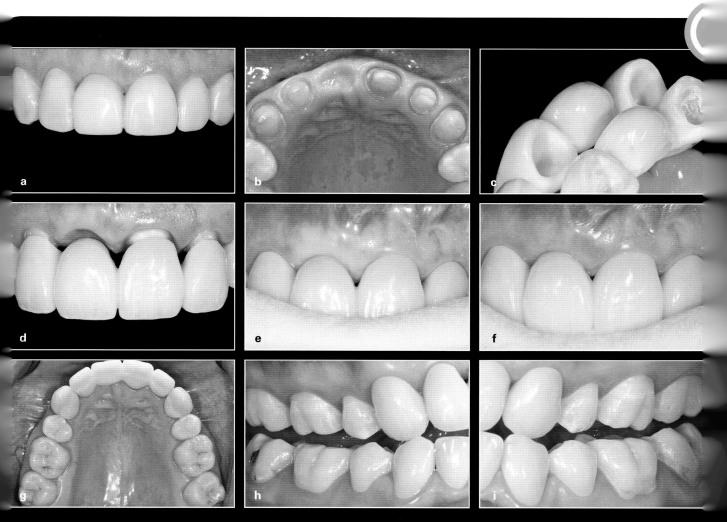

图8-6 （a）右侧上颌中切牙区桥体位点成熟的临时修复体的正面观。（b）试戴最终氧化锆基底全瓷冠和FDP（Lava）之前的牙预备体与桥体位点的殆面观。（c）临时和最终修复体的近观。注意最终修复的桥体凸形轮廓与临时修复相似。（d~f）试戴时的正面观（d）。注意患者开始在棉球上施压时牙龈变白（e）。短暂的10分钟后白色消退（f）。（g）最终修复的殆面观。（h和i）显示侧方运动时双侧尖牙引导的左右侧面观。

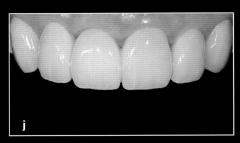 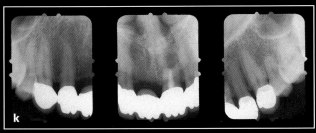

图8-6（续） （j）最终修复的正面观。（k）根尖片确认邻间的残余粘接剂已清除和极好的边缘完整性。

廓已转交给了技工室设计（详见第5章），有时候最终桥体的外形可能会做得稍微有些过凸（图8-5a和b；图8-6a~c）。结果，在试戴FDP的时候，桥体位点因桥体压力过大可能会产生位点软组织的变白反应（图8-5c，d）。这种反应在10~15分钟后，可能不会被逆转（图8-5e和f；图8-6d~f）。因为组织轮廓是预成的，并且随着时间的推移，由临时性修复体保持，它们不应该被调改。因此，最终桥体轮廓确定前应该按需要进行调整。所以，FDP的桥体部分用指示剂（Fit Checker，GC America）来决定准确的位置及桥体和桥体位点之间的接触程度[34]。一旦确认和调整到满意的轮廓，并与桥体位点有良好的接触，就可以抛光并且安装[35]（图8-5g~k和图8-6g~k）。

种植体支持粘接固位修复体

在种植修复中，软组织健康对维持种植体周围骨水平、保持龈乳头高度和唇面牙龈结构显得尤为重要，这是影响最终种植修复总体美学的关键因素[36-37]。相比于天然牙上的粘接修复，种植体支持粘接固位修复需要考虑更多因素。这是因为附着在天然牙和种植体上的软组织是不一样的。所以，在处理种植平台、基台终止线和游离龈缘之间的龈下区域时要格外小心。

第1章里已详述，在天然牙周围的龈沟底部的软组织附着，通常称作生物学宽度，其特征是长结合上皮附着和结缔组织附着[38]。长结合上皮附着是以半桥粒附着为特点，让上皮组织可以在健康状态下附着于牙齿。在这个区域下面，结缔组织附着被定义为胶原纤维，通过Sharpey's纤维，直接锚定于牙骨质并且垂直进入牙齿表面。这些纤维作为隔绝细菌和外来物的屏障保护牙周膜与牙槽骨嵴。

种植体周围组织和牙周组织之间最重要的区别在于种植体周围缺少Sharpey's纤维[40]。这种缺失导致胶原纤维从牙槽骨嵴发出，并与种植体长轴及基台相互平行。缺乏Sharpey's纤维，结果导致种植体周围的组织学直接被定义为长结合上皮[41]。没有垂直于龈沟的胶原纤维的第二个区域，种植体周围的牙龈组织缺乏抵抗能力，难以保护支持的骨组织免受攻击[39]。这种抵御能力的缺乏意味着临床医生必须摒弃一切对种植体周围健康组织进行有害操作[42]。

对于种植体支持粘接固位修复体和种植体周围组织，这个问题极其重要。没有交织的牙周纤维网的保护，种植体周围组织不能完全阻止残余粘接剂的根向移位；该残留的粘接剂会附着在基台上，再往根方，甚至会到种植体平台。在戴入修复体后，一旦粘接剂完全固化，就很难被彻底清除，并且会形成一个刺激源，残留的粘接剂会引起种植体周围牙槽嵴顶骨的丧失[43]。不仅如此，残留的粘接剂和种植体周围炎显示出了正相关性[44]。

总的来说，种植体周围组织区域的外科手术要精细，更多的组织塑形和强化应由临时修复体来完成。由此形成的个性化软组织轮廓被小心地从患者的口内转移到工作模型上，这在第5章已有详细阐述。基于工作模型提供的信息，设计并制作终止线位置恰当的个性化基台。如第6章中讨论过的，尽可能将修复基台舌/腭侧终止线放在龈上或齐龈的位置。对于牙色基台，终止线被放置在唇侧游离龈缘下1.0mm；对于非牙色基台，终止线被放置在龈缘下1.5mm。在不影响清除多余粘接剂的前提下，还促进了修复体和软组织界面功能与美学的统一。

综上所述，种植体支持粘接固位修复要想在临床上获得满意的效果，美学和软组织管理是关键，还需要着重考虑以下几个方面：

- 良好的基台终止线位置。只要有可能，我们倾向于把终止线放置于龈上。这个位置对软组织创伤最小，降低了粘接剂向根方移动的风险，并且使得任何多余粘接剂的清除更有效。但是，当必须要考虑美学因素的时候，终止线放在个性化基台的位置，应该是在紧接着软组织的扇形边缘的龈下，不能超过游离龈缘根方2mm，以免增加多余粘接剂滞留的风险。

- 隔离。隔离是通过将排龈线轻放在紧邻终止线根方来实现的。排龈线作为在龈沟深度和种植体平台之间的粘接剂壁垒，帮助清除向根方移动的多余粘接剂。一定要非常仔细，把排龈线放于紧邻基台终止线的根方，而不是很深的地方。通过保护沟内上皮的最小化损伤，软组织-修复复合体的稳定性得到加强[46]。

- 谨小慎微地清除多余粘接剂。临床医生必须一直努力，尽可能通过肉眼和X线来确认多余粘接剂是否被清除。多余的粘接剂不仅会造成美观问题，还会成为细菌的黏附点、刺激源和炎症[47]。

- 可能的话用临床可视粘接剂。这个会帮助确认任何多余粘接剂是否完全被清除。对于粘接一个陶瓷修复体和一个瓷基台，由于美观原因，经常更倾向于使用半透明的合成树脂粘接剂。然而，其半透明属性也使得它很难在视觉上确认残余粘接剂是否被清除。

- 使用容易清除的粘接剂。一些粘接剂比如树脂改良型玻璃离子粘接剂、玻璃离子粘接剂和一些临时粘接剂常常被用在粘接金属基台和金属陶瓷修复体上。有时候更倾向于使用临时粘接剂，因为拆卸这类粘接的修复体相对容易。在残余粘接剂的清除流程中，临时粘接剂和玻璃离子粘接剂很容易被清理。但是清除残余复合树脂粘接剂会更难，可能更倾向于在瓷基台和瓷修复体上使用。

- 使用阻射型粘接剂。我们更倾向于使用阻射型粘接剂，因为在邻间区的任何残余粘接剂都可以通过数字化X线片显现出来，从而很容易直观地被清除[23-27]。

使用复合树脂粘接剂的粘接方案

病例F说明了用复合树脂粘接剂粘接氧化锆基底全瓷冠和氧化锆基台的流程（图8-7a~f）。当把全瓷冠粘接到金属基台的时候，可以使用类似的粘接方案。在完成最终修复之前，需要预粘接评估。把基台放到患者口内并拧紧基台螺丝之后，牙冠在口内就位后开始评估，来确定它的色泽和轮廓与牙列周围环境和软组织是否匹配且和谐。接下来评估邻接和咬合，根据需要进行调磨。只要所有的环节都处理好了，一步一步完成即可。

1.麻醉。

2.通过X线片确认基台完全就位，并且根据生产商规定的扭力拧紧（图8-7g和h）。

3.封闭螺丝通道。首先可以用蘸有少量葡萄糖酸氯己定溶液的棉球放在通道的底部。另外使用密封胶带（特氟龙胶带）或者印模材的轻体也是一种选择。这些措施都可以保证基台螺丝与任何粘接剂隔离，在将来牙冠或基台需要拆卸的时候更容易找到螺丝。

4.接下来，用临时复合树脂修复材料填入螺丝通道（Fermit N, Ivoclar Vivadent）。复合树脂应该低于基台口，形成一个凹面，这么做是为了确保树脂不会影响修复体的完全就位。

5.在龈沟内放置浸湿的#00排龈线。在放入之前，测量、剪切，并且用水浸湿排龈线。#00排龈线比#000排龈线强度更好，#000排龈线可能会在清除的时候被扯断

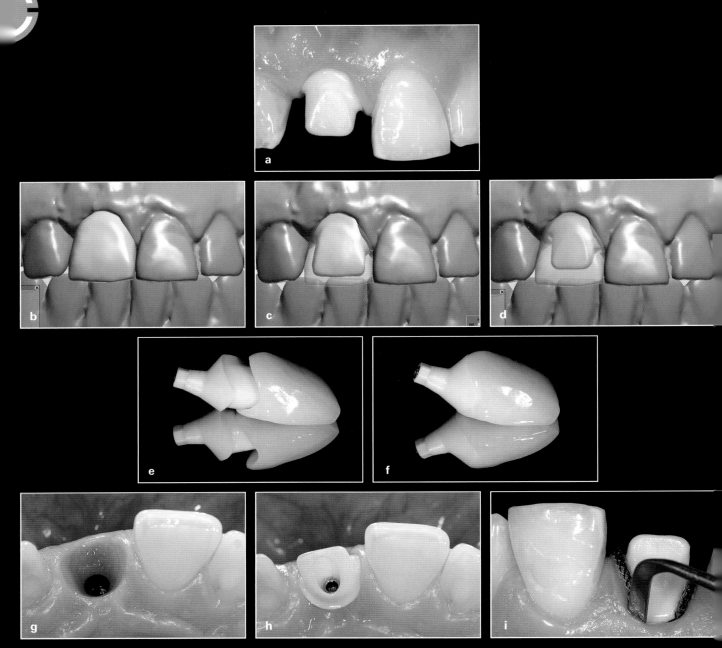

图8-7　（a）最终个性化氧化锆基台唇面观（Atlantis, Astra Tech）。注意唇面的终止线位于龈下1mm处，紧邻扇贝形的软组织。
（b~d）氧化锆基底全瓷冠完整的CAD设计正面观（Katana），展示了最终修复体轮廓源自临时修复体（b），氧化锆冠外形（c）和下方的氧化锆基台的轮廓（d）。（e和f）最终基台和牙冠的图示，显示了修复体的个性化颈部轮廓。（g和h）安放最终修复基台前后种植位点的殆面观。注意软组织轮廓和基台的腭侧终止线位于龈上。（i）用一段#00排龈线（Ultrapak）作为粘接剂的龈下屏障。

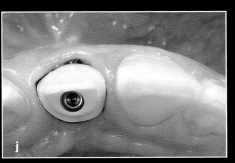
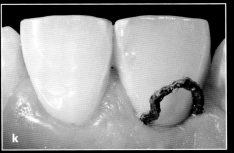
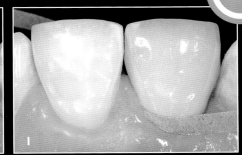
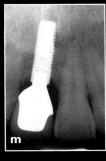
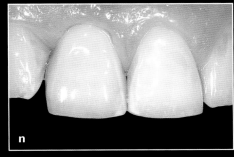
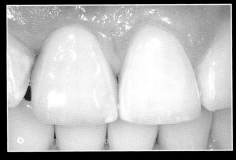

图8-7（续）（j）注意让排龈线上每一根纤维都完全放入龈沟里，并且保证基台的终止线完全可见。（k）粘接剂一旦固化，排龈线就可以轻轻拿掉。注意黏附在排龈线上的残余碎屑。（l）使用邻面抛光条（Sof-Lex），确保近远中面残余粘接剂被彻底清除。（m）用数字化X线片确认邻间残余粘接剂清除情况及边缘完整性。（n）戴牙几周后的正面观。（o）戴牙2年后的正面观。

（图8-7i）。

6.确保基台终止线完全可见。排龈线应该只放在刚好露出基台终止线的龈下。避免放置过深，这样对种植体周围组织损伤最小。可以的话，基台终止线舌侧应位于龈上，唇侧则适当偏龈下。

7.确定没有残余的排龈线纤维留在终止线上。此时使用放大镜是非常重要的，它用来确认基台和修复体之间没有多余的排龈线纤维（图8-7j）。如果排龈线纤维在基台终止线和牙冠边缘之间被夹住，它会成为局部刺激的来源，种植体周围软组织的健康就要出问题了。

8.在完成对基台和冠内壁的表面处理后，沿着牙冠内轴壁和边缘，涂上一层薄薄的粘接剂。粘接剂不要填满牙冠，因为这样会阻碍牙冠在基台上的完全就位，也会迫使残余粘接剂沿着基台往上、种植平台往下流动，从而使其整体清除变得更加困难[6,47]。

9.用双固化和相对高阻射性的复合树脂粘接剂。在被完全固化之前试着尽可能多地清除多余的粘接剂。之前也提到过，使用特殊的粘接剂（比如RelyX Unicem 2, Multilink Automix, Panavia SA），就位后先点状固化1~2秒，可以帮助清除明显的多余粘接剂。只要所有多余的粘接剂被清除干净，就可以完成光固化。

10.一旦粘接剂完全固化，就应小心移除排龈线。用锋利的刮匙或探针尖端，依次从近中、远中、颊侧、舌侧移除排龈线。所有黏附在排龈线上的粘接剂碎屑都会被一起带出来（图8-7k）。如果不使用排龈线，没它阻挡的粘接剂可能会流到根方更远的位置，清除起来将更加艰难。注意测量排龈线，确认它被完全移除。

11.清除所有残余粘接剂。因为12号刀片又尖又细，清除起来更方便。也可以用锋利的刮匙。对于邻间隙残留的多余粘接剂，使用复合树脂邻面抛光条（Sof-Lex）效果很好（图8-7l），因为抛光条既能将树脂粘接剂清除干净又不损伤瓷或氧化锆。

12.使用数字化X线片确认邻间区的多余粘接剂是否被清除（图8-7m）。

认真遵循这些步骤能保障我们获得成功的粘接和修复体的长期保存，这一点至关重要（图8-7n和o）。然而，临床医生可能会过度重视治疗手段，却低估了修复体周围软组织在修复流程中的作用，以及它在功能、健康、美学上对最终治疗结果产生的影响。在治疗的各个阶段软组织都不应该被忽视；它的健康程度和状态极大影响了并发症的级别、患者的舒适度、总体流程的可预期性以及最终的美学效果。

结论

随着材料学、工艺学和外科技术的发展，当代牙医可以完成一些独特的修复，提高了许多患者的期望值，由原来只需实用就好，到期望获得一个自然美观的效果，创造出这样的效果需要医生制订一个促进修复体和龈牙复合体之间相互协调的治疗方案。对于许多患者来说，将不再满足于只停留在功能上的修复效果；例如：边缘变色，牙龈慢性炎症，牙龈退缩和龈乳头丧失等会大大降低了患者满意度和信心。要把保持牙龈健康的理解和敬畏贯穿于治疗的全过程，很多类似这样的问题都可以避免。通过对保持软组织健康的关注，遵从在此书章节中所阐述的原则，修复医生可以很大程度提高治疗效果的可预期性以及减少一些修复环节的压力。最后，跨学科治疗团队的目标应该是提供临床治疗的最高标准，以及不断维护患者口腔健康，实现功能和美学兼顾的修复。

参考文献

[1] Thomas MS, Joseph RM, Parolia A. Nonsurgical gingival displacement in restorative dentistry. Compend Contin Educ Dent 2011; 32:26–34.

[2] Magne P, Magne M, Belser UC. The esthetic width in fixed prosthodontics. J Prosthodont 1999;8:106–118.

[3] Beier US, Kapferer I, Burtscher D, Dumfahrt H. Clinical performance of porcelain laminate veneers for up to 20 years. Int J Prosthodont 2012;25:79–85.

[4] Layton DM, Clarke M. A systematic review and meta-analysis of the survival of non-feldspathic porcelain veneers over 5 and 10 years. Int J Prosthodont 2013;26:111–124.

[5] Peumans M, Van Meerbeek B, Lambrechts P, Vanherle G. Porcelain veneers: A review of the literature. J Dent 2000;28:163–177.

[6] Chee WW, Duncan J, Afshar M, Moshaverinia A. Evaluation of the amount of excess cement around the margins of cement-retained dental implant restorations: The effect of the cement application method. J Prosthet Dent 2013;109:216–221.

[7] Gürel G, Sesma N, Calamita MA, Coachman C, Morimoto S. Influence of enamel preservation on failure rates of porcelain laminate veneers. Int J Periodontics Restorative Dent 2013;33:31–39.

[8] Hamlett K. The art of veneer cementation. Alpha Omegan 2009; 102:128–132.

[9] Chung CW, Yiu CK, King NM, Hiraishi N, Tay FR. Effect of saliva contamination on bond strength of resin luting cements to dentin. J Dent 2009;37:923–931.

[10] D'Arcangelo C, De Angelis F, Vadini M, D'Amario M. Clinical evaluation on porcelain laminate veneers bonded with light-cured composite: Results up to 7 years. Clin Oral Investig 2012;16:1071–1079.

[11] Chang SW, Cho BH, Lim RY, et al. Effects of blood contamination on microtensile bond strength to dentin of three self-etch adhesives. Oper Dent 2010;35:330–336.

[12] Lacy AM, Wada C, Du W, Watanabe I. In vitro microleakage at the gingival margin of porcelain and resin veneers. J Prosthet Dent 1992;67:7–10.

[13] Liu Y, Tjäderhane L, Breschi L, et al. Limitations in bonding to dentin and experimental strategies to prevent bond degradation. J Dent Res 2011;90:953–968.

[14] Kopp FR. Esthetic principles for full crown restorations. Part III: Final cementation. J Esthet Dent 1996;8:51–57.

[15] de Gennaro GG, Landesman HM, Calhoun JE, Martinoff JT. A comparison of gingival inflammation related to retraction cords. J Prosthet Dent 1982;47:384–386.

[16] Reiman MB. Exposure of subgingival margins by nonsurgical gingival displacement. J Prosthet Dent 1976;36:649–654.

[17] Loe H, Silness J. Tissue reactions to string packs used in fixed restorations. J Prosthet Dent 1963;13:318–323.

[18] Akca EA, Yildirim E, Dalkiz M, Yavuzyilmaz H, Beydemir B. Effects of different retraction medicaments on gingival tissue. Quintessence Int 2006;37:53–59.

[19] Kopac I, Cvetko E, Marion L. Gingival inflammatory response induced by chemical retraction agents in beagle dogs. Int J Prosthodont 2002;15:14–19.

[20] Ruel J, Schuessler PJ, Malament K, Mori D. Effect of retraction procedures on the periodontium in humans. J Prosthet Dent 1980; 44:508–515.

[21] McLaren EA, Hamilton J. Tips and tricks for the adhesive cementation of ceramic inlays, onlays, and veneers. Inside Dentistry 2007;3:84–88.

[22] Newcomb GM. The relationship between the location of subgingival crown margins and gingival inflammation. J Periodontol 1974; 45:151–154.

[23] Antonijevic D, Obradovic-Djuricic K, Rakocevic Z, Medigovic I. In vitro radiographic detection of cement overhangs on cement-retained implant restorations. Int J Oral Maxillofac Implants 2013;28:1068–1075.

[24] Tsuge T. Radiopacity of conventional, resin-modified glass ionomer, and resin-based luting materials. J Oral Sci 2009;51:223–230.

[25] Antonijevic D, Jevremovic D, Jovanovic S, Obradovic-Djuricic K. An in vitro radiographic analysis of the density of dental luting cements as measured by CCD-based digital radiography. Quintessence Int 2012;43:421–428.

[26] Altnitas SH, Yildirim T, Kayipmaz S, Usumez A. Evaluation of the radiopacity of luting cements by digital radiography. J Prosthodont 2013;22:282–286.

[27] Pekkan G, Ozcan M. Radiopacity of different resin-based and conventional luting cements compared to human and bovine teeth. Dent Mater J 2012;31:68–75.

[28]Benson BW, Bomberg TJ, Hatch RA, Hoffman W Jr. Tissue displacement methods in fixed prosthodontics. J Prosthet Dent 1986; 55:175–181.

[29]Harrison JD. The effect of retraction materials on the gingival sulculus epithelium. J Prosthet Dent 1961;11:514–521.

[30]Wagman SS. Tissue management for full cast veneer crowns. J Prosthet Dent 1965;15:106–117.

[31]Santos MJ, Bapoo H, Rizkalla AS, Santos GC. Effect of dentin-cleaning techniques on the shear bond strength of self-adhesive resin luting cement to dentin. Oper Dent 2011;36:512–520.

[32]Wilson PR. Crown behaviour during cementation. J Dent 1992; 20:156–162.

[33]Wilson PR, Goodkind RJ, Delong R, Sakaguchi R. Deformation of crowns during cementation. J Prosthet Dent 1990;64:601–609.

[34]Edelhoff D, Spiekermann H, Yildirim M. A review of esthetic pontic design options. Quintessence Int 2002;33:736–746.

[35]Manary DG. Evaluating the pontic-tissue relationship by means of a clinical technique. J Prosthet Dent 1983;50:193–194.

[36]Belser UC, Grütter L, Vailati F, Bornstein MM, Weber HP, Buser D. Outcome evaluation of early placed maxillary anterior single-tooth implants using objective esthetic criteria: A cross-sectional, retrospective study in 45 patients with a 2- to 4-year follow-up using pink and white esthetic scores. J Periodontol 2009;80:140–151.

[37]Fürhauser R, Florescu D, Benesch T, Haas R, Mailath G, Watzek G. Evaluation of soft tissue around single-tooth implant crowns: The pink esthetic score. Clin Oral Implants Res 2005;16:639–644.

[38]Gargiulo AW, Wentz FM, Orban B. Dimensions and relations of the dentogingival junction in humans. J Periodontol 1961;32:261–267.

[39]Berglundh T, Lindhe J, Ericsson I, Marinello CP, Liljenberg B, Thomsen P. The soft tissue barrier at implants and teeth. Clin Oral Implant Res1991;2:81–90.

[40]Goldberg PV, Higginbottom FL, Wilson TG. Periodontal considerations in restorative and implant therapy. Periodontol 2000 2001; 25:100–109.

[41]Ericsson I, Lindhe J. Probing depth at implants and teeth. An experimental study in the dog. J Clin Periodontol 1993;20:623–627.

[42]Baumann GR, Raley JW, Hallmon WW, Mills M. The peri-implant sulcus. Int J Oral Maxillofac Implants 1993;8:273–280.

[43]Shapoff CA, Lahey BJ. Crestal bone loss and the consequences of retained excess cement around dental implants. Compend Contin Educ Dent 2012;33:94–101.

[44]Wilson TG Jr. The positive relationship between excess cement and peri-implant disease: A prospective clinical endoscopic study. J Periodontol 2009;80:88–92.

[45]Linkevicius T, Vindasiute E, Puisys A, Linkeviciene L, Maslova N, Puriene A. The influence of the cementation margin position on the amount of undetected cement. A prospective clinical study. Clin Oral Implants Res 2013;24:71–76.

[46]Bennani V, Schwass D, Chandler N. Gingival retraction techniques for implants versus teeth: Current status. J Am Dent Assoc 2008; 139:1354–1363.

[47]Dumbrigue HB, Abanomi AA, Cheng LL. Techniques to minimize excess luting agent in cement-retained implant restorations. J Prosthet Dent 2002;87:112–114.